Theodor Schwenk

Die Bedeutung des Potenzierprozesses

«Grundlagen der Potenzforschung» und andere frühe Schriften zur pharmazeutischen Rhythmusforschung

Theodor Schwenk

Die Bedeutung des Potenzierprozesses

«Grundlagen der Potenzforschung»
und andere frühe Schriften
zur pharmazeutischen Rhythmusforschung

herausgegeben von Wolfram Schwenk

mit einem Geleitwort von Dr. Michaela Glöckler

VERLAG AM GOETHEANUM

Klassiker der Anthroposophie

Band 3

Der Verlag am Goetheanum im Internet: www.vamg.ch

Einbandgestaltung: Philipp Tok unter Verwendung eines Bildes
von Theodor Schwenk © Verlag Freies Geistesleben

Satz: Sven Baumann, Lörrach
Druck und Bindung: Freiburger Graphische Betriebe

ISBN 978-3-7235-1487-0

Inhaltsverzeichnis

Zum Geleit

Das Lebenswerk von Theodor Schwenk (1910–1986) gehört zum Fundament anthroposophischer Forschung und Praxis auf dem Gebiet der Medizin, Pharmazie und Naturwissenschaft. Daher ist es sehr zu begrüßen, dass der Verlag am Goetheanum sich entschieden hat, eine repräsentative Auswahl der Arbeiten Schwenks in die Reihe der «Klassiker der Anthroposophie» aufzunehmen.

Dem Geheimnis des Lebens auf die Spur zu kommen, zu erforschen, wie es das Wasser ist mit seinen spezifischen Eigenschaften, wodurch Leben sich manifestieren und feinste Prozessqualitäten sichtbar machen kann – es war die Aufgabe, in deren Dienst sich Theodor Schwenk stellte.

So verdanken ihm unzählige Menschen in aller Welt, dass sie das Wesen des Wassers als «sensibles Chaos»[i] und Träger alles Lebens auf der Erde neu sehen, bewundern und lieben gelernt haben. Als Wasserforscher ist er in den Sprachräumen Russisch, Japanisch, Finnisch, Griechisch, Englisch, Niederländisch, Italienisch, Spanisch, Dänisch, Schwedisch, Koreanisch, Französisch und Tschechisch präsent, wie die Bibliographie im Anhang des Buches zeigt.

Das Schlüsselwort des «sensiblen Chaos» im Titel seines Hauptwerks markiert die wegleitende Einsicht, dass es die allumfassende Sensibilität des Wassers ist, seine höchstempfindliche Oberflächenstruktur, durch die es empfänglich und vermittelnd sein kann für die das Leben bildenden, ordnenden und gestaltenden Gesetzmäßigkeiten und Kräfte aus der makrokosmischen Sternenwelt, der Sonne und insbesondere der erdnahen Planeten mit ihren Rhythmen.

In aller Stille, unterstützt von Freunden und Gönnern, entstand auf seine Initiative hin das Institut für Strömungswissenschaften in Herrischried/Schwarzwald, das er von 1961 bis 1975 leitete und in dem jetzt bereits eine dritte Wissenschaftler-Generation tätig ist.[ii] Einen Ort zu schaffen, wo Forschung nicht nur der Nutzung und Beherrschung von Naturkräften gewidmet ist, sondern vielmehr und vor allem auch einen seelisch-geistigen Entwicklungsweg kennzeichnet – das empfand Theodor Schwenk als innere Verpflichtung. Er war sich wie kaum einer der Verantwortung bewusst, welcher moralischen Anforderung derjenige genügen muss, der die Wissenschaft vom Wasser mit echtem innerem Herzensverständnis erleben will. Sich dem Wesen des Wassers seelisch und geistig anzunähern, ja, sich ihm ähnlich zu machen, um es wahrhaft zu verstehen – es bedeutet dies zugleich, sich die Wesenseigenschaft der Selbstlosigkeit zu vergegenwärtigen. Denn was Selbstlosigkeit ist kann nirgendwo eindeutiger studiert werden als an den Eigenschaften des Wassers. So wie bereits ein einzelner Tropfen seine gesamte Umgebung spiegelt, so wie er individuelles in sich geschlossen sein verbinden kann mit der Bereitschaft, mit anderen Tropfen in vollkommener Hingabe zusammen zu fließen – so eignet dem Wasser die Hingabe und Opferwilligkeit, einerseits jedem Wesen ganz individuell als Lebensgrundlage zu dienen und andererseits der Schöpfung im Großen, ganz generell. Und bei all dieser umfassenden Dienstleistung bleibt es doch stets «es selbst» und tritt durch Verdunsten oder im Regen und aus Quellen wieder rein hervor. «Selbst»-«los» sind die beiden Qualitäten, wodurch Selbstlosigkeit zur treibenden Kraft der Schöpfung wird: wer sich loslassen und «instrumentalisieren» kann für die Lösung der Probleme seiner Mitwelt, verliert sich nicht selbst, sondern tritt aus jeder gelösten Aufgabe wieder neu und arbeitsfreudig hervor.

Was aber muss geschehen, wenn Wasser zum Träger von spezifischen Heilkräften werden soll, wie dies bei potenzierten Heilmitteln der Fall ist? In Zusammenarbeit mit der Arzneimittelfirma Weleda und in der Folge dann in dem von ihm begründeten Institut ging er dieser Frage in immer wieder neuen Versuchsanordnungen nach und konnte so vieles von dem bestätigen und neu belegen, was Rudolf Steiner über den Zusammenhang der planetarischen Rhythmen und der – den irdischen Gravitations- und Zentralkräften entgegengesetzten – peripherisch wirkenden Universalkräfte ausgeführt hat.

Das Geheimnis des Todes liegt im Zerfall – das des Lebens im sich Aufschließen und Zusammenwirken mit dem Umkreis, im für einander sensibel werden. «Viele Experimente vom Verfasser mit reinem

Wasser haben gezeigt, dass dieses noch ungeprägte Universalmedium vom Kosmos her geprägt werden kann. Es ist wie ein feines Sinnesorgan, welches den Wechsel der Himmels-Konstellationen aufnimmt und sich von ihnen prägen lässt.» (S.146)

So konnte Schwenk nicht nur die Wirksamkeit der von Rudolf Steiner geschilderten «Morgen- und Abendkräfte» nachweisen und wie diese mit den Tierkreisbildern Fische und Jungfrau zusammenhängen. Es gelang ihm auch zu zeigen, dass im Laufe des 24-stündigen Tag-/Nachtrhythmus die spezifischen Wirkungen der anderen Tierkreisbilder ebenfalls dem Medium Wasser eingeprägt sind (S.105). Diese Forschungsergebnisse trugen entscheidend zur Entwicklung der Rh-Präparate der Weleda bei und inspirieren bis heute Ärzte und Pharmazeuten zu eigenen Herstellungsversuchen kleiner Chargen von Arzneimitteln.

«Jede Krankheit kann als eine Art partiellen Todes und jede echte Heilung als eine Art partieller Auferstehung betrachtet werden, insofern durch sie das Menschenwesen den Anschluss an die Weltenrhythmen seiner Himmelsheimat erneut finden kann.» (S.118)

Besonders eindrücklich dabei ist die Rolle des Wasserwirbels: «der Wirbel strebt ganz danach, sich aus den irdischen Verhältnissen zu lösen. Wenn von Reibungsverhältnissen in der Flüssigkeit abgesehen wird, so dreht er nach dem 2. Kepler'schen Gesetz ($r \times c = $ konst.) der Planetenbewegungen. D.h. das Produkt aus Radius und dazugehöriger Umfangsgeschwindigkeit erweist sich als konstante Größe.» (S.123) Damit herrscht im Wirbelzentrum annähernd eine unendlich große Geschwindigkeit, da hier der Radius gegen Null geht. Dadurch entsteht aber auch ein saugender Hohlraum – ein Zentrum negativen Drucks, d.h. Sog, wie dies für Lebensprozesse in Pflanze, Tier und Mensch typisch ist.

Die anthroposophisch-medizinische Bewegung ist Theodor Schwenk und seiner Forschungstätigkeit zu höchstem Dank verpflichtet. Es ist mir eine große Freude, dass seine grundlegenden Schriften zu Wesen und Wirksamkeit potenzierter Heilmittel für die Studenten von heute wieder neu zugänglich sind. Sie bieten darüber hinaus eine gut verständliche Orientierung für jeden, der dem Rätsel des Wassers und des Lebens auf die Spur kommen will.

Dornach, 14. Dezember 2013

Dr. med. Michaela Glöckler
Medizische Sektion am Goetheanum

i Theodor Schwenk: Das sensible Chaos. Strömendes Formenschaffen in Wasser und Luft. 11. Auflage Stuttgart 2010

ii Institut für Strömungswissenschaften
Stutzhofweg 11
DE-79737 Herrischried
Tel. +49 7764 9333 0
Fax +49 7764 9333 22
www.stroemungsinstitut.de
sekretariat@stroemungsinstitut.de

Geleitwort und Vorbemerkungen des Herausgebers

Theodor Schwenk (1910–1986) gilt als einer der Pioniere der anthroposophisch orientierten Pharmazie. Er hat sich von den späten 1940er Jahren an als wissenschaftlicher Mitarbeiter der Firma Weleda in Schwäbisch Gmünd intensiv mit den Grundlagen des Potenzierens von Heilmitteln auseinander gesetzt. Er arbeitete daran, naturwissenschaftlich und auf der Grundlage der anthroposophischen Geisteswissenschaft zu verstehen, was beim Potenzieren geschieht, und die pharmazeutischen Maßnahmen daran auszurichten.

Wegleitend war ihm, was Rudolf Steiner seinen mitteleuropäischen Schülern ans Herz gelegt hatte: das Ernstnehmen der alles Leben tragenden Universalkräfte kosmischen Ursprungs, das Arbeiten mit den Rhythmen und das Umgehen mit der Wärme. So ging es ihm bei der Potenzierforschung zunächst vorrangig um das Erarbeiten angemessener Begriffe. Den Schlüssel dafür sah er in der Bedeutung der Eigenschaften des Verdünnungsmediums des flüssigen Wassers – das ihm als Strömungswissenschaftler besonders nahe war – und in der Bedeutung der Rhythmen. Praktisch knüpfte er mit Experimenten an die Untersuchungen Lili Koliskos an und erzielte sowohl mit der Steigbildmethode als auch mit Pflanzenwachstums-Versuchen gleichartige Ergebnisse wie sie.

Seinem Ende 1962 erschienenen Hauptwerk «Das sensible Chaos», das breite öffentliche Aufmerksamkeit gefunden hat, gingen von 1948 an zahlreiche kleinere Veröffentlichungen voran, in denen Schritt für Schritt die Erträge seines forscherischen Weges erschienen. Diese Aufsätze kamen jedoch nur an kaum zugänglichen Stellen heraus und konnten so nur von kleinen ausgewählten Kreisen wahrgenommen werden. In ihnen arbeitete er jeweils einen der Teilaspekte der Beziehung der Potenzier-Prozedur, der Rhythmen, des Wassers und der Wärme zu den Universalkräften aus. Darauf aufbauend legte Theodor Schwenk 1954 sein erstes Buch «Grundlagen der Potenzforschung» vor, das aber ebenfalls fast nur in Fachkreisen wahrgenommen wurde und seit über 30 Jahren nicht mehr zugänglich ist.

Der wissenschaftliche Ansatz dieses Buches mit der Beleuchtung natürlicher Phänomene durch geisteswissenschaftliche Aspekte hat an grundsätzlicher Bedeutung und Aktualität nichts eingebüßt, wie aus neueren Veröffentlichungen, z.B. [13], hervorgeht, auch wenn in den Details heute naturgemäß Differenzierungen nötig und möglich sind. Anfragen zeigen ein offensichtliches Bedürfnis nach diesem Werk. Da auch andere einführende Bücher zum Verständnis des Potenzierens und potenzierter Heilmittel seit langem nicht mehr greifbar sind, erschien es angebracht, die «Grundlagen der Potenzfoschung» wieder zugänglich zu machen. So wird diese Arbeit nun erneut vorgelegt, begleitet von den wichtigsten der dazu gehörenden Aufsätze, in denen die genannten Teilaspekte differenzierter ausgearbeitet sind und die der Vertiefung und Zusammenfassung dienen können. So kommt es zwar partiell zu Wiederholungen, dann aber meist mit verschiedenen Blickrichtungen, die das Gesamtbild bereichern.

Einen wichtigen, wenn auch kurzen Teil der hier vorgelegten Arbeiten bilden Theodor Schwenks Berichte von seinen Experimenten zu den Morgen- und Abendkräften. Auf der Grundlage dieser Untersuchungen konnten damals die Rh-Medikamente entwickelt werden – wässrige Pflanzenauszüge, deren Haltbarkeit durch die differenzierte Arbeit mit den Tagesrhythmen und Wärmeprozessen ohne Alkohol und ohne Konservierungsmittel erzielt wird.

Neben dem fachlichen Ertrag war für die Auswahl dieser Aufsätze auch die Art der Gedankenführung Theodor Schwenks leitend, auf sie sei hiermit aufmerksam gemacht. So wurden auch zwei von ihm verfasste Buchbesprechungen aufgenommen, die den Hintergrund seines Arbeitens ebenso wie seine innere Haltung beleuchten.

Die hier vorgelegte Zusammenstellung ist nach Themen gruppiert. Eine chronologische Folge der Schriften Theodor Schwenks kann der Bibliographie seiner Veröffentlichungen im Anhang entnommen werden. – Mehrere der Aufsätze wurden für Ärzte und Pharmazeuten, andere für allgemein-anthroposophisch interessierte Leser geschrieben. Die jeweilige Zielgruppe wird aus der Stelle erkennbar, wo die betreffende Arbeit veröffentlicht wurde; diese ist am Ende jedes Artikels angegeben.

Inhaltlich werden die Texte im Original wiedergegeben, jedoch wurden im Interesse der flüssigen Lesbarkeit einige redaktionell-formelle Eingriffe wie orthographische Anpassungen vorgenommen. Die Fußnoten des Autors wurden in die Texte integriert und lange Absätze wurden untergliedert. Hochgestellte Ziffern verweisen auf das Literaturverzeichnis bzw. die Anmerkungen des Herausgebers im Anhang des Buches. – Hinzugefügt wurden die Tafeln X und XII mit Fotos, die T. Schwenk erst später veröffentlicht hat, sowie die Abbildung 39.

Allen Verlagen der früher bei ihnen erschienenen Schriften Theodor Schwenks sei für die freundliche Erlaubnis zum Wiederabdruck herzlich gedankt. Mein Dank gilt ebenso dem Verlag am Goetheanum und Herrn Sven Baumann für ihr Interesse, Entgegenkommen und die angenehme Zusammenarbeit. Frau Dr. Michaela Glöckler danke ich herzlich für ihr würdigendes Geleitwort. Mein Dank geht auch an die großzügige Spenderin, aus deren Nachlass die Herausgabe des Buches finanziert werden konnte.

Merzhausen im Breisgau, Dezember 2013 *Wolfram Schwenk*

«Grundlagen der Potenzforschung» und die Untersuchung irdisch-kosmischer Rhythmen mit Pflanzenkeimen

Grundlagen der Potenzforschung

Vorwort

Das Problem des Potenzierens, mit dem sich die Ausführungen dieser Schrift befassen, ist heute in den Mittelpunkt des Interesses weiter Kreise getreten: ein wahrhaft zeitgemäßes Problem, welches ernsthafter Forschung wert ist, das aber auch zu neuartigen Begriffsbildungen auffordert. Wie wenig die überkommenen Begriffe über das Wesen der Materie ausreichen, diesem umfassenden Problem gerecht zu werden, zeigen die unfruchtbar gebliebenen Diskussionen, welche durch Jahrzehnte mit denselben Argumenten geführt, sich im Kreise herum gedreht haben. Der Verfasser sieht die Möglichkeit, auf Grund der anthroposophischen Geisteswissenschaft *Rudolf Steiners* zu neuen, weiterführenden Begriffen auf diesem Gebiet zu kommen. In dem experimentellen Teil knüpft er an die bahnbrechenden Untersuchungen von Frau *Lili Kolisko* an, auf welche auch eine zukünftige Forschung immer wird zurückgreifen müssen.[35–38]

Angesichts eines so großen Problems, wie es das hier zur Sprache stehende ist, versteht es sich von selbst, dass das Dargestellte kein Fertiges ist, dem vielmehr noch ein großes Maß von experimenteller und Erkenntnisarbeit folgen muss. Auf wiederholt geäußerten Wunsch entstand der Entschluss, das noch ganz im Fluss Befindliche trotzdem in seinem gegenwärtigen Zustand in einigen wesentlichen Aspekten zur Darstellung zu bringen. Wo dies ungenügend geschehen ist, geht es ausschließlich auf die Verantwortung des Verfassers. Manches wird im Laufe der Zeit gewissen Abwandlungen unterliegen, an dem Gesamtbild dürfte sich jedoch wenig ändern, stützt es sich doch auf die umfassenden und tief gehenden Forschungen der anthroposophischen Geisteswissenschaft *Rudolf Steiners*, ohne welche eine Skizze wie die hier vorgelegte auch niemals zu zeichnen wäre. Selbstverständlich kann im Rahmen dieser Schrift nur in äußerster Zusammenfassung auf jene Forschungsergebnisse hingewiesen werden. Es wird damit einer im wissenschaftlichen Arbeiten geübten Gepflogenheit gefolgt, nach welcher die Ableitungen der verwendeten Grundbegriffe nicht immer erneut mitgegeben werden. Diese sind auch für die vorliegende Arbeit in den grundlegenden Werken Rudolf Steiners heute jedermann zugänglich. Der Verfasser ist sich selbstverständlich der Schwierigkeiten bewusst, welche mit der gekürzten Darstellung eines so umfassenden Gebietes notwendigerweise verknüpft sind. – Die Überzeugungskraft einer Sache wird jedoch immer im Menschen selbst erlebt werden müssen, wo sie aus der Anschauung eines sinnvollen Zusammenklanges der Teile zu einem Ganzen sich ergibt. Dass dieses Ganze gesehen werde, ist auch Voraussetzung für ein Verständnis des Dargestellten.

Die Abfassung dieser Schrift wäre nicht möglich gewesen ohne die vielseitigen Anregungen und Förderungen der wissenschaftlichen Mitarbeiter der Weleda AG, welche ihrerseits dieser Forschung eine Arbeitsstätte schuf. Ihnen, sowie auch allen Helfern, welche im Laufe der Jahre die umfangreichen Versuche mit Sorgfalt, Fleiß und Interesse durchgeführt haben, möchte der Verfasser seinen besonderen Dank aussprechen.

Schwäbisch Gmünd, Herbst 1954 *Theodor Schwenk*

Vorwort zur Neuauflage

Es wäre ein wenig gutes Zeichen, wenn seit der ersten Auflage des lange vergriffenen Buches keine weiteren Fortschritte auf diesem Gebiet erzielt, nichts Neues erarbeitet worden wäre, experimentell und erkenntnistheoretisch, und es erhebt sich die Frage, ob eine Neuauflage im Hinblick auf solche neueren Arbeiten noch gerechtfertigt ist.

Was die Weiterarbeit an dem Thema von Seiten des Verfassers selbst anbelangt, so darf gesagt werden, dass die grundlegenden Experimente über die Rolle des flüssigen Trägermediums beim Potenzieren mit neuartigen, vom Verfasser entwickelten Verfahren[79,80,121] überprüft und in vollem Umfang bestätigt worden sind, sodass die betreffenden Darstellungen ihre volle Aktualität behalten haben.

Über die kosmischen Einwirkungen in bewegte Flüssigkeiten, welcher Aspekt einen wesentlichen Teil des Buches bildet, ist eine umfassende besondere Publikation vorgesehen und es mag genügen, auf diese hinzuweisen.[Anm. A] Ebenso fand die Untersuchung von potenzierten Substanzen mit einer physikalischen Methode ihre Fortsetzung, wovon einige Beispiele in den «Bewegungsformen des Wassers»[79] angeführt sind.

Was die von anderen Autoren in der letzten Zeit publizierten Arbeiten betrifft, so sei auf das im gleichen Verlag im letzten Jahr erschienene Buch «Potenzierte Heilmittel»[30] hingewiesen, in dem zugleich die wichtigsten Veröffentlichungen der Zwischenzeit aufgeführt sind. Es ist nicht möglich, sie alle einzeln hier noch einmal zu nennen, es sei aber auf die grundlegenden Experimentalarbeiten von *Wilhelm Pelikan/Georg Unger*[58], *Anselm Basold*[3], *Alla Selawry*[82,83] hingewiesen und auf die erkenntnistheoretischen Arbeiten von *Ernst Marti*[46]. Letztere befassen sich eingehend mit den Begriffsbildungen in Bezug auf die «Ätherarten» und die «Bildekräfte»; sie präzisieren vieles von dem, was in den «Grundlagen der Potenzforschung» mehr allgemein gehalten war.

Eine Neufassung des Buches ist dem Verfasser wegen starker anderweitiger Inanspruchnahme jetzt nicht möglich, und so wurde der Beschluss zu einem unveränderten Nachdruck im Hinblick auf ein offensichtliches Bedürfnis gefasst.

Herrischried, Juni 1972 *Theodor Schwenk*

Die Prozedur des Potenzierens

Unter Potenzieren wird eine Methode der Arzneizubereitung verstanden, bei welcher die Arzneisubstanz einem stufenweisen rhythmischen Verdünnungsprozess unterworfen wird. Dabei werden im Allgemeinen zwei verschieden große Schrittfolgen unterschieden. Bei der einen sind es jeweils Verdünnungen im Verhältnis 1 : 10, sogenannte Dezimalpotenzen. Bei der andern solche im Verhältnis 1 : 100, Centesimalpotenzen. Im Folgenden wird ausschließlich von den am meisten gebräuchlichen Dezimalpotenzen die Rede sein, welche in der Art hergestellt werden, dass ein bestimmtes Quantum einer Arzneisubstanz, z.B. ein Gramm, mit neun Teilen eines Verdünnungsmediums verarbeitet wird. Sodann entnimmt man dieser sogenannten ersten Potenz wiederum einen Gewichtsteil und verarbeitet diesen erneut mit neun Teilen Medium = D 2; dasselbe wiederholt sich nun in rhythmischem Fortgang bis zur gewünschten Potenzhöhe. Die Anzahl der Verdünnungen entspricht also dem Potenzgrad. Eine Arznei mit der Bezeichnung D 4 hat eine Verdünnung durch vier Stufen von je 1:10 durchgemacht. Sie ist in Bezug auf Stoffmenge in 1:10000-facher Verdünnung im Medium vorhanden.

Als Verdünnungsmedium kommen Flüssigkeiten oder feste, körnige Medien zur Verwendung. Als Flüssigkeiten sind die gebräuchlichsten: mehr oder weniger starker Weingeist, Wasser und in besonderen Fällen Öle. Unter den festen Medien hat sich vor allem der Milchzucker, wie er in großen Milchwirtschaftsbetrieben anfällt, bewährt.

Die flüssigen Potenzen können entweder auf Grund der sogenannten Einglas- oder nach der Mehrglasmethode hergestellt werden. Bei der letzteren wird für jede Potenzstufe eine frische Flasche benutzt, um zu vermeiden, dass Reste konzentrierter Lösung in höhere Potenzen hinüber getragen werden. Bei den später mitzuteilenden Versuchen wurde stets nach der Mehrglasmethode gearbeitet.

Die Vermischung mit dem Medium geschieht in Flaschen durch rhythmisches Schütteln, welches bei den Versuchen vier Minuten dauerte und einem konstant eingestellten Taktgeber folgte. Die Flaschen werden möglichst mit eingeschliffenen Glasstopfen verschlossen, nachdem sie zu etwa zwei Drittel mit Flüssigkeit gefüllt worden sind. – Die Vermischung mit Milchzucker geschieht im Allgemeinen in Porzellan-Reibschalen mit Hilfe eines Pistills. Die Dauer hierfür gründet sich auf Erfahrungen und kann unter Umständen bei der ersten Verreibung sehr harter Substanzen Tage erfordern. Solche werden dann in Achatschalen verrieben. Nach jeder Benützung werden die gebrauchten Gefäße gründlich gereinigt und die Flaschen außerdem der Einwirkung von heißem Wasserdampf ausgesetzt. Peinlich sauberes und exaktes Arbeiten ist selbstverständliche Voraussetzung für den Potenzierenden.

Geschichtliches zum Potenzproblem

Als ein Hauptkennzeichen der heute allgemein bekannten homöopathischen Heilmethode wird vielfach die in ihr geübte Verabreichung potenzierter Heilmittel angesehen, von Heilmitteln also, welche einem mehr oder weniger umfangreichen Verdünnungsprozess unterworfen worden sind. Wenn jedoch das Augenmerk auf diese Zubereitung der Substanz im Potenzierungsverfahren gerichtet wird, trifft es nicht das eigentliche Kernstück des homöopathischen Verfahrens. Dieses beruht auf einer anderen Methode: derjenigen der *Arzneifindung*. Von homöopathischer Seite wird auch stets Wert darauf gelegt, dass die Methode der Arzneifindung und jene mehr sekundäre der Arzneimittel-Zubereitung durch das Potenzieren streng auseinander gehalten werden; auch in der historischen Entwicklung müssen beide als für sich dastehend betrachtet werden. Der Begriff der homöopathischen Arznei deckt sich, mit anderen Worten, nicht mit dem der potenzierten, stufenweise verdünnten Arzneisubstanz.

Obwohl für unsere Betrachtungen die Probleme der potenzierten Substanzen im Vordergrunde zu stehen haben, möchten wir nicht versäumen, einen Blick auf den historischen Werdegang des sogenannten Simile-Prinzips, also der Arzneifindung in der Homöopathie zu werfen, zumal sich im Laufe unserer Ausführungen immer deutlicher zeigen wird, wie nicht zu trennende, enge Verbindungen zwischen der Methode der Heilmittel-Findung und der Heilmittel-Zubereitung im Potenzieren bestehen.

Durch eigenartige, hier nicht zu schildernde Schicksalsverkettungen wird der als Begründer der Homöopathie geltende Arzt *Samuel Hahnemann* (1755–1843)[22,23] dazu geführt, mit einer bestimmten Arzneisubstanz – dem Malariamittel Chinarinde – einen Selbstversuch durchzuführen, der ihm eine bedeutende Einsicht eröffnet: indem er die Wirkungen der bei gesundem Organismus eingenommenen Chinarinde an sich selbst beobachtet, sieht er gerade jene Krankheit in allen ihren Symptomen entstehen, für welche diese Droge als Heilmittel angewandt wird.

Auf Stunden zusammengedrängt macht er die ihm wohlbekannte Krankheit der Malaria durch: Es überkommt ihn große Mattigkeit, die sich zur Schläfrigkeit steigert, Fingerspitzen und Füße werden kalt, das Herz beginnt wild zu klopfen, der Puls beschleunigt sich, wird hart, ein Zittern der Glieder stellt sich ein. Hahnemann sieht sich vor die Notwendigkeit gestellt, einen für die damalige Zeit revolutionierenden Satz auszusprechen:

> «Substanzen, welche eine Art von Fieber erregen, löschen die Typen des Wechselfiebers aus.»
>
> und:
>
> «Der Chinarinde, die als Heilmittel gegen Wechselfieber gilt, kommt die Kraft zu, im Gesunden Wechselfieber-ähnliche Erscheinungen hervorzubringen.»

Im Jahre 1796, welches durch Hahnemanns Formulierung seiner Entdeckung zum Geburtsjahr der Homöopathie wird,[113] spricht er sein Prinzip des Heilens, damit aber auch dasjenige der Arzneimittel-Findung mit den Worten aus:

«... Man ahme die Natur nach, die zuweilen eine chronische Krankheit durch eine andere hinzu kommende heilt und wende in der zu heilenden Krankheit dasjenige Arzneimittel an, welches eine andere, möglichst ähnliche künstliche Krankheit zu erregen imstande ist, und jene wird geheilt werden: Similia–similibus – Ähnliches gegen Ähnliches».[23]

Auf Grund eines Durchprobierens der verschiedensten Natursubstanzen am gesunden Organismus und eines genauen Registrierens der beobachteten Wirkungen ließ sich mit dieser bewundernswerten Entdeckung seither ein ausgedehnter Schatz von Erfahrungen sammeln, aus welchem für die Behandlung der verschiedenartigsten Krankheitssymptome geschöpft werden kann. Er bildet den äußeren Ausdruck der homöopathischen Arzneimittel-Findung, einer Methode, welche in dem erwähnten Simile-Prinzip gipfelt.

Indessen vergingen im Leben Samuel Hahnemanns Jahre, bis von einer mehr als tastenden Handhabung potenzierter Substanzen gesprochen werden kann, und der Begriff der Potenz erscheint unter diesem Namen erst im Jahre 1827, also 31 Jahre nach dem Geburtsjahr der Homöopathie. Das heißt freilich nicht, dass nicht schon durch viele Jahre vorher verdünnte Substanzen bei Hahnemann zur Verwendung gekommen sind. Im Umgang mit den nach dem neu entdeckten Simile-Prinzip gefundenen Heilmitteln, mit dem Beobachten ihrer Wirksamkeiten bei den Patienten, wird Hahnemann wohl zur Anschauung einer reichen, nach Wirksamkeiten differenzierten und abgestuften Substanzwelt geführt worden sein, aus welcher der Arzt schöpfen kann. Noch mehr: Er sieht sich in die Lage versetzt, dieses von der Natur gegebene Spektrum von Wirksamkeiten nach Belieben zu verbreitern und auszudehnen. Zeigt eine Arzneisubstanz etwa deutliche Beziehungen zu einem bestimmten vorliegenden Krankheitsfall, so muss ihre Kraft unter Umständen abgeschwächt, gedämpft werden, damit sie nicht sogar als Gift wirke. Zwanglos ergibt sich dann die Möglichkeit einer Wirksamkeits-Abstufung durch Verdünnen und ein eventuell wiederholtes Verdünnen. Im Jahre 1806 legt Hahnemann solche Gedanken in der Schrift «Was sind Gifte, was sind Arzneien?» der Öffentlichkeit vor. Noch immer befindet er sich aber in jenen Jahren im Ausbau seiner gefundenen Lehre der *Arzneifindung*, wobei wir allerdings eine neue Erkenntnis mit wachsender Deutlichkeit bei ihm aufleben sehen: Die Wirksamkeiten der Arzneisubstanzen nehmen mit dem Verdünnen nicht nur zunächst gegen Null hin ab, sondern können darüber hinaus sogar erneute Steigerung erfahren. Ein Dynamisches also sieht Hahnemann sich der Stoffeswelt entringen, indem diese in stufenweiser Verdünnung potenziert wird. Was sich ihm als Erfahrung ergibt, wagt er nun auch unumwunden auszusprechen: Neun Jahre nach dem Geburtsjahr der Homöopathie, 1805, nennt er zum ersten Mal die aus der Substanz frei werdenden Arzneikräfte «fast geistig» in dem Sinne, dass diese nicht mehr an ihren ponderablen Ausgangsstoff gebunden sind. Hahnemanns diesbezügliche Formulierungen werden dann im Laufe der nachfolgenden Jahre noch eindeutiger und prägnanter, bis schließlich im Jahre 1827 der Begriff der Potenz im Sinne einer geistartigen Kraft gefasst wird. Wir lassen hier einige der Niederschriften Hahnemanns selbst folgen und mögen die ganze Erlebnistiefe der Erfahrungen, aus welchen sie kommen, daraus erahnen:

> «Die Wirkung der Arzneien in flüssiger Gestalt geschieht auf eine so eindringliche Art, verbreitet sich … mit einer so unbegreiflichen Schnelligkeit und Allgemeinheit durch alle Teile des lebenden Körpers, dass man diese Wirkung der Arznei eine fast geistige (dynamische) nennen muss.»

> «Ungemein wahrscheinlich wird es hierdurch, dass die Materie mittels solcher Dynamisation sich zuletzt gänzlich in ihr individuelles geistartiges Wesen auflöst und daher in ihrem rohen Zustand eigentlich nur als aus diesem unentwickelten geistartigen Wesen bestehend betrachtet werden kann.»

> «Durch diese mechanische Bearbeitung wird bewirkt, dass die im rohen Zustand sich uns nur als Materie, zuweilen selbst als unarzneiliche Materie, darstellende Arzneisubstanz mittels solcher höherer und höherer Dynamisationen sich endlich ganz zu geistartiger Arzneikraft sublimiert.»[23]

Sieht man den Entdecker so bedeutender neuartiger Kräfte einerseits vor dem Tore einer übermateriellen, «geistartigen» Welt stehen, die sich durch konkrete und vielgestaltige Wirksamkeiten kundgibt, so werden andererseits naturgemäß Fragen mächtig, die nach wissenschaftlicher Durchdringung des neu Entdeckten drängen. Welches sind die Zusammenhänge und Verflechtungen von Materie und «geistartiger», mit ihr verbundener Kraft und wie können solche geistartigen Kräfte begrifflich näher erfasst werden? Wie kommen sie in die Materie? Ruhen sie seit Ur-Vergangenheiten gleichsam verzaubert in ihr, sodass sie mit den Entstehungvorgängen der Materie zusammenhängen oder halten sie vielleicht durch den Vorgang des Potenzierens erst Einzug in das Potenzierungs-Medium? Können aus dem Vorgang des Potenzierens selbst Phänomene beigebracht werden, welche Licht werfen auf das Öffnen der Stoffeswelt gegenüber einer Kräftewelt bzw. auf das Entbinden einer Kräftewelt aus jener? Welche Rolle spielen Bewegung, Rhythmus, das Verdünnungsmittel und schließlich die Arzneisubstanz selbst beim Vorgang des Potenzierens?

Wie immer diese Fragen gestellt werden mögen, ihr Inhalt wird insbesondere auf die Tatsache des *Verschwindens von Materie* im Potenziervorgang und *das gleichzeitige Auftreten von Kräften* aus demselben Bezug nehmen müssen. Es gehört zum Schicksalsweg Hahnemanns und der Homöopathie, dass weder er selbst, noch die meisten seiner Anhänger bis in die jüngste Vergangenheit, noch aber die naturwissenschaftliche Forschung sich um die Beantwortung dieser Fragen ernsthaft bemüht haben. Statt in die Vielschichtigkeit des Problems einzudringen und alle dabei im Spiel stehenden Faktoren zu berücksichtigen, wurde der Blick auf den Stoff – und nur auf diesen – fixiert. Der Physiker und Chemiker steht – durch Hypothesen gebunden – vor der Schwelle der Loschmidt'schen Zahl, jenseits derer er keine Stofflichkeit mehr im Medium annehmen kann, welche er aber allein für eine Arzneiwirkung glaubt verantwortlich machen zu müssen; der Arzt ist im Besitz der Erfahrung einer Kräftewelt, die auch aus dem Gebiet jenseits der genannten Verdünnungs-Schwelle im täglichen Umgang mit seinen Patienten zu ihm in aller Konkretheit spricht. Beiden mangelt es an Begriffen für ein Erfassen des geistartigen Gebietes, von dem Hahnemann so überzeugt spricht.

Bevor wir in der Betrachtung der geschichtlichen Entwicklung des Potenzierungs-Problems weiter schreiten, müssen wir noch einmal den Blick auf jene Ur-Erfahrung Hahnemanns mit der Arzneisubstanz der Chinarinde richten, denn an ihr entzündet sich bereits eine Frage von grundsätzlicher Bedeutung. Ihr Übersehen müsste in eine Verflachung und in eine rein routinemäßige Handhabung des Simile-Grundsatzes führen. Wir meinen die Frage nach dem Woher jener eigenartigen Beziehungen zwischen der Malaria-Krankheit und jener durch die Chinarinde am gesunden Organismus hervorgerufenen Erkrankungs-Symptome, welche sich beide so exakt decken. Sehen wir einerseits in der natürlichen Krankheit durch eine Art geschädigten Funktionsgefüges bestimmte Organe des Körpers ergriffen, so entdecken wir, wie auf der andern Seite ein exaktes Spiegelbild, ein gleiches Funktionsgefüge durch den Einfluss der Chinarinde zum Vorschein kommt, welches dann in Aktion tritt, wenn diese Arzneisubstanz von dem Gesunden eingenommen wird. Wie lässt sich das Vorhandensein von zwei völlig isoliert in der Natur auftretenden Funktionsbildern – einmal im natürlich kranken Menschen, das andere Mal im künstlich durch die Chinarinde krank gemachten Menschen – verstehen? Unbestreitbar müssen Funktionsbilder des menschlichen Organismus auf irgendeine Weise auch in der Chinarinden-Pflanze in bestimmter Entsprechung niedergelegt sein. *Wie kommen sie in diese Pflanze?*

Diese Frage gilt ohne Zweifel für alle anderen von der Homöopathie gefundenen Arzneiwirkungsbilder in gleichem Maße. Mit anderen Worten: In der ganzen Substanzwelt der außermenschlichen Natur findet sich die gesamte Funktions-Leiblichkeit des menschlichen Organismus noch einmal, ausgebreitet in einer Vielfalt von Arzneipflanzen. Jeder solchen Pflanze wohnt ein bestimmtes Funktionsgefüge inne, welches jederzeit auch am gesunden Organismus zur Anschauung gebracht werden kann, in allen seinen spezifischen Äußerungen. Anders könnten Natursubstanzen überhaupt nicht als Heilsubstanzen herangezogen werden. Woher rührt diese – offenbar seit Urzeiten bestehende – Übereinstimmung?

Unsere Frage mündet in die andere nach der Entwicklung von Mensch und Substanzwelt im weltgeschichtlichen Werden. Müssen sie als eine ursprüngliche Einheit angesehen werden, aus welcher sie sich erst nach und nach als zwei gesonderte Äste abgezweigt haben? Die Beantwortung dieser Frage, entzündet am Simile-Prinzip, wird in dieses erst Licht bringen und es in seiner umfassenden Bedeutung noch tiefer erkennen lassen, als es durch eine rein empirische Handhabung der Fall sein kann.

Eine wissenschaftliche Durchdringung der *Ähnlichkeitsregel* der Homöopathie wird also ihren Ausgangspunkt von der Frage nach der

Abstimmung von Mensch und Substanzwelt, nach dem eigenartigen Zusammenklang von Organprozessen und Arzneikräften nehmen, welche ihrerseits in der Frage nach der Stoffes- und Menschwerdung in der weltgeschichtlichen Entwicklung gipfelt, in dem Verdichten der Stoffeswelt aus einer Kräftewelt.

Eine wissenschaftliche Durchdringung des *Potenzierungs-Problems* andererseits wird von der weiter oben entwickelten Frage nach dem Vergehen der Substanz ihre Wegrichtung erhalten, nach dem Übergang von ponderabler Stofflichkeit in eine – unter Umständen als imponderabel sich erweisende – Kräftewirksamkeit.

Beide Fragestellungen: diejenige nach der Stoffes-Entstehung und jene nach der Substanz-Entwerdung verhalten sich aber wie Bild und Spiegelbild. *Aus der Beantwortung des Potenzierungs-Problems darf also diejenige des Simile-Problems erwartet werden, daraus aber eine echte Synthese der bislang getrennt gehenden Praktiken der homöopathischen Arzneimittel-Findung und Arzneimittel-Zubereitung.* – Es mag aus dieser Darstellung schon jetzt die Berechtigung abgelesen werden, dass auch dem Simile-Prinzip – im Rahmen des hier zur Sprache stehenden Potenzierungs-Problems – Raum gegeben worden ist.

In der selben Zeit, als Hahnemann in einem schicksalsreichen Leben seine beiden Entdeckungen bis in die praktische Handhabung zur Reife bringt, werden Phänomene bekannt, die ohne Zweifel mit unseren Fragen im Zusammenhang zu sehen sind: die Erscheinungen der Katalyse, bei welcher durch die bloße Anwesenheit bestimmter Stoffe chemische Reaktionen beschleunigt bzw. erst möglich werden, ohne dass der sogenannte Katalysator selbst chemisch oder physikalisch nachweisbare Veränderungen erleidet oder sich in seiner Wirksamkeit erschöpft. Auch hier wird die Betrachtung vom Gebiete des chemisch quantitativ Erfassbaren auf das Qualitative, spezifisch Eigenartige, z.B. des Katalysators gerichtet. Die Wirksamkeiten und die große Bedeutung der sogenannten Spurenelemente, der Enzyme, Vitamine, Biokatalysatoren zeigen schließlich, wie im Bereiche des Lebendigen, wo sie an wichtigen «Steuerungsstellen» tätig sind, ein den Potenzwirksamkeiten verwandter Bereich betreten wird.[47,48]

In der historischen Betrachtung des Potenzproblems greifen wir nunmehr aus einer größeren Zahl von Arbeiten zum Nachweis der Wirksamkeit potenzierter Substanzen die umfassendste derselben heraus und verweisen zum eingehenderen Studium auf eine diesbezügliche Literatur-Zusammenstellung von *Herbert Sieweke.*[84] *Lili Kolisko* hat als eine der Ersten systematische Versuche auf diesem Gebiete angestellt und dabei mehrere biologische und auch einen physikalischen Test zur Anwendung gebracht.[35–38] Frau *Lili Kolisko* stellte 1920 an *Rudolf Steiner* die Frage nach dem günstigsten Verdünnungsgrad eines bestimmten (Tier-)Heilmittels. Rudolf Steiner antwortete sinngemäß:

> «Lassen Sie Pflanzen keimen in verschiedenen Verdünnungen, Sie werden eine Kurve erhalten. Studieren Sie diese, sie spiegelt Ihnen wider den Vitalisierungsprozess des Heilmittels im Körper des Tieres.»[36a]

In vielen Versuchsreihen mit Pflanzen, insbesondere mit Weizenkörnern, hat Lili Kolisko daraufhin die in rhythmischen Verdünnungsstufen hergestellten Substanzen auf ihre Wirksamkeit untersucht. Jeweils ein Teil einer Substanz wurde mit neun Teilen Verdünnungsmedium eine bestimmte Zeit in einer Flasche geschüttelt, sodann hiervon ein Teil mit neun Teilen Medium in einer weiteren usf., wobei also die Zahl der Potenzstufe, wie eingangs erwähnt, den Verdünnungsgrad der Substanz angibt, z.B. $D\,6 = 1:10^6 = 1:1$ Million. In vielfachen Versuchswiederholungen, namentlich bei Schwermetall-Salzen, konnten typische Wirkungen für die einzelnen Potenzierstufen, ablesbar an der Beeinflussung des Pflanzenwachstums, festgestellt werden. Die von Rudolf Steiner erwähnten Kurvenzüge wurden für zahlreiche Substanzen in ihrem charakteristischen Verlauf, mit Minima und Maxima gegenüber den Wasserkontrollen, ermittelt. Die meisten der Versuchsreihen erstreckten sich hierbei auch auf die Gebiete weit jenseits der Loschmidt'schen Zahl (um D 23) und gingen bis D 60 oder höher hinauf. Die Realität der Wirksamkeit potenzierter Substanzen, wie sie auch vom Arzt gefunden wird, lässt sich aus den Versuchen von Lili Kolisko bis zu den höchsten angewandten Potenzstufen deutlich erkennen. Physikalische Nachweise auf Grund kapillarer Steighöhen in Filtrierpapier führten zu denselben Stoff-charakteristischen Kurventypen. Bei Besprechung eigener Versuchsergebnisse, auf Grund der selben Methoden gewonnen, wird Gelegenheit sein, auf Einzelheiten der umfangreichen Arbeiten Koliskos näher einzugehen.

Die weiteren Betrachtungen seien so angeordnet, dass wir mit einer Behandlung der vom Potenzierprozess zunächst ergriffen werdenden Substanzwelt beginnen, um dann auf die Frage nach einer mit der Stoffeswelt zusammenhängenden Kräftewelt im Sinne der Hahnemann'schen Arzneikräfte überzugehen. Die beim Potenziervorgang zu beachtenden Faktoren, wie Eigenart und Bedeutung des Verdünnungsmediums, Bewegungsvorgänge in diesem, zu berücksichtigende physikalische Tatsachen usw. sollen des weiteren im Einzelnen behandelt werden. Dieser Verlauf wird sich nicht nur für das Verständnis des Potenzierens selbst als vorteilhaft herausstellen, sondern auch für das Verständnis der Antworten, welche die mitzuteilenden Experimente auf die Grundfragen des Potenzproblems geben.

Einstrahlende und ausstrahlende Kräfte

Welcher Art das spezifische Heilmittel beim Potenzieren auch sei, es muss aus der Substanzwelt der um uns ausgebreiteten Natur geholt werden. Insofern das nur Erdenhafte derselben in Betracht kommt, hat man es zu tun mit der Welt des Anorganischen, in welcher die Kräfte des Chemischen und Physikalischen herrschen. Insofern der Blick auf die Welt des Lebendigen gerichtet wird, muss er zugleich aufschauen in die Regionen außerhalb der Erde, von woher nichtirdische Kräfte einstrahlen.[106] Kein Lebewesen kann ohne die Kraft der Sonne entstehen und sein Leben aufrecht erhalten, viele schwingen z.B. in ihren Wachstums- und Fortpflanzungs-Rhythmen auch mit den Rhythmen des Mondes.[56] Eine tief gehende Differenzierung wird in dem Vorhandensein einer lebendigen und einer unorganischen Welt offenbar. Die unorganischen mineralischen Stoffe der Erdkruste erscheinen uns beherrscht von Bindungs- und Trennungskräften, von dem Vorgang einer Ausnivellierung, d.h. eines Ausgleichs der Energie-Unterschiede (Potenziale); in thermodynamischer Ausdrucksweise von dem Prinzip von *Carnot*: Die Naturvorgänge rein irdischer Art finden sich mit einer Dekadenz der Energien verknüpft, insofern der Anteil freier Energie, welchen die Natur für Arbeitsleistungen zur Verfügung stellt, mit jedem Naturvorgang abnimmt (mit anderen Worten: die Entropie nimmt zu). Temperatur-Unterschiede werden ausgeglichen; das Ende dieses Vorganges wäre der Tod der Erde, und auf die Chemie angewandt: das Hinstreben der chemischen Elemente zu einem stabilen inneren Zustande.

Dass diese irdischen Kräfte von anderen, entgegengesetzt gerichteten begleitet und durchdrungen werden, beweist bereits die Tatsache des Lebens, dessen Entfaltung von vornherein undenkbar wäre, wenn nicht gerade den Tod überwindende Kräfte fortwährend eingreifen und die Entwertung der irdischen Energien wieder aufheben würden. Es müssen offenbar nicht-irdische Wirksamkeiten sein, welche als Geschenke des Weltalls sich bis zur Anschaubarkeit in der organischen Natur verkörpern und der alles ausnivellierenden Schwere entgegenstellen: nicht nivellierende, sondern levitierende, anti-Carnot'sche Kräfte.

In das Kraftfeld des Schwerepotenzials des Erdplaneten lagert sich somit ein anderes, in welchem Substanz-Aufbau, Hebung von Energiepotenzialen stattfindet. Wir möchten dieses zweite Kraftfeld in Anlehnung an einen weitblickenden Geochemiker, *Vernadsky*, zunächst die Biosphäre nennen.[116] Sie erweist sich als der Schauplatz der von der anthroposophischen Geisteswissenschaft geschilderten Welt der sogenannten ätherischen Bildekräfte.[6, 28, 41, 46, 118] Von dieser Biosphäre spricht *Vernadsky* u.a. folgendes aus:

> «Die Erscheinungen des Lebens sind empirische Tatsachen, die sich nur sehr schwer in den Rahmen der übrigen Naturvorgänge – im Sinne des Carnot'schen Prinzips – einfügen lassen. Die Abnahme der freien Energie, ihre Zerstreuung in Form von Wärme, findet innerhalb der Lebensvorgänge nicht statt. –

Das Gegenteil ist hier der Fall. Auf Grund der Tatsache, dass diese Organismen existieren, nimmt die freie Energie, die imstande ist, Arbeit zu leisten, in der sie umgebenden Natur gegen Ende ihres Lebens offensichtlich zu. Der von den Pflanzen entwickelte freie Sauerstoff, die aus ihren Resten hervorgehende Steinkohle, die in ihrem Körper enthaltenen und den Tieren als Nahrung dienenden Verbindungen, die Bewegungen und die anderen physikalischen und chemischen Vorgänge mannigfaltigster Art stellen bei den lebenden Organismen Auswirkungen einer neuen freien Energie dar, die von *keinerlei* Dekadenz der Energie der Sonnenstrahlung begleitet wird.»

«Die Gesamtheit aller Pflanzen und Tiere zusammengenommen, also die ganze lebende Natur, stellt somit eine Naturerscheinung dar, die im Gegensatz zum Carnot'schen Prinzip in seiner üblichen Auslegung steht. In der Erdrinde erfolgt gewöhnlich als Resultat der Lebensvorgänge und aller hiermit zusammenhängender Prozesse eine Anreicherung von freier Energie ...»[116]

Vernadsky steht mit solchen Vermutungen nun keineswegs allein. In gleicher Weise spricht in einer neuen umfassenden Arbeit über thermodynamische Probleme *Prigogine*[65]. Die klassischen Vorstellungen der Thermodynamik findet auch er den Lebensvorgängen gegenüber nicht angemessen. Jene Vorstellungen betreffen nach ihm gleichsam am Rande stehende Sonderfälle einer viel umfassenderen Thermodynamik, welche auch die sogenannten irreversiblen Prozesse in offenen Systemen beschreibt. Solchen aber gehören gerade die Lebensvorgänge an, mit ihren anti-Carnot'schen und zu einer größeren Differenzierung und Ordnung führenden Kräften.

Drängen solche Einsichten aber nicht zu neuen Fragestellungen und Erweiterungen der überkommenen physikalischen und chemischen Begriffe, die noch immer auch für die Welt des Lebendigen angewandt werden? Von Wissenschaftlern vom Rang Vernadskys wird die Notwendigkeit neuer Begriffsbildungen durchaus empfunden, wobei er selbst angesichts der Lebensvorgänge ausspricht, dass hier die allertiefsten Geheimnisse gestreift werden, an die sich bisher jemals die wissenschaftliche Forschung herangewagt hätte (siehe auch *Walther Cloos*[6]). Es dürfte wenig bekannt sein, dass bereits *Robert Mayer, Thomson, Helmholtz, Huygens* sich in der Nähe solcher Gedankengänge bewegt und die energetischen Unterschiede zwischen belebter und unbelebter Materie ins Auge gefasst haben. Werden jedoch die sogleich sich daraus erhebenden Fragen gesehen und mit der nötigen Tiefe und Gründlichkeit gestellt? Eine solche Frage wäre doch sicher: Wie muss jenes Kraftfeld der Biosphäre vorgestellt und erforscht werden, in welchem offenbar polare Gesetze zu den seither bekannten der klassischen Physik und Chemie walten? Mit den Worten «anti-Carnot'sche Kräfte» wird zunächst nur auf ihr Vorhandensein gewiesen, jedoch nicht auf das Wie ihres Wirkens. Kann diese Kräftewelt mit den hergekommenen Methoden der Physik und Chemie in ihrem Wesen überhaupt erfasst werden, da dieses irdische, physikalische und chemische Wirken durch jene Kräftewelt geradezu aufgehoben wird, also offensichtlich anderer Natur ist?

Wir haben schon oben auf jenen anderen Bereich gedeutet, welcher von außen auf die Erde einstrahlt und sich auch durch energetisch nicht fassbare Wirksamkeiten kundgibt. Denn – so kann mit Recht gefragt werden – wie geschieht es, dass die etwa von der Sonne einstrahlende Energie nicht nur zerstreut, sondern von der Pflanze ergriffen und in ihrem Lebensprozesse zu einer Steigerung des Energiepotenzials geführt wird? Offenbar finden sich andere als nur energetisch fassbare Wirksamkeiten, welche imstande sind, die Energien zu *handhaben*, Kräfte, welche steuernden, ordnenden, nicht nivellierenden, sondern differenzierenden Charakter haben.

Diese Welt von steuernden, anordnenden, bildenden Kräften erkannt und in den Einzelheiten erforscht zu haben, bleibt das Verdienst *Rudolf Steiners*. Nicht allein jene Bildekräftewelt als solche, sondern auch Weg und Methode ihrer Erforschung wurden von ihm zu einer Zeit dargestellt und lernbar gemacht, in welcher sich der Naturwissenschaftler erst an den Beginn jener Rätselfragen gegenüber der Welt der Lebenserscheinungen gestellt sah. Lange bevor *Vernadsky* von einer «Sphäre des Lebens» sprach, lagen die konkreten Schilderungen der ihr zugrunde liegenden Kräftewelt durch *Rudolf Steiner* bereits vor.[87, 90, 106, 107] Sie ist es auch, vor deren Tor Hahnemann stand, aus welchem ihm die ersten Strahlen eines Zukunftslichtes entgegen leuchteten, als er von geistartigen Kräften zu sprechen sich gedrängt sah.

Nach den Forschungsergebnissen der modernen Geisteswissenschaft bestehen gegenüber den irdischen Kräften und Energiepotenzialen solche mit gestaltbildendem, also *Materie-anordnendem* Charakter. Können im Bereiche des Irdisch-Physikalischen im Allgemeinen quantitativ messbare Kräfte bestimmter Richtung mit einem Angriffspunkt als Zentrum angegeben werden, von dem sie ausstrahlen, so verhält sich der Bereich der ätherischen Bildekräfte hierzu polar. In dem Werk «Grundlegendes für eine Erweiterung der Heilkunst nach geisteswissenschaftlichen Erkenntnissen»[107] schreibt *Rudolf Steiner* hierüber:

> «Die Lebenserscheinungen zeigen den Stoff von Kräften beherrscht, die von außen nach innen wirken, gegen den – relativen – Mittelpunkt zu. Beim Übergange ins Leben muss sich der Stoff den ausstrahlenden Kräften entziehen und sich den einstrahlenden fügen. – Nun hat ein jeglicher Erdenstoff und auch Erdenvorgang seine ausstrahlenden Kräfte von der Erde und in Gemeinschaft mit ihr. Er ist ein solcher Stoff, wie ihn die Chemie betrachtet, nur als ein Bestandteil des Erdenkörpers. Kommt er zum Leben, so muss er aufhören, ein bloßer Erdenteil zu sein. Er tritt aus der Gemeinschaft mit der Erde heraus. Er wird einbezogen in Kräfte, die vom Außerirdischen nach der Erde von allen Seiten einstrahlen. Sieht man einen Stoff oder Vorgang als Leben sich entfalten, so muss man sich vorstellen, er entziehe sich den Kräften, die wie vom Mittelpunkte der Erde auf ihn wirken, und er komme in den Bereich von anderen, die keinen Mittelpunkt, sondern einen Umkreis haben.»

Im inversen Sinne gegenüber jenen Zentralkräften (Abb. 1) strahlen sie also vom Umkreis ein, von der Welten-Peripherie, und ihr Koordinatenzentrum, d.h. ihr Angriffspunkt, ist der ganze Umkreis, also eine unendlich ausgedehnte *Fläche.* Im Hinblick auf die Bezeichnung für die irdischen Kräfte als «*Zentralkräfte*» können jene als «*Universalkräfte*» angesprochen werden; ihre Äußerungsart ist in jeder Hinsicht den irdischen polar gerichtet vorzustellen (Abb. 2): Wo diese durch Druck sich kundgeben, tun es jene durch saugende, Raum-verneinende Wirkungen. Den Kräften der irdischen Schwere stehen Kräfte der Leichte und des Auftriebs gegenüber.[41, 90]

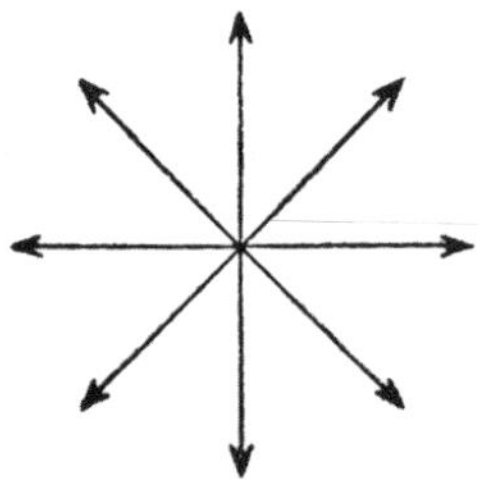

Abb. 1

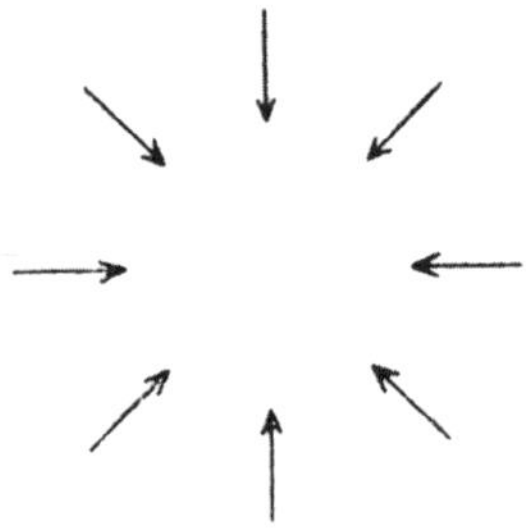

Abb. 2

Die Welt der Organismen findet sich nun hineingestellt in jene Kräfte der Erde und des Umkreises, welchen sie ihren Bestand verdankt. Die Kräfte der Erde allein könnten nur nivellierend und zusammenziehend sich auswirken; ihnen gesellen sich die Universalkräfte oder ätherischen Bildekräfte mit ihrem Auftriebscharakter zu, welche im Wechselspiel mit dem Irdischen die Baupläne der Gestaltenwelt in die Materie prägen. Der Saftstrom der Bäume, seine «Ebbe und Flut» im Wechsel der Tages- und Jahreszeiten, offenbart die Tätigkeit jener Universalkräfte, und die Metamorphose der Pflanzen ist ihr anschaubarstes Wirkungsfeld. Hier offenbaren sie ihren anordnenden, Energie-steuernden Charakter, ohne indes selbst energetisch fassbar zu sein. Wenn nach stofflichen, gleichnisartigen Abbildern im irdischen Bereich gefragt würde, könnte auf die bereits erwähnten Katalysatoren und ihre steuernden Tätigkeiten, besonders im Gebiete des Lebendigen geblickt werden. Jedoch stellen sie sich hier nur als Repräsentanten im Hinblick auf die Stoffesverwandlungen dar, nicht in Bezug auf den Bau der organischen Gestaltenwelt. Die Bildekräfte vereinigen in sich beide Aspekte: den der Stoffesverwandlung bei gleichzeitiger Hebung der Energiepotenziale und jenen der Gestaltbildung. – Gerade an der letztgenannten treten sie in die volle Anschaubarkeit und manifestieren sich als vom kosmischen Umkreis her wirkende.

In der Anlage des Stängels oder des Stammes der Pflanzen sehen wir das Erde-Sonne-Verhältnis zur Anschauung kommen (Geotropismus, Heliotropismus); vergleiche [2, 68, 70]. Wie aber die einzelnen Planeten des Sonnensystems in bestimmten, geordneten Bahnformen schwingen, ordnet sich, als ein Echo derselben, um die Linie des senkrechten Stängels die Spirale der Blätter. Jede Pflanzenart verwirklicht den ihr eigenen Bauplan mit wohl bestimmten Zahlverhältnissen der Blattanlagen am Stamm, in welchen sich solche der Planetenläufe wiederfinden lassen.[70, 95] In Abb. 3 und 4 stellen wir der Schleifenbahn der Venus in acht Jahren (im Mittelpunkt die Erde) das Bild des Blütenbodens einer Silberdistel gegenüber (maßstabgetreue Übertragung).

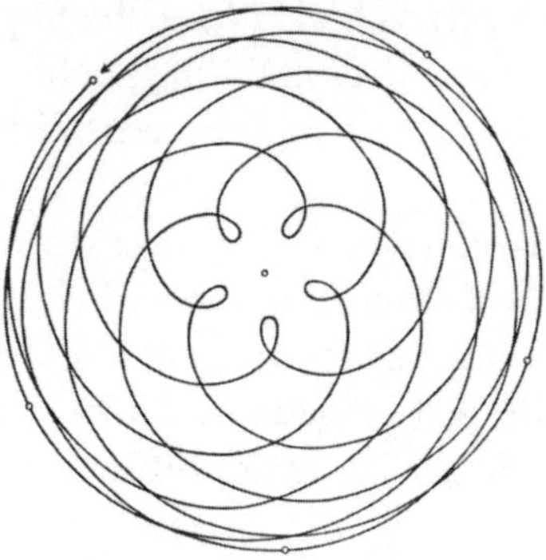

Abb. 3: Geozentrische Schleifenbahnen der Venus in acht Jahren (aus Schultz[68])

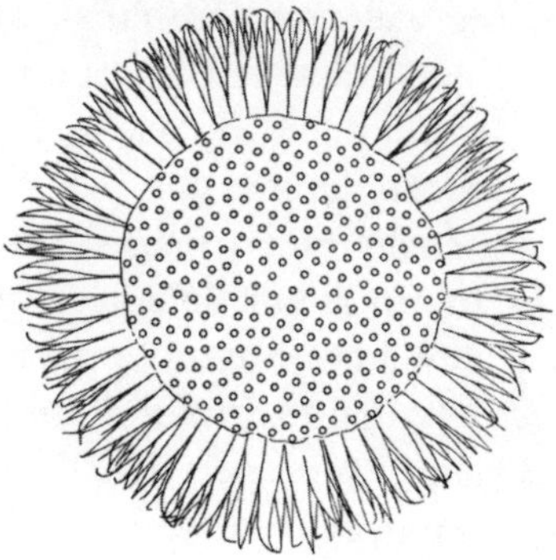

Abb. 4: Blütenboden einer Silberdistel

Bestimmte Bewegungsbilder des außerirdischen Sternenkosmos werden dergestalt im Mikrokosmos der Pflanzenwelt gleichsam nachgeahmt. Rhythmische Vorgänge draußen finden sich, im Raum zusammengedrängt, noch einmal auf der Erde. Blicken wir in den Kosmos und beobachten den Lauf der Planeten durch die Jahre und schauen dann in die auf der Erde ausgebreitete Pflanzennatur. Wir finden die gleiche Gesetzmäßigkeit, in ihrem Werden nun aber auch in Bezug auf die Zeit zusammengezogen: Was draußen in ruhevollen Rhythmen durch Jahre und Jahrzehnte schwingt, wiederholt sich im Kleinen in Kürze.

Nicht allein die fertige *Gestalt* der Pflanze, sondern vor allem die Vorgänge, welche zu deren Werden hinführen, erweisen sich als durchdrungen von den Ätherbildekräften, welche die Leiblichkeit überhaupt aller organischen Bildungen erbauen und in diesem Bauen die *Stofflichkeit* den nivellierenden Kräften der Erde entreißen. Wie in einem *Schwebezustand* erscheinen hierbei die Stoffe, indem sie vom Leben in Pflanze, Tier und Mensch erfasst und in deren Kraftfelder eingebaut werden. Ziehen sich diese im Tode eines Lebewesens zurück, so treten die nivellierenden Zentralkräfte des Irdischen auf den Plan und führen den Schwebezustand – etwa des labilen Eiweißes – in den stabilen irdisch-chemischer Zustände zurück.[39] Gestaltbildung wie auch Substanz-Aufbau zeigen sich also im Lebendigen von einer Kräftewelt gesteuert, welche vom Irdischen her nicht verstanden werden kann, vielmehr im Zusammenhang mit dem Weltall gesehen werden muss.

Weltenrhythmen prägen in dem dargestellten Sinne die irdische Substanz in allem Belebten; in den beseelten und von individuell-Geistigem bewohnten Wesen kommen Einflüsse hinzu, welche ihrerseits Gestalt- und Stoffesbildung auf ihre Art prägen (etwa in den spezifischen Eiweißarten der Einzelorganismen). Auf sie soll hier nicht näher eingegangen werden. Nur ein vielsagendes Beispiel, wie die Weltenrhythmen sich im menschlichen Organismus, in Raum und Zeit zusammengedrängt wiederfinden, sei noch zum Schlusse dieser Betrachtung in Erinnerung gebracht. Wir denken an den Atemrhythmus, welcher in einem achtzehnmaligen Ein- und Ausatmen in einer

Minute besteht. Ein menschlicher Lebenstag zeigt sich in $24 \times 18 \times 60 = 25\,920$ Atemzügen von diesem Rhythmus durchschwungen.[67] Es ist dieselbe Zahl, welche sich als Zahl der Tage eines 72 Jahre währenden Menschenlebens wiederfindet, welche aber gleichzeitig – in Jahren – den Durchgang des Frühlingspunktes der Sonnenbahn durch den vollen Tierkreis wiedergibt. Eine wahre Himmelsleiter von Rhythmen gleicher Zahlverhältnisse führt also vom Sternenkosmos in den Mikrokosmos Mensch hinab, welcher das Maß aller Dinge in sich trägt: Der große Atemzug eines (platonischen) Weltenjahres wird durchklungen von einem Rhythmus von 25920 irdischen Jahren; der große Atemzug des Ein- und Ausatmens eines Menschenlebens von 25920 Erdentagen; jeder Erdentag von 25920 Atemzügen. Ein stufenweises Herabsenken kosmischen Geschehens lässt sich zwanglos verfolgen, bis in die wesentlichen Lebensvorgänge, wo dieses kosmische Geschehen in die Substanzbildung ausläuft. – Im Tode, wenn das große Ausatmen der Lebensbildekräfte vollzogen wird und die bis dahin dem Tode entrissene Stofflichkeit dem Wirken der reinen Erdenkräfte anheimfällt, geht auch der Schwebezustand labiler Substanz-Anordnungen verloren und endigt in den Elementen der anorganischen Welt. Hier läuft die Substanzwerdung gleichsam in dem erstorbenen Todesstachel einer Dornenspitze in die mineralisch tote Welt aus, als «dem Ende der Wege Gottes».[Anm. B]

Vom Werden der Stoffeswelt

Nach den bisherigen Ausführungen ist nun an die Beantwortung einer bereits eingangs gestellten Frage heranzutreten, welche für das Potenzierungs-Problem sich als besonders grundlegend und wichtig erweisen wird: der Frage nach der Stoffeswerdung der uns umgebenden unorganischen Welt. Die anthroposophische Geisteswissenschaft beantwortet sie mit der Blickrichtung vom Organischen her: Wie im Tode des Einzellebewesens die bis dahin in labilem Gleichgewichtszustand gehaltene Stofflichkeit in den Bereich des Unorganisch-Chemischen herabsinkt, so hat sie sich im Verlaufe langer Entwicklungsperioden aus Lebenszuständen und -vorgängen heraus entwickelt.

Durch eine Reihe immer dichter werdender, jedoch von Lebensvorgängen durchzogener Zustände ist sie bei der heutigen kristallinen oder amorphen Form des Mineralreiches angelangt. Ebenso wie nun noch heute alles Lebendige von den Rhythmen der Sternenwelt mitgebaut wird, so standen erst recht jene von Leben durchzogenen Vorgänge auf dem Erdplaneten einstens unter dem Einflusse kosmisch-dynamischer Rhythmen.[87, 119] – In stufenweisen Verdichtungen und mit Alterungs-Sterbevorgängen verbunden erscheint dann erst, was uns heute als jene tote Welt umgibt. Mit jenen Lebensvorgängen verbunden, wenn zunächst auch nicht stofflich schon fassbar, muss aber auch die Entwicklung des Menschen gesehen werden: Erst noch eingebettet in das Lebenswogen des ganzen Planeten, wäre er für heutige Augen noch nicht sichtbar gewesen. Erst mit zunehmender Verdichtung und allmählicher stufenweiser Herausgliederung der Naturreiche kommt auch er – zunächst noch zögernd – in den Bereich physischer Anschaubarkeit. So erscheint er leiblich als das letzte Lebewesen, welches in der Geschichte des Planeten auf den sichtbaren Plan tritt, obwohl er geistig als der Erstgeborene der Schöpfung zu betrachten ist. Aus einem großen gemeinsamen planetarischen Organismus kommend, wird also hier die Vielgliedrigkeit der heutigen Naturreiche angeschaut.

In der geisteswissenschaftlichen Literatur wird in umfassender Weise eine Darstellung von dem Sich-Herausbilden der Naturreiche gegeben. Diese Entwicklung geht hiernach durch eine Reihe verschiedener, in sich jeweils charakteristischer Stufen. (Es kann hier nur in äußerster Kürze auf diese Dinge eingegangen werden; wir verweisen zu einem näheren Studium insbesondere auf das Werk «Die Geheimwissenschaft im Umriss»[87] von *Rudolf Steiner.*)

Ein ursprünglich nur in Wärmedifferenzierungen bestehender Zustand, welchen Rudolf Steiner als «Alten Saturn»-Zustand bezeichnet, verdichtet sich nach langen Entwicklungsperioden zuerst zu einem luftartigen Zustand, dem der «Alten Sonne», dieser zu einem flüssigen, dem «Alten Mond» und dieser zuletzt zu dem festen Zustande des heutigen irdischen Mineralreiches. Zwischen den einzelnen Verdichtungsstufen, so wird geschildert, verschwindet das Geschaffene in Ruhezuständen. Bei jedem Neubeginne wird der bisherige Entwicklungsgang in Kürze rekapituliert gemäß dem biogenetischen Grundgesetz der organischen Wiederholungen.

Hierzu haben wir aber ein Weiteres ins Auge zu fassen: Jedesmal, wenn in der Weltentwicklung eine Stufe in das Nächstdichtere hinabgestiegen wird, befreit sich, gleichsam nach «oben», eine imponderabel wirkende ätherische Bildekraft. So haben wir bei der Verdichtung der Wärmezustände des «Alten Saturn» zum Gaszustand auf der zweiten der Stufen, der «Alten Sonne», zugleich ein Freiwerden des sogenannten «Lichtäthers» nach oben. Nach Auflösung dieses planetarischen Verkörperungs-Zustandes und einer Ruhepause beginnt die Entstehung des «Alten Mondes», in deren Verlauf der Gaszustand zum flüssigen weiter verdichtet wird. Gleichzeitig damit befreit sich wiederum eine Bildekraft, der «chemische oder Klangäther». Nach Wiederauflösung dieses Zustandes und einer weiteren Weltenpause, kommt – nach Wiederholung des Vorangegangenen – die Verkörperung der Erde herauf. Hier verdichtet sich das Flüssige zum Festen, und als eine noch feinere Bildekraft gegenüber dem früher Entstandenen emanzipiert sich der «Lebensäther». Jeder dieser Bildekräfte sind nun bestimmte charakteristische Tätigkeiten eigen, welche an den einzelnen Naturerscheinungen konkret abgelesen werden können (vergleiche die Darstellungen *G. Wachsmuths*[118–120]).

Jedem lebendigen Organismus liegt auch eine bestimmte Komposition ätherischer Bildekräfte zugrunde, welche ihrerseits eine übersinnliche Kräfte-Leiblichkeit darstellt, die mit dem Ausdruck *«Bildekräfteleib»* oder *«Ätherleib»* bezeichnet wird.[62,107] Es wurde bereits geschildert, dass die ätherischen Bildekräfte im Gegensatz zu den irdischen Zentralkräften solche sind, welche als Universalkräfte aus der Peripherie einstrahlen. Mit ihnen in Kontakt müssen die individualisierten Bildekräftekompositionen (Ätherleiber) der einzelnen Lebewesen-Arten gesehen werden. Wenn wir uns jene planetarischen Entwicklungen vergegenwärtigen, in deren Verlaufe sich auch die einzelnen Naturreiche der belebten und unbelebten Natur als aus einem Gemeinsamen allmählich heraus gegliedert haben, wird es nicht wundernehmen, wenn auch noch heute mannigfaltige gegenseitige

Abstimmungen und Anpassungen in der Natur aufzufinden sind. Im folgenden Kapitel wird Gelegenheit sein, ein solches Beispiel im Hinblick auf das Potenzieren genauer ins Auge zu fassen. Hier liegt auch ein Schlüssel zum Verständnis des Simile-Rätsels, demzufolge in der Natur, in einzelnen Heilpflanzen, ganz bestimmte Organfunktionen des menschlichen Organismus niedergelegt sind. Die Geisteswissenschaft gibt Schilderungen solcher Zusammenklänge: In der Zeit, als das menschliche Herzorgan im Laufe des Weltenwerdens gebildet wurde, war eine Differenzierung in die Naturreiche bereits im Gange und es entstanden Pflanzen, welche – wie z.B. Digitalis – noch heute Gegenbilder einseitiger, übermäßiger Organfunktionen des Herzens darstellen. So betrachtet, ist es das in der Weltentwicklung zuletzt erscheinende Menschenwesen, welches die Naturreiche entlässt und hinausschickt in die Vereinzelung – etwa der verschiedenen Pflanzenarten – um nur so viel zurückzubehalten, als es für *seine* Entwicklung benötigt.[63] So kommt es, dass im Krankheitsfalle auf jenes Reservoir von differenzierten Organprozessen zurückgegriffen und damit geheilt werden kann.

Auf der Stufe der Erde, so wurde geschildert, entsteht – aus ursprünglichen Lebensvorgängen abgeschieden – das mineralische Reich der Gesteine. Viele geochemische Vorgänge, welche sich vor unseren Augen heute abspielen, müssen im Grunde unverständlich bleiben, wenn nicht jene Aussagen der Geisteswissenschaft *Rudolf Steiners* hinzugenommen werden. Entschließt man sich, dieselben zunächst auch nur als Arbeitshypothesen auf solche Naturvorgänge anzuwenden, so erscheinen sie als Schlüssel für vieles sonst rätselhaft Bleibende. *Vernadsky*, der schon erwähnte Forscher auf dem Gebiete der Geochemie, findet z.B. einen auffälligen Regulationsvorgang in Bezug auf die Gesamtmenge des Sauerstoffs im Haushalt des Erdplaneten. In der unorganischen Natur wird bekanntlich Sauerstoff fortwährend in beständige Verbindungen übergeführt.[55] Trotzdem bleibt seine Gesamtmenge konstant. Es müssen also umgekehrte Prozesse vor sich gehen, welche ihn wieder in Freiheit setzen.

Es sind die «antichemischen» Vorgänge (eine von Rudolf Steiner gebrauchte Bezeichnung) innerhalb der Pflanzenwelt. *Vernadsky* sieht sich gedrängt, angesichts solcher sinnvoll verlaufender Regulationsvorgänge von einer *kosmischen Bedeutung des organischen Lebens* auf dem Planeten zu sprechen. Wie der Ausklang eines von Leben ganz durchdrungenen Zustands unseres Planeten erscheinen solche organischen Tätigkeiten, welche kosmisch planetarische Bedeutung noch heute haben. Wenn *Vernadsky* an anderer Stelle darstellt, wie «in den tropischen Wäldern, in den gemischten Tierherden, in dem Lebensreichtum der großen Ströme, ... in den unendlich mannigfaltig zusammengesetzten Floren und Faunen einzelner Gebiete eine Unzahl von Beispielen heterogener lebender Substanzen, gewissermaßen lebende Gesteinsarten» zu erblicken sind, so berührt er damit bereits die gewiss noch umfassender gemeinten Werdevorgänge des Planeten, wie sie die anthroposophische Geisteswissenschaft schildert. Wir lassen noch einige Äußerungen *Vernadskys* folgen, welche geeignet sind, eine Vorstellung solcher noch heute beobachtbarer Ausklänge für das Werden ganz bestimmter Stoffe zu vermitteln.

> «Berücksichtigt man einige besondere Vorkommen des Siliciums, so ist diese Bedeutung der lebenden Substanz noch größer. Gibt es doch Siliciumorganismen, die über zehn Gewichts-Prozent Silicium enthalten, zahlreiche von diesen Organismen sind außerordentlich verbreitet und bilden an der Erdoberfläche gewaltige Massen lebender Substanz. Derartige Organismen beeinflussen die gesamte geochemische Geschichte des Siliciums. Milliarden solcher Organismen bilden auf dem Grunde der Meere und an der Erdoberfläche andauernd Millionen Tonnen betragende Ablagerungen von kolloidalem Siliciumoxid in Form von Opal. Hunderttausend Quadratkilometer des Grundes der heutigen Ozeane sind bedeckt mit kieselsäurehaltigen Resten von Diatomeen, Radiolarien und Kieselschwämmen. Ähnliche Vorgänge haben gewiss auch in vergangenen geologischen Zeiten stattgefunden. Zahlreiche der heutigen metamorphen und Sedimentgesteine – Quarzit, Jaspis u.a.m. – sind ihre verwandelten Produkte. Der Opal ist in ihnen zu Quarz geworden. – Wir kennen in der Erdrinde für

das Silicium keinerlei Vorgänge von größerem Maßstab. Die allergrößten Anhäufungen von reinstem Siliciumoxid (Quarz) entstehen auf diesem biochemischen Wege.»[116]

Eine genaue Untersuchung der Vorgänge der Entstehung gewisser Eisenerze führt *Vernadsky* zu dem Schluss, dass auch solche höchst wahrscheinlich in Beziehung zu den Lebensprozessen von Organismen stehen, und in Bezug auf die ausgebreiteten Kalkablagerungen der Erde sieht er sich zu folgenden Worten veranlasst:

> «Je aufmerksamer man die in der Erdrinde sich abspielenden Vorgänge studiert, desto mehr gelangt man zu der Überzeugung, dass es sich hierbei meist um biogene (also auf Lebensvorgänge zurückzuführende, Ref.) chemische Absetzungen handelt. Wir kennen z.B. keine einzige vadose chemische Reaktion, die zu einer Ansammlung von kohlensaurem Calcium führt, ohne in Beziehung zum Leben zu stehen.»[116]

Schon der amerikanische Forscher *Lawrence J. Henderson* kommt in seinem lesenswerten Werk «Die Umwelt des Lebens» dazu, ähnliche Gedanken auszusprechen:

> «Wir werden zur Annahme gezwungen, dass die Vorgänge der Entstehung und der Evolution, und zwar sowohl die kosmischen als die biologischen, von einem gewissen Standpunkt aus betrachtet eine *einheitliche* Entwicklung (vom Ref. hervorgehoben) darstellen und dass die Ergebnisse dieser Entwicklung nicht zufällig sind, sondern dass sie demjenigen gleichen, was wir bei menschlichen Handlungen als Zweckmäßigkeit bezeichnen.»[25]

In rhythmischen Abstufungen, so zeigten wir, vollzieht sich das Weltenwerden und mit ihm die Verdichtung zur mineralisch festen Stoffeswelt. Rhythmus ist aber ein Charakteristikum des Lebens und rhythmisch sehen wir auch noch heute die organische Substanz sich bilden. Der Ansatz des Holzes[76] geschieht im Wechsel von Sommer und Winter, rhythmisch vollziehen sich die Abscheidungen von Substanzen aus den Organismen und gestalten vielfach in rhythmischer Anordnung den Bau des Lebewesens (Austernschale). Rhythmus als Prozess durchzieht die ganze Stoffeswelt und zeigt in vielen Gestalten der Natur den Umschwung der Gestirne. Die Blattspiralen der Pflanzen, der Ansatz des Holzes mit dem Sonnen- und Planetenrhythmus, viele Vorgänge im Rhythmus der Sonnenflecken, welche sich bis in die Stoffbildungen verfolgen lassen, weisen hin auf die anordnende Welt der Bildekräfte, welche aus dem Umkreis zur Erde strahlen[106] (vgl. auch *Bortels*[4] u.a.).

Die Vorgänge des Lebens stellen sich als ein Mittleres dar: Das Leben entlässt die Stoffeswelt in den Bereich, welcher zur unorganischen Natur wird, von oben empfängt es die kosmischen Bildekräfte. Es nimmt von oben und prägt nach unten das Empfangene in die Stoffes-Gestaltenwelt. Es stellt sich zwischen beide und bildet einen Mittelzustand, ja, ein tätig vermittelndes Element zwischen Kosmos und Erde.

Hiermit ist nun aber auf Vorgänge gedeutet, welche mit umgekehrtem Richtungssinn auch im Potenzieren stattfinden. Wird in der Materiebildung der Stoff aus Kosmos-verbundenen Lebensvorgängen entlassen, so wird er im Potenzieren in gewissem Sinne zum Verschwinden und die geistartige Arzneikraft zum Vorschein gebracht. Neben das Bild der Stoffeswerdung stellt sich das spiegelbildliche des Potenzierens: Von einem mittleren, dem Potenziermedium, wird die leblose Substanz von unten her aufgenommen, geht durch stufenweise angeordnete rhythmische Prozesse, welche die geistartigen, dem Umkreis angehörigen Kräfte nach oben entbinden.

Müssen es nicht die gleichen sein, welche beim Niederstieg das Werden des Menschen und der Naturreiche begleitet haben? So sind sie auch geeignet, im Medium gehalten, als Heilkräfte des erkrankten Organismus zu wirken. *Wie in der Mitte des Substanzwerdens die Wirkensebene des Lebens sich findet, so zeigt sich im Entwerden der Substanz beim Potenzieren das rhythmisch bewegte Medium als das Mittlere. Zwischen Erde und Kosmos vermittelt es, so wie das Leben zwischen Kos-*

mos und Erde vermittelt. Weil Potenziervorgang und Substanzwerdung sich wie Bild und Spiegelbild verhalten, muss erwartet werden, dass zwischen dem Leben als einem Mittleren und dem ihm entsprechenden Medium im Potenziervorgang wechselseitige verwandtschaftliche Beziehungen bestehen, und es erhebt sich die Frage: Trägt nicht das Medium ebenso wie das Leben ein Doppelantlitz, eines nach der Erde, das andere nach dem Kosmos gerichtet, als ein Wesen, welches im rhythmischen Spiel sein «Lebenselement» findet?

Wir stehen vor der Aufgabe, das Medium des Potenzierens zu charakterisieren, seine stofflichen Eigenschaften und seine Wesens-Äußerungen gegenüber der lebendigen Natur.

Schematisch sei das Vorangegangene zusammengefasst:

↓			↑
Substanzwerden		*Potenzieren*	
Universalkräfte		Universalkräfte	
Rhythmus Leben Stoff	} ⟨—⟩ {	Rhythmus Medium Stoff	

Von den Eigenschaften des flüssigen Mediums

In seinem bedeutenden Werk «Die Umwelt des Lebens» spricht sich *Lawrence J. Henderson* nach eingehenden Untersuchungen folgendermaßen über das Wasser aus:

> «Das Wasser ist an und für sich, so wie es von selbst in der kosmischen Evolution entstanden ist, für alle Lebensprozesse geeignet, und seine Eignung ist nicht weniger erstaunlich und vielseitig als die Eignung, welche der Organismus durch Anpassung im Laufe organischer Entwicklung gewonnen hat. Sollten noch Zweifel möglich sein, dann müssen wir versuchen, eine andere Substanz ausfindig zu machen, welche auch nur

> entfernt die Eignung des Wassers erreichen könnte, sei es als Milieu der einfachen Organismen, sei es als «Milieu intérieur» aller lebenden Wesen, sei es in irgend einer der anderen zahllosen physiologischen Funktionen, welche das Wasser selbsttätig oder infolge von Anpassung ausführt. – Die Anpassung im Sinne Darwins beruht in Wirklichkeit auf einem vollkommen gegenseitigen Verhältnis».[25]

Dass Henderson die Rolle des Wassers als eine zugleich kosmische ansieht, konnten wir schon oben durch seine eigenen Worte im Allgemeinen zeigen. Als ein *konkretes* Beispiel seien die Regulationsvorgänge in den Ozeanen des Erdplaneten herausgehoben, von denen Henderson findet:

> «Erwähnenswert ist ..., dass die Regulation des Ozeans im Allgemeinen eine auffallende Ähnlichkeit mit einem physiologischen Regulationsprozess zeigt (also mit einem Lebensprozess innerhalb eines Lebewesens, Ref.), obwohl derartige physiologische Vorgänge lediglich als Ergebnisse einer organischen Entwicklung angesehen werden. Dieselbe Idee hatte *Palitzsch*, als er die alkalische Reaktion des Ozeans prüfte. Die Ähnlichkeit wird noch auffallender, wenn die Unveränderlichkeit der wichtigsten physikalischen Bedingungen im Ozean in Betracht gezogen wird. Wie schwierig es auch sein mag, jene feinen Züge der physiologischen Prozesse herauszufinden, welche ihre Wirksamkeit, ihre Anpassungsmöglichkeit und ihre Genauigkeit bedingen, so bin ich doch der Meinung, dass niemand, der mit den allgemeinen charakteristischen Merkmalen der Lebensvorgänge vertraut ist, umhin kann, ihr gröberes Seitenstück in jenen Mitteln zu erblicken, die zur Regulation der Ozeane dienen. ... Diese wirksame Regulation des Ozeans, durch welche seine wichtigsten physikalisch-chemischen Eigenschaften zu Konstanten geworden sind, ist für die Natur, besonders für den lebenden Organismus, von weit größerer Bedeutung, als früher geahnt werden konnte.»[25]

Es ist nun für das Gesamtbild unserer Betrachtung über das Medium Wasser angebracht, einige einzelne Grundlagen für das Zustandekommen solcher Regulationen zu verfolgen, von denen Henderson sagt, dass die Chemie noch weit davon entfernt sei,

> «eine Erklärung für das *gleichzeitige Zusammentreffen der verschiedenen charakteristischen Merkmale des Wassers* zu geben» (hervorgehoben v. Ref.).

Nur wenige Natursubstanzen können so große Wärmemengen aufnehmen wie das Wasser. Seine spezifische Wärme gehört zu der höchsten in der Stoffeswelt vorkommenden. Hierdurch erst wird die Erde eine Wohnstätte für lebende Organismen, denn unvorstellbare Wassermengen werden durch eben diese Eigenschaft befähigt, die Wärme der Tropen aufzunehmen und als warme Meeresströmungen in kalte Gebiete zu tragen, wo sie wieder abgegeben wird. Fortwährend findet somit ein Ausgleich von Gegensätzen aufgrund jenes hohen Wärme-Aufnahmevermögens statt, welches durch entsprechend wirkende Eigenschaften bei der Verdunstung des Wassers noch unterstrichen wird. Die Hitze der Tropen wäre ohne solche Regulationen noch weniger erträglich und entsprechend die Kälte der Polargebiete auf der anderen Seite. Große Wärmemengen werden also innerhalb der Ozeane hin und her getragen, während kalte Strömungen sich zum Ausgleich von den Polgebieten nach den Tropen bewegen. Eine nicht weniger wichtige Rolle spielen die Wärmeeigenschaften des Wassers in der Lufthülle des Planeten, wo sie sozusagen die Triebkräfte der großen atmosphärischen Zirkulationen ausmachen. Hier ist es das Maß der latenten Wärme, d.h. die Aufnahme großer Wärmemengen beim Verdampfen, welche im Vorgang der Kondensation (Wolkenbildung) wieder in Freiheit gesetzt wird. Auch hierbei erfolgt ein gleichsinniger thermischer Ausgleich zwischen weit voneinander entfernten Erdgebieten, wie es bei den Ozeanen der Fall ist.

Jedoch nicht allein für die Regulationen am Gesamtorganismus der Erde zeigt das Wasser seine Eignung. Eine nicht minder wichtige Bedeutung hat es innerhalb der Organismen, die zu einem überwiegenden Teil von diesem «Lebenselement» durchdrungen sind. Eine weite Perspektive in vergangene Welt- und Menschen-Bildevorgänge eröffnet sich, wenn bedacht wird, dass noch heute das Wasser seine größte Erwärmbarkeit bei 37 °C, der Temperatur des menschlichen Flüssigkeitsorganismus, zeigt (bei Wärmezufuhr antwortet das Wasser bei 37 °C mit einer stärkeren Temperaturerhöhung als bei anderen Temperaturen). *Das Lebensgeschehen* bejahende Eigenschaften sehen wir überall durch das Wasser zum Ausdruck kommen.[34] – Ein Wesen widerspricht sich nicht, jede seiner Äußerungen malt an seinem Bild und bestätigt oder variiert das bereits Gefundene. So auch das Wasser. Es besitzt die bekannte Eigenschaft, bei 4 °C seine größte Zusammenziehung, mit anderen Worten seine größte Dichte anzunehmen. Dies bedeutet, dass das feste Eis eine bereits wieder ausgedehntere, also leichtere Substanz darstellt und somit auf dem flüssigen Wasser schwimmt. Wäre es anders, so müsste das Eis auf den Grund der Ozeane und Seen sinken und alsbald die Gewässer der Erde in Eiswüsten verwandeln, das Leben vernichtend. Mit jener Eigenschaft wird nun aber gerade diese lebensbedrohende Gefahr umgangen. Eine atomphysikalische Untersuchung kann allenfalls auf das Wie dieser «Anomalie» kommen, niemals jedoch auf die zugrunde liegende Weisheit, also das «Warum». Eine Regulation der Temperaturen und Salzgehalte innerhalb der Ozeane gründet sich nun gerade auf jene soeben charakterisierte Eigenschaft des Wassers, denn 4 °C warmes Wasser sinkt wegen der hier erreichten Höchstdichte zum Grund der Seen, wärmeres steigt dafür auf. Eine Durchmischung größten Ausmaßes sorgt für gleichbleibende Wärmeverhältnisse und Stoffgehalte der Wasserbecken des Planeten und liefert damit jenes ausbalancierte Mittelmaß, welches Voraussetzung des Lebens ist.

> «Wir können also mit Sicherheit annehmen, dass das Wasser schon durch seine Wärmeeigenschaften die einzige für die Vorgänge der Weltall-Entwicklung geeignete Substanz ist, wenn wir diese Vorgänge vom biozentrischen Standpunkt aus betrachten wollen.»[25]

Seine weiteren Eigenschaften, z.B. gegenüber den festen Körpern, können ohne weiteres neben die bereits erwähnten im Bereich der Wärme treten,

> «denn kein anderes chemisch träges (und zudem *neutrales*, Ref.) Lösungsmittel kann mit dem Wasser in Bezug auf die Verschiedenheit der Substanzen, die es auflösen kann, oder in Bezug auf die Mengen, die es in Lösung halten kann, verglichen werden.»[25]

Beinahe alle Stoffe, welche durch die Tätigkeit des Wassers in Lösung gebracht werden, stehen auch nur als gelöste den Lebewesen zur Verfügung. Überall ist zu sehen, wie dieses Element nimmt und zugleich gibt, um dem Leben zu dienen. In diesem seinem Wesen wird es von nichts übertroffen, hierin lebt es in Superlativen, die in der Einzigartigkeit und Einmaligkeit seiner Naturkonstanten zum Ausdruck kommen, mit welchen Qualitäten es aber in jedem Augenblick die Welt der Lebenserscheinungen bespült und alles gibt, was es hat. – Zu diesen Superlativen gehört auch, dass es die Flüssigkeit mit der größten Dielektrizitäts-Konstanten und einem Höchstmaß an Oberflächenspannung ist, zwei Tatsachen, die die einzigartige Rolle des Wassers in den kolloidalen Strukturen, aber auch in allen chemischen Prozessen auf ihre Art kennzeichnen.

Nachdem das Medium Wasser, dieses Hauptmedium im Potenzier-Vorgang, hierdurch in der Tat als das Ur-Lebenselement beleuchtet wird, wenden wir uns jetzt seiner Mittelrolle zwischen irdischer Stoffeswelt und kosmischer Bildekräftewelt näher zu. Der Gedanke, dass es zwischen Erde und Himmel stehend auch dem im gleichen Mittelbereich sich entfaltenden Leben Unterlage sein kann, stand als ein grundlegender über dieser Betrachtung. Inwiefern erweist sich das Wasser dem Himmel zugewandt, wie der Erde verbunden?

Als Stoff des Planeten hat das Wasser von vornherein Anteil an diesem. Darüber hinaus aber hüllt es ihn geradezu ein, umkreist ihn in Form von Strömen der Ozeane und als Bestandteil der Atmosphäre, bildet ihn nach, auch in jedem Tropfen. Jeder See ist ein Stück Idealoberfläche des ganzen Planeten. Alle Seen sind hierin eine Einheit und hängen «ideell» zusammen. Andererseits finden sich beim Wasser auch viele dem Kosmos zugeneigte Züge, welche es wohl gerade instand setzen, die Kräfte des Kosmos an die Vorgänge auf der Erde zu vermitteln. So hebt es, selbst der Erde als Flüssiges hingegeben, die Schwere teilweise wieder auf, indem es ihr die Kraft des Auftriebs entgegensetzt. Es ordnet seine eigenen Schwerekräfte dabei im Bilde des Wirkens der Universalkräfte an: stets senkrecht auf der Oberfläche eines untergetauchten Körpers wirkend, drückt es an jedem Punkte desselben mit dem Gewicht der bis zu dem Punkt reichenden Wassersäule (Abb. 5). Die resultierenden Überkräfte von unten nach oben ergeben den sogenannten statischen Auftrieb des archimedischen Prinzips.

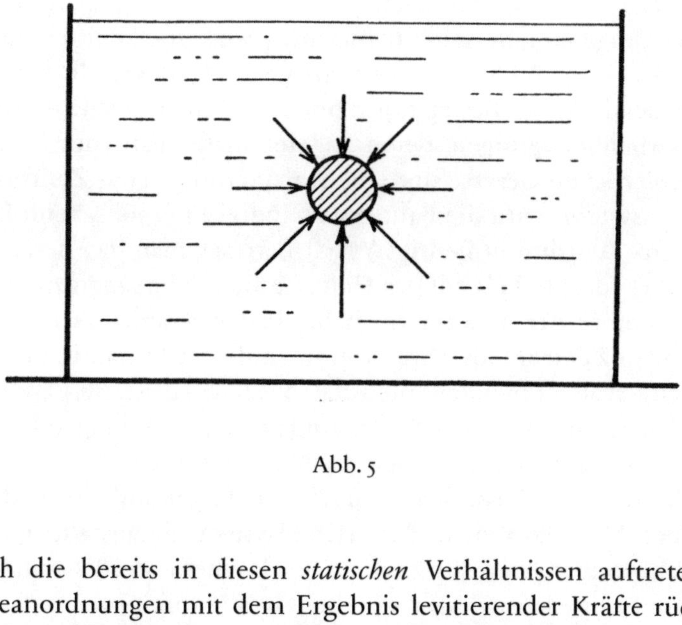

Abb. 5

Durch die bereits in diesen *statischen* Verhältnissen auftretenden Kräfteanordnungen mit dem Ergebnis levitierender Kräfte rückt es den einstrahlenden Universalkräften näher. Durch die in seiner *Bewegung* auftretenden Konfigurationen wird dieser Bezug nur noch unterstrichen.[74] Sobald das Wasser gewisse, als kritische Geschwindigkeit bezeichnete Bewegungszustände überschreitet, gerät es in wirbelnde Bewegung. Derartig drehende Wasserstrudel können nun aber keineswegs mit den Drehungen starrer Körper verglichen werden, etwa der Bewegung eines Karussells. Es wird vielmehr eine bestimmte Idealform der Drehung angestrebt, welche sich hinsichtlich der Geschwindigkeits-Verteilungen im Bereich des Strudels gegenüber dem drehenden Rad gerade invers verhält.[12, 64] Erreicht bei der Drehung eines Rades die Geschwindigkeit am Außenrand ihr höchstes Maß, so beim Flüssigkeitswirbel im Zentrum. Die Peripherie des Wirbels dreht langsam, das Zentrum strebt unendliche Geschwindigkeit an (auf Feinheiten dieses «Geschwindigkeits-Aufbaues» sei an dieser Stelle nicht näher eingegangen; siehe hierzu [12, 64, 85, Anm. C]). Natürlich lässt sich diese im Irdischen nicht voll verwirklichen. Der irdische, statisch vorgestellte Raum wird im Wirbelzentrum zum *dynamisch-saugenden* Hohlraum, der, von Flüssigkeit ausgespart, die Luft aus der Umgebung in sich hineinzieht. – Sogkräfte konnten oben als den ätherischen Bildekräften wesensverwandt dargestellt werden. – Dergestalt drehende Bewegungen finden sich auch gerade im Bereich der Sternenbewegungen, deren äußerer mathematischer Ausdruck die Kepler'schen Gesetze sind: bei Annäherung an das Zentrum des Planetensystems wird die Bahngeschwindigkeit erhöht, beim Entfernen vom Zentrum erniedrigt.[Anm. C] Überträgt man das Bewegungsgesetz des Idealwirbels auf das Universum, so käme man zu der Vorstellung einer Art in Rotation befindlichen Kraftfeldes mit einem saugenden Zentrum als Mitte, von unendlicher Dynamik und einer nach außen abnehmenden Intensität. Nach den geisteswissenschaftlichen Forschungen *Rudolf Steiners* sind es in der Tat saugende Kräfte, welche das Zentrum des Planetensystems beherrschen.

Indes zeigt der Wasserstrudel noch eine Eigentümlichkeit, die ihn als einen Mikrokosmos in das Fixsternsystem hineinstellt: Ein kleiner Schwimmer, etwa aus Kork, in solch einem Strudel mitgenommen und mit einem Zeiger versehen, würde infolge der genannten Geschwindigkeitsverteilung derart mitgeführt, dass der fest mit ihm verbundene Zeiger doch stets sich selbst parallel bleiben würde, er weist mit anderen Worten während seiner Fahrt im Wirbel stets nach demselben unendlich fernen Punkt – wenn man will – einem Fixstern. So viele solcher fixierter Zeigerstellungen nun denkbar sind, so bleibt jede anfangs gewählte doch stets sich selber parallel. Jeder Punkt eines in Drehung befindlichen Flüssigkeitsgebildes behält also seine Orientierung (Zeigerstellung) zu den Fixsternen während der Drehung bei, hängt gleichsam an unsichtbaren Fäden in einem Bezugsnetz, das an der Peripherie des Kosmos beginnt und zu dem Wirbel hinstrahlt. In planetarischem Ausmaß kann die Erde selbst als ein solcher «Schwimmer» angesehen werden, dessen Zeiger – die Erdachse – stets nach demselben Fixstern – dem Polarstern – zeigt, und der während der Bewegung der Erde auf ihrer Bahn sich selbst parallel bleibt. Wir wollen solchen physikalischen Gesetzmäßigkeiten der Flüssigkeitsbewegungen nicht mehr unterlegen, als sie durch sich selbst schon aussprechen und nehmen sie als Detail eines Gesamtbildes, welches wir unter dem Aspekt Erde – Wasser (Leben) – Kosmos zeichnen.[74]

Die Frage, ob das flüssige Potenziermedium eine Mittelrolle spielt zwischen der ponderablen Substanz, welche es aufnimmt und den kosmischen Universalkräften, mit denen es Verwandtschaft hat, in dem Sinne, wie die Lebensvorgänge als ein Mittleres zwischen Kosmos und Erde gefunden werden können, hat an den angeführten Eigenschaften des Mediums Wasser eine gewisse Beantwortung erfahren. Sowohl die Bezüge zu der Welt des Erdplaneten als auch diejenige zu der Welt der einstrahlenden Bildekräfte und zu dem Bau des Universums, sowie auch seine Rolle als Element des Lebens selbst zeigen es bereits im Potenzier-Vorgang als eine Art planetarisch-kosmischer Unterlage. Diese Tatsachen sprechen indessen noch deutlicher, wenn zu den allgemeinen physikalischen Qualitäten, wie sie Henderson beschrieben hat, die noch wenig beachtete Verhaltensart des *bewegten* Wassers ins Auge gefasst wird. Es wird sich herausstellen, dass eine Berücksichtigung dieser Vorgänge neue Einblicke in das Wesen des Potenzierens erschließen kann.

Schon in sehr langsam bewegten Flüssigkeiten tritt eine innere Differenzierung auf, welche man mit «Bewegungsstruktur» bezeichnen könnte. Die an den Rändern eines Wasserlaufes, oder die in engem Rohr an der Wandung fließenden Anteile werden gegenüber den mittleren Teilen der Strömung abgebremst. Man führt dies auf den Einfluss der Wandreibung zurück. Zwischen Rand und Strommitte ist also eine Steigerung der Geschwindigkeiten festzustellen. Man könnte mit anderen Worten von einer Art geradeaus fließenden Wirbels im Sinne des oben Ausgeführten sprechen, bei welchem eine Geschwindigkeitszunahme zur Mitte hin stattfindet. Eine solche innere Geschwindigkeits-Differenzierung hat ein Aneinander-Vorbeigleiten und -schieben innerhalb des Stromquerschnitts zur Folge in dem eben genannten Sinne eines Vorauseilens der der Mittelachse näher liegenden Bahnen. In einem so fließenden Wasserstrom muss also eine unvorstellbare Aufschließung in aneinander vorbeigleitende Flüssigkeitsschichten vorliegen, Schichten, in der Dicke den Seifenblasenlamellen vergleichbar, die dicht nebeneinander gelegt die scheinbar kompakte Masse des dahinfließenden Wassers ergeben.[Anm. D] Man spricht deshalb auch von einer laminaren Strömung (lamina = Schicht). Den hierbei entstehenden großen inneren Oberflächen, welche in einem Kubikzentimeter strömender Flüssigkeit z.B. das Ausmaß der inneren Oberfläche eines dicken Buches weit übersteigen, wird später unsere besondere Aufmerksamkeit gelten. Bis zu einer bestimmten Geschwindigkeit erhält sich jenes laminare aneinander Vorbeigleiten aufrecht. Dann tritt bei nur geringer Steigerung der Geschwindigkeit eine grundsätzliche Änderung dieser inneren Schichtstruktur auf, was sich in der Bildung von drehenden Flüssigkeitsbereichen, von Wirbeln ankündigt. Das strömend bewegte Wasser wird dann von Drehung durchsetzt. Zuerst beginnt dies an den Rändern oder Wandungen, wo erfahrungsgemäß die größten Bewegungsunterschiede der aneinander vorbeigleitenden Schichten gefunden werden; dann breiten sich die Drehungen rasch auf die mittleren, achsennahen Teile der Strömung aus. Zu den vorwiegenden Längsbewegungen in Schichten treten Querbewegungen, die deutlich auch mit dem Auge sichtbar sind. Überall entstehen Wirbel als Einschlüsse des allgemeinen Stromes, welche in ihrer saugenden Mittelzone nunmehr offenbar machen, was bis dahin schon im Innern des Stromes wirkend gedacht werden musste: Unterdruck-

Sogkräfte. Jeder Schwimmer weiß, welche Stärke solche saugenden Kräfte in Wirbeln annehmen können, wenn sie etwa in der Berührungsschicht zweier zusammenfließender Ströme (Abb. 6) oder im Nachlauf von Felsenklippen auftreten. In den Meeren sind sie imstande, große Schiffe auf den Grund zu ziehen.

Abb. 6

Das Entstehen von Drehungen innerhalb von Flüssigkeiten (auch in Luft) erweist sich bei genauer Betrachtung mit dem Auftreten und sich Auseinandersetzen ganz bestimmter Kräfte verknüpft. Einerseits strömt das Wasser als wägbare irdische Stofflichkeit, wobei es von Trägheits-Massenkräften beherrscht ist. – Zum andern aber «erwacht» im Augenblick der geringfügigsten Bewegung sofort eine andere Kraft, welche nunmehr ganz das Innere der Flüssigkeit ergreift und als eine an den Schichtoberflächen wirkende sich erweist: die Zähigkeit des Mediums. Eine Kraft, die mit dem Entstehen großer innerer Oberflächen gleichzeitig auftritt, ja, geradezu als die Veranlassung zur Bildung dieser Schichten zu betrachten ist. Sie darf als Maß des innersten «Gefüges» der Flüssigkeiten angesprochen werden und wird auch vielfach als eine die verschiedensten Flüssigkeiten charakterisierende Größe in der Technik benutzt (vgl. z.B. die Zähigkeiten von Wasser, Ölen, Glyzerin, Honig). Sie wirkt an den ins Riesenhafte gehenden inneren Oberflächen bewegter Flüssigkeiten. – In anderen Zusammenhängen sprach Rudolf Steiner von den rotierenden, scherenden, schiebenden Bewegungsarten als jenen dem Kosmos zuzuordnenden;[99] es sind die in der Fläche wirkenden. – Im flüssigen, bewegten Medium kämpfen also gewissermaßen zwei Kräftearten: die irdischen Trägheits-Massenkräfte mit jenen den Kosmos vertretenden, peripherisch wirksamen Zähigkeitskräften. Ihr Zusammenwirken kommt im Flüssigen in der Ausbildung von Schichten und drehenden Wirbelbewegungen zur sichtbaren Anschauung.

Wo zwei so polare Kräfte sich begegnen, muss nun aber auch ein anderes, daraus resultierendes Geschehen erwartet werden: das Rhythmische. Im Wassermedium sehen wir es in der Tat urbildhaft zur Anschauung kommen. Die Ablösung von Wirbeln im Nachlauf von Hindernissen, beim Zusammenstrom zweier Flüsse (Abb. 6) geschieht in gesetzmäßigen, zahlenmäßig fassbaren Rhythmen. Darin kommt überdies auch ein gestaltbildendes Prinzip zur Anschauung, dessen eigentliche Keim- und Ansatzstelle in jenen von Zähigkeits-Kräften besetzten riesenhaft ausgebreiteten – die Weltenperipherie vertretenden – Oberflächen gesehen werden muss. Dass alle Formgestaltungen erst in der Abgrenzung durch Oberflächen in Erscheinung treten, ist unmittelbar anschaubare Gegebenheit. Dass *spezielle Oberflächen* aus dem Flüssigen als Sonderfälle sich herausheben können, ist dem Vorhandensein der Zähigkeitskräfte zuzuschreiben. Sie wirken, wo Geschwindigkeitsdifferenzen in beweglichen Medien sich einstellen, bzw. bewirken erst solche.

Gestaltbildung im Organischen sehen wir aber stets durch Geschwindigkeits-Differenzen des Wachstums – und diese innerhalb zähflüssiger Medien – entstehen.[78] Im flüssig strömenden Medium findet sich deren Ur- und Abbild. Als ein Beispiel von vielen möglichen geben wir ein gewisses Stadium der Flügelbildung bei Insekten wieder (Abb. 7): Unter einer festeren Außenschicht befindet sich eine aktiv wachsende. Sie muss, da sie gleichsam an Anfang und Ende festgehalten wird, sich in das Körperinnere einwölben und sich dadurch als werdendes Organ isolieren. Nach fertiger Ausgestaltung wird dieses nach außen geschoben und erscheint als Gliedmaße bzw. als Flügel.

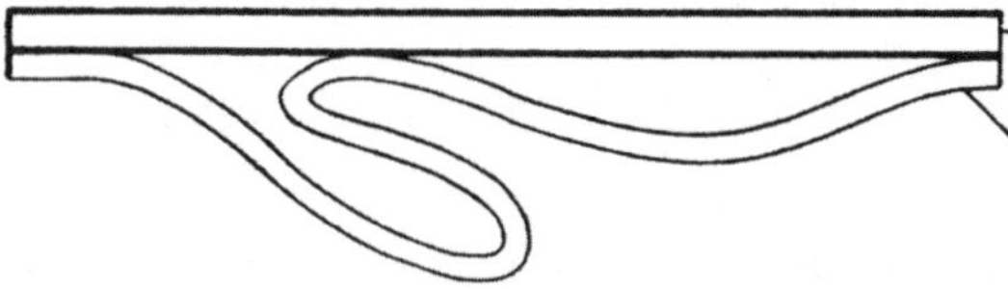

Abb. 7

Man vergleiche diese Abbildung mit jener der Wirbelstraße (Abb. 6). Viele Tier- und auch Einzelorganbildungen lassen sich unschwer auf das Formprinzip des eingerollten Wirbels zurückführen. Es möge hier genügen, auf die Rolle der Zähigkeit als einer mit Gestaltbildung in engem Zusammenhang stehenden Qualität des flüssigen Zustandes und damit auf einen weiteren Bezug des Wasserelementes zum Organischen hingewiesen zu haben. – Für die Pflanzenbildung wies *Rudolf Steiner* auf jene feine, zähe und aktive Schicht des Kambiums hin, als auf eine Ansatzfläche für die aus dem Kosmos einstrahlenden, peripherisch wirkenden Bildekräfte der jeweiligen Pflanzenart. In dieser Art werden sich manche Membranen und singulären Schichten als empfindlich für die Bilde-Impulse des Universums erweisen. Zahlreiche Phänomene der Strömungsphysik geben dieser Vorstellung in der Tat Stütze.[74, 78]

Experimentell lassen sich solche singulären Schichten herstellen. (Aus bestimmten strömungsphysikalischen Gegebenheiten gelingt das zu beschreibende Phänomen besser in Luft als in Wasser.) Es genügt bereits, eine dünne Gas- oder Luftlamelle aus einer in dünnem Schlitz endenden Röhre ausströmen zu lassen. Im Augenblicke der kritischen Stromgeschwindigkeit tritt die Lamelle schlagartig in den durchwirbelten turbulenten Zustand. Wird der Luftstrahl jedoch nur wenig unterhalb jener Geschwindigkeit gehalten, was durch entsprechende Einstellung des Gas- oder Luftdrucks leicht geschehen kann, so weist er eine zunächst in Erstaunen setzende Besonderheit auf: er wird empfindlich für allerkleinste rhythmische Anstöße aus der Umgebung. Tönt von fern her das Zwitschern eines Vogels, der Gesang eines Menschen, dessen Atemstrom längst nicht ausreicht, die Entfernung zu überbrücken, so wird der Luftstrahl innerlich durchgestaltet, seine Stofflichkeit sozusagen in bestimmte Formen geprägt. Die Melodie der Klänge drückt sich als Siegel in die bewegte Materie ein. *Paul Eugen Schiller* und andere haben das Verhalten solcher Luftstrahlen und die gesetzmäßig hierbei auftretenden Gestaltbildungen in Abhängigkeit von Klangstärke, Klanghöhe, Klangfarbe usw. erforscht.[66] Schon *John Tyndall* fand, dass die Empfindlichkeit solcher Schichten in Wasser gegenüber Klängen die Empfindlichkeit des menschlichen Ohres nahezu erreicht.[114] Bedenkt man, dass gerade das Innenohr des Menschen einen Organ gewordenen Wirbel darstellt, so möchte man mehr als nur vergleichsweise von den empfindlichen Schichten innerhalb von Flüssigkeiten als von einer Art feinster Sinnesorgane gegenüber sehr zarten rhythmischen Impulsen sprechen. – Erneut gibt uns das Wasser die bejahende Antwort auf unsere Frage, dass es geeignet ist, Gestaltbildekräfte, ja Baugedanken in sich aufzunehmen und zunächst, wenigstens in flüchtiger Anschaubarkeit, sichtbar werden zu lassen.

Die Dynamik des Wassers wurde hinsichtlich seiner Stoffqualitäten und Empfindlichkeit gegenüber gestaltprägenden Kräften im Bereich des Lebendigen besprochen. Es bleibt noch – wie angedeutet – sein Verhalten gegenüber allem Rhythmischen. – Da der Potenziervorgang als ein beim Stoff beginnender, durch rhythmische Prozesse zum Eröffnen geistartiger Kräfte führender zur Erörterung steht, schließen wir mit der folgenden Betrachtung über das rhythmische Wesen des Mediums den Kreis der Vorfragen ab und prüfen, ob sich das bis dahin gezeichnete Bild des Mediums für sich mit dem tatsächlichen Bild des ganzen Potenziervorgangs endgültig zur Deckung bringen lässt.

In einem bekannten Gedicht, welches Goethe im Anblick des Staubbach-Wasserfalls in den Schweizer Alpen verfasst hat,[19] lässt er hinschauen auf das rhythmische Spiel des Wasserelements. Wie es von der hohen Felswand leise rauschend niederstürzt und in seinem Lauf durch das Tal dem nahen See zueilt, worin die Sternenwelt mit ihm Zwiesprache hält, in dem sich das Himmelsgewölbe spiegelt und die Atmosphäre mit ihren Winden sich ihm vermählt: Der Kreislauf des Wassers, als ein Ur-Rhythmus des Lebens der Erde und ein Bild der Seele des Menschen findet hier eine aus diesem Element selbst geschöpfte Darstellung. Auf- und niedersteigend, das in Berührung mit der Erde Erlebte im Aufstieg gleichsam dem Himmel entgegentragend, den Himmel im Niederfall der Erde mitteilend. So vollendet es den Pendelschlag zwischen Himmel und Erde und beginnt den rhythmischen Kreislauf durch die Grundzustände aller Materie, durch fest, flüssig, dampfförmig in jedem Augenblicke neu. In den Jahreslauf dieser Zustände zwar eingespannt, wo es im Winter zu Eis und Schnee erstarrt, im Sommer in die durchsonnten und wärmegetragenen Lüfte emporsteigt, webt es in kürzeren Runden die Jahreszeiten-Rhythmen noch einmal dem Leben der Erde ein: Aufsteigend als Dampf verdichtet es sich zur Wasserwolke oder steigt in höhere Atmosphären-Schichten weiter, um in den feinen Schleiern und Fahnen der hohen Federwolken in Eiskristallen zu erstarren. Besonders aber im flüssigen Zustande lebt es sein rhythmisches Wesen noch einmal dar; wenn es aber daran gehindert wird, erlischt auch sein Leben.

Dem Planeten und seinen Lebensrhythmen zwar hingegeben, spiegelt und wiederholt es zugleich die Rhythmen des Kosmos. Im wechselnden Spiel der Gezeiten macht es sein Nachahme-Vermögen solcher Rhythmen kund. Wenn aber die Winde auf ihm spielen, überlagern sich jenen großen Rhythmen kleinere und enden als rhythmisches Wellenspiel am Strand. Gleich rhythmischen Wellen, in das Feste der Erde gezeichnet, erscheint es dann wieder in den mäandrisch geschwungenen Flussläufen und Rinnsalen, wo es den Weg kleinster Zerstörung und größter Lebensbejahung wählt. Nimmt ihm der Mensch diesen Rhythmus, indem er Flüsse begradigt, so zeigt es *auf einmal* bei der Zerstörung durch die Hochwässer an den Unterläufen, was es sonst als *lebensbejahende* Macht im Zeitenstrome rhythmisch verteilt. Von kleineren Rhythmen könnte man es durchpulst finden, wenn man die inneren Bewegungen in den Flussläufen ins Auge fassen wollte. Aber schon an deren Oberfläche lässt sich etwas von dem immer wechselnden rhythmischen Spiel des Wassers erkennen, wenn auf die rhythmisch sich bildenden, kreisenden Wirbelgebilde hingeschaut wird, die gleichsam als abgelöste «Tiefdruckgebilde» inmitten des strömenden Mediums in Straßen sich anordnen und im Kleinen das große Leben der planetarischen Atmosphäre wiederholen, wo die Tiefdruckwirbel in entsprechenden, rhythmisch geordneten «Straßen» über die Erde wandern. Rhythmisch vertropft es, rhythmisch fließt und pulsiert es, als rhythmisches Element ist es in die Kreisläufe innerhalb des Organismus aufgenommen – ein wirkliches Herz alles Lebendigen.

Vorgänge im Medium beim rhythmischen Schütteln

Das Vorausgegangene lässt erkennen, dass das Flüssige aus seinem Wesen heraus dem Rhythmischen von vornherein zugeneigt ist. Rhythmus ist – wenn man will – sein Leben. Als so gearteter Stoff erweist es sich auch in höchstem Maße geeignet für alle Lebensvorgänge, welche stets in Rhythmen verlaufen, andererseits aber auch für den rhythmischen Verlauf des Potenzierens. In diesem treffen sich alle seine Eigenschaften zu einem sinnvollen *Ganzen.* Jede einzelne spielt ihr «Thema» zur Gesamtkomposition eines rhythmischen Spieles. Unter den denkbar verschiedensten Aspekten zeigt sich das Medium beim Potenzieren von Rhythmen durchdrungen. Zunächst ist es die Hin- und Herbewegung der Flasche als Ganzes, welches den Augen auffällt. Aber das Gehör vermag überdies ein leises Rauschen und Klingen wahrzunehmen, welches eine rhythmische innere Zerklüftung des Flüssigkeitsinhaltes der Flasche ankündigt. Sieht man im einen Augenblick diesen flüssigen Inhalt von der ebenfalls in der Flasche enthaltenen Luft getrennt, so durchdringen sich bereits im nächsten beide Elemente aufs Innigste. Die innerliche Vermischung beider bewirkt ein aufgeschlossen Werden der Masse des Mediums in große Oberflächen: Bläschen an Bläschen schafft Berührungsflächen zwischen den Elementen. Im nächsten Augenblick ist alles wieder verschwunden, um sogleich wieder neu zu entstehen. Ein feines Spiel von Oberflächenspannungen und Entspannungen muss im Medium stattfinden, wenn Bläschen sich bilden und wieder zusammenfallen. Eine Art Lunge mit einem rhythmischen Ein- und Ausatmen, Bläschen-Füllung und -Verschwinden lässt sich beobachten. Jeder Potenzierende, welcher diesen Rhythmus unter seinen Händen erzeugt, wird ihn erfahrungsgemäß stets in einen bestimmten harmonischen Einklang mit seinen eigenen Atem-Puls-Rhythmen bringen und bereits dadurch eine unsichtbare Brücke zur großen Welt des Sternenkosmos schlagen, welcher ja – wie oben dargelegt – seine Rhythmen in den Menschen eingebaut hat.

Außer der Bildung der Bläschen lässt sich nun aber auch eine starke Durchwirbelung des Mediums während des Schüttelns feststellen. Das Medium muss ja, da es *vor* jedem Schüttelschlag eine zusammenhängende, verhältnismäßig in sich ruhende Masse darstellt, durch den oben charakterisierten «kritischen Geschwindigkeitsbereich» hindurch, um in den turbulenten Zustand zu kommen; das heißt aber gleichzeitig, dass während jedes Schüttelschlages der Bereich einer gewissen Empfindlichkeit im oben gemeinten Sinne durchschritten wird. Nach eingetretener Chaotisierung rinnt die Flüssigkeitsmasse sogleich wieder in die Einheitlichkeit zurück und überschreitet hierbei ein zweites Mal jene Schwelle einer feinen Empfindlichkeit. Einen Rhythmus von Aufgeschlossensein und Geschlossensein, ein Herüber und Hinüber über eine empfindliche Schwelle hat man also vor sich, ein wechselseitiges «Erwachen» und «Einschlafen» von peripherisch wirkenden Zähigkeitskräften und irdischer Massengesetzmäßigkeit, verbunden mit Schweben und Fallen (siehe besonders *Alexander Leroi*, Rhythmische Prozesse[42]). Von außen angeschaut: ein sich Durchsetzen mit drehenden Wirbelgebilden und wieder zur Ruhe Kommen in der gesammelten Flüssigkeitsmasse, ein aneinander Vorbeigleiten verschiedenster Flüssigkeitsanteile, womit freilich mehr verbunden ist, als der Augenschein zunächst zeigt.

Wir konnten früher die wirbelnden Bewegungen als Abbilder kosmischer Bewegungsvorgänge charakterisieren. Bei jeder Durchwirbelungsphase hätte man das Recht, in dem Chaos den Kosmos zu erblicken, bei jedem zur Ruhe Kommen das Wirken der Zusammenhangs-Massenkräfte des Irdischen. Das Pendeln zwischen beiden erweist sich zugleich als ein solches zwischen Sog- und Druckkräften, zwischen Irdischem und demjenigen, was die kosmischen Universalkräfte repräsentiert. So stellt auch in solcher Beziehung der Potenzier-Vorgang einen rhythmischen dar, ein Hin- und Herweben zwischen Kosmos und Erde, in welchem beide über die «Naht» des empfindlichen Zustandes an den feinen Lamellen-Trennungsflächen verwebt und «zusammengenäht» werden. Jene großen inneren Oberflächen[Anm. D] sind es, welche zu jener feinen Sensibilität des Mediums führen, von welcher der englische Physiker *John Tyndall* sagte, dass sie der Empfindlichkeit des menschlichen Gehörorganes nahezu gleichkomme.[114] So stellt sich die im rhythmischen Potenzier-Prozess aufgeschlossene Flüssigkeit *auch* als eine Art Sinnesorgan heraus, wenn man die Phänomene selbst sprechen lässt, als ein von «Gehörbildung» durchdrungenes Medium. Sollte es nicht auch die kosmischen Sphärenklänge erlauschen?

Um zu einer annähernden Vorstellung des aufgeschlossen Werdens des geschüttelten Mediums, d.h. auf seine «Entfaltung» in Oberflächen zu kommen, sei noch einmal kurz auf den Wirbel zurückgegriffen. Die Umfangsgeschwindigkeiten der einzelnen aneinander vorbei gleitenden Bereiche nehmen – wie beschrieben – nach dem Zentrum hin zu. Legt man für die Dicke der Schichten die Größenordnung der Seifenhautlamellen zugrunde,[Anm. D] so würde man für ein ca. ein Kubikzentimeter einnehmendes Wirbelgebilde auf Größenordnungen von einigen Hunderten von Quadratmetern innerer Oberfläche gelangen (die innere Oberfläche eines 800 Seiten umfassenden Lexikonbandes beträgt demgegenüber etwa 32 Quadratmeter). An jeder dieser Schichten haftet sozusagen jene feine Sensibilität, ein Berühren von Erde und Kosmos. So wie das Leben seine Bilde-Impulse nur durch eine Ausbildung entsprechend großer innerer Oberflächen empfangen kann – sind sie im Potenziervorgang nicht ebenso Bedingung für den Anschluss des Mediums an den Kosmos? Die Frage drängt sich naturgemäß auf, ob jene charakterisierte Empfindlichkeit für den imponderablen Bereich der Universalkräfte auch experimentell auf irgendeine Weise zur Darstellung gebracht werden kann. Bevor wir an ihre Beantwortung herantreten, möchten wir das soeben

Dargestellte noch durch ein einfaches, geometrisch-mathematisches Bild veranschaulichen.

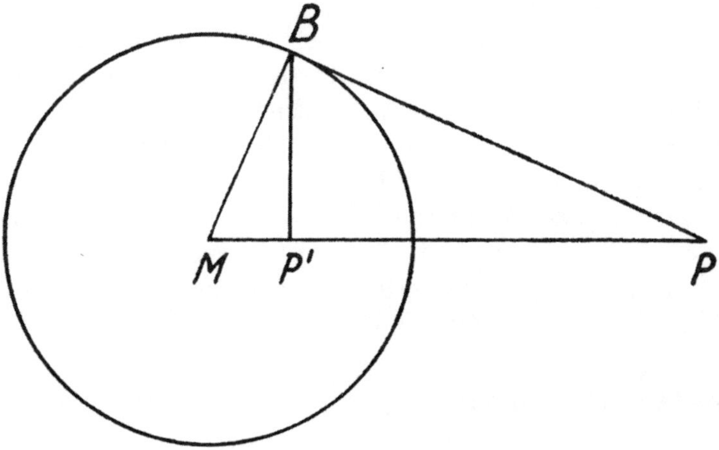

Abb. 8: Über die Inversion am Kreis

Einem Punkt *P* außerhalb eines Kreises sei ein solcher innerhalb des Kreises durch folgende Konstruktion zugeordnet: man ziehe von *P* aus eine Berührende *PB* an den Kreis und fälle vom Berührungspunkt *B* das Lot *BP'* auf die Verbindungslinie *PM* des Punktes *P* mit dem Kreismittelpunkt *M*. *P'* sei der zu *P* zugeordnete Punkt. Man sieht leicht ein, dass mit weiter sich entfernendem Punkt *P* der Gegenpunkt *P'* dem Mittelpunkt des Kreises näher rückt. (Es sei empfohlen, wenigstens einige solcher Anordnungen für mehrere Lagen von *P* freihändig zu skizzieren.) Grenzfall: *P* in sehr weiter und schließlich in unendlicher Entfernung; *P'* rückt nach *M*. *Jeder* unendlich ferne Punkt im weiten Umkreis der Zeichenebene hat seinen Gegenpunkt im Zentrum. Der ganzen Peripherie steht mit anderen Worten *ein* Punkt, eben die Kreismitte, gegenüber. – Kommt andererseits *P* aus großer Entfernung näher an den Kreis heran, so rückt ihm *P'* entgegen. Grenzfall: *P* erreicht die Kreislinie, *P'* ebenfalls. Beide fallen in Eins zusammen. Längs der Kreislinie könnte man also die Berührung des vom Unendlichen her Kommenden, Einstrahlenden und des vom Erdenpunkt Kommenden sehen.

Für das Potenzieren: Versteht man die Flaschenwand des Potenziergefäßes als Kreislinie, so berühren sich hier Erde und Kosmos; jedoch nicht allein hier, sondern an jeder Kreislinie (bzw. Fläche) der unendlich vielen Bläschen und rotierenden Schichten der Wirbelgebilde oder des als Ganzem drehenden Flüssigkeitsinhaltes der Flasche finden solche Kommunikationen statt. Der Kosmos prägt das von der Erde entgegen Gebrachte in entsprechender Weise, wie das Wort oder der Klang eines Musikinstrumentes den empfindlichen Strahl der Luft oder einer Flamme prägt.[66]

Experimentelle Befunde

In Erwägungen der vorangegangenen Art und im Hinblick auf die stofflichen und dynamischen Eigenschaften des Wassers ergab sich die Frage: Lässt sich eine Sensibilität des in Oberfläche aufgelösten Potenzmediums gegenüber den imponderabel wirkenden Bildekräften experimentell nachweisen? Wir begannen 1947 mit Vorversuchen, welche klären sollten, ob Wasser, zu verschiedenen Tageszeiten rhythmisch geschüttelt, verschiedene Qualitäten aufweist oder sich gleich bleibt. Ausgehend von der Vorstellung, dass im Laufe eines Tages das Himmelsgewölbe für den Beobachter eine Drehung vollzieht, also auch immer wieder neue Sternbilder und Planeten über den Horizont heraufkommen, konnte die Verwendung dieses kosmischen «Agens» berechtigt erscheinen.

Die Versuche wurden so angestellt, dass eine Reihe gleichartiger Glasstopfen-Fläschchen zu einer bestimmten Stunde des dem Versuch vorangehenden Tages zu etwa 2/3 des Flaschenvolumens nur mit destilliertem Wasser gefüllt wurden (Versuche mit einem spezifisch vortingierten Medium werden in Kapitel VIII beschrieben). Um sieben Uhr des Versuchstages wurde das erste, entsprechend bezeichnete

Fläschchen genommen, mit der Hand vier Minuten lang rhythmisch geschüttelt und an seinen Platz zurückgestellt. Nach zwei Stunden, also um neun Uhr ebenso das zweite und nach weiteren zwei Stunden das dritte usf. über die Zeit von 24 Stunden. Die so erhaltenen Wasserproben dienten als Keimflüssigkeit für je ca. 50 Weizenkörner. Nach Erreichen einer Wachstumshöhe von etwa 10 cm wurden die gewachsenen Halme von zwei Personen gemessen und die Durchschnitts-Längen für die einzelnen «Wassersorten» gebildet. Die so erhaltenen Werte konnten sodann in Kurvenform aufgetragen werden, wobei auf der horizontalen Abszisse die Tagesstunden, auf der vertikalen Ordinate die durchschnittlichen Halmlängen standen. Bereits der erste Versuch ergab ein gegenüber den ungeschüttelten Wasserkontrollen differenziertes Wachstum der einzelnen Proben, welches, als Kurve aufgetragen, einen bestimmten Tagesgang erkennen ließ. Es ergab sich also nicht, wie man vielleicht auch hätte denken können, ein den ungeschüttelten Wasserkontrollen nahezu gleichartiges Wachstum. Dieser Kurvenzug ließ sich durch nunmehr sieben Jahre (mit nur geringen Unterbrechungen) in seinem charakteristischen Verlauf immer wieder feststellen. Durch den Lauf der Jahreszeiten zeigt sich jedoch eine gewisse Variabilität der Einzelkurven, welche aber durch Zusammenfassung eines größeren Versuchsmaterials eliminiert werden kann, sodass der zugrunde liegende Kurventypus klar zum Vorschein kommt.

Die in den Kurventafeln mitgeteilten Ergebnisse sind nach einer später etwas modifizierten Versuchsanordnung gewonnen worden: Eine größere Anzahl von Weizenkörnern wurde in glasierten Porzellanschalen in den betreffenden Wassersorten zum Keimen gebracht. Nach etwa zwei Tagen konnten hieraus 30 gleichartig gekeimte Körner ausgelesen und in gewöhnliches, ungechlortes Wasser verpflanzt werden. (Wir betonen, dass nur biologisch-dynamisch gezogenes Saatgut zur Verwendung kam, weil dieses sich uns als bestes Testobjekt für Qualitätsuntersuchungen herausgestellt hat.) Der übrige Versuchsverlauf entsprach dem oben geschilderten, jedoch wurde in der Aufeinanderfolge der einzelnen Schüttelungen ein Abstand von nur 15 Minuten gewählt; als Bezugslinie wurde der Gesamtdurchschnitt

TAFEL I

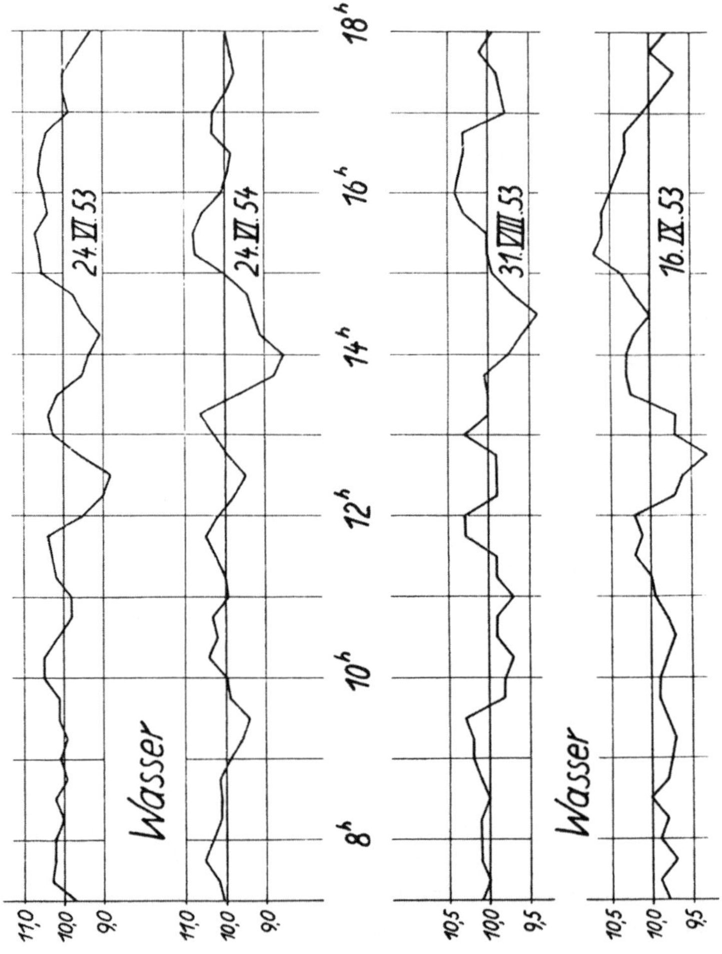
11,0
10,0
9,0
24.VI.53
11,0
10,0
9,0
24.VI.54
Wasser
10,5
10,0
9,5
31.VIII.53
10,5
10,0
9,5
16.IX.53
Wasser
8h
10h
12h
14h
16h
18h

der Halmlängen bzw. Gewichte der jeweiligen Versuchsreihe zugrunde gelegt. Auf diesen Wert = 10 wurden die Einzelwerte umgerechnet.

Kurventafel I vermittelt anhand von vier Kurven einen Eindruck des Tagesverlaufes. Zu gleichen Zeitpunkten angestellte Versuche, jedoch in verschiedenen Jahren, lassen im allgemeinen eine gute Übereinstimmung der Kurvenzüge erkennen. Als Beispiele bringen wir die Tagesverläufe von Johanni 1953 und 1954, die sich deutlich in ihren charakteristischen Rhythmen übereinstimmend zeigen. Zwei weniger stark schwingende und deshalb in überhöhtem Maßstabe aufgetragene Kurven mögen die Variation zwischen verschiedenen Tagen zum Ausdruck bringen. Auch sie lassen bei näherer Betrachtung den Typus sichtbar werden, welcher bei Zusammenfassung vieler Einzelkurven noch klarer zum Vorschein kommt. Um den charakteristischen Verlauf mit der nötigen Deutlichkeit zu veranschaulichen, wurde bei der Auftragung ein einfaches bekanntes Glättungsverfahren angewandt, nach welchem je drei aufeinander folgende Kurvenpunkte zusammengefasst und ihr Durchschnittswert über dem mittleren derselben aufgetragen wird.

Kurventafel II veranschaulicht den Typus, der sich aus der Zusammenfassung von bereits zwölf Einzelkurven ergibt (dritte Kurve von oben). Ein Teil des vorliegenden Versuchsmaterials wurde in zwei gleiche Teile geteilt und je sechs Tageskurven zusammengefasst. Sie sind in der Tafel mit I und II bezeichnet. Selbstverständlich kann der Typus um so deutlicher in Erscheinung treten, je mehr Einzelkurven zusammengefasst werden; doch zeigt sich bereits an den zwei oberen auf Tafel II mitgeteilten Kurven, dass sie dem Durchschnitt aus zwölf Einzelkurven schon deutlich nahe liegen, und jede für sich den charakteristischen Lauf zum Ausdruck bringt. Der untere Teil von Tafel II gibt noch einmal das Resultat der Zusammenfassung derselben zwölf Tageskurven, zusammen mit dem Typus der Nachtkurven (Linie 10 stellt die Bezugslinie für die Nachtkurve dar; die Bezugslinie der Tageskurve deckt sich mit der Linie 9,5).

Mit diesem Befund steht aber die Frage nach der Sensibilisierung des Wassers gegenüber dem kosmischen Umkreis noch offen. Hat

TAFEL II

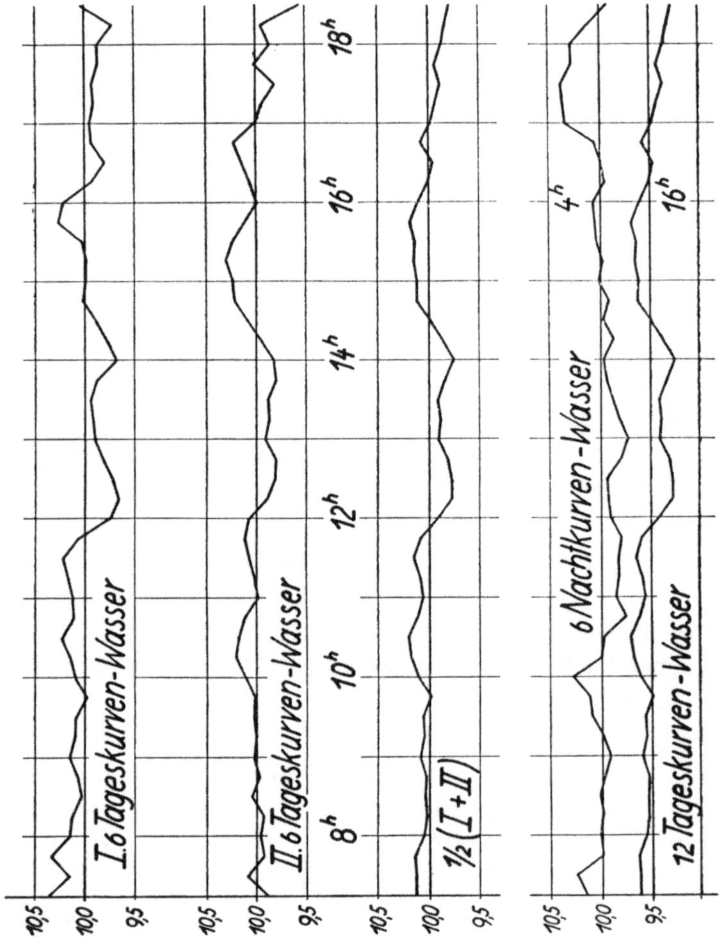

I. 6 Tageskurven-Wasser
II. 6 Tageskurven-Wasser
½ (I + II)
6 Nachtkurven-Wasser
12 Tageskurven-Wasser
8h
10h
12h
14h
16h
18h
4h
16h
10,5
10,0
9,5

man es bei diesen Kurven mit den während des Tages differenziert einstrahlenden kosmischen Universalkräften zu tun oder vielleicht mit dem Tagesrhythmus der Kräfteorganisation des Ätherleibes der Erde selber, welcher so vielen biologischen und physikalisch-chemischen Tagesrhythmen als «das große, unbekannte Agens» zugrunde liegt? In umfassender Weise wurden solche Rhythmen als Ausdruck einer übersinnlich wirkenden Kräfteleiblichkeit der Erde von *Guenther Wachsmuth* dargestellt, auf deren Studium im Zusammenhang mit unserer Frage verwiesen sei.[118–120]

In weiteren Untersuchungen wurden dieselben Experimente an ausgewählten Tagen, z.B. solchen mit bestimmten, in den astronomischen Jahrbüchern verzeichneten Himmelsereignissen, durchgeführt. Es hat sich dabei gezeigt, wie wichtig es ist, die Normal-Tageskurve zu kennen, um etwaige starke Veränderungen in dieser während des Eintritts von Konstellationen als reale Effekte bestimmen zu können. (Sie wurde gerade im Hinblick auf eine sichere Basis mit einem noch viel umfassenderen Versuchsaufwand als hier mitgeteilt bestimmt.[77a])

Wenn auch in unserer Frage ein unermessliches Forschungsprogramm noch wartet, so kann doch jetzt schon mitgeteilt werden, dass bei gewissen charakteristischen Konstellationen, insbesondere bei Stationär-Stellungen und Konjunktionen einzelner Planeten, die Ausschläge der Normal-Tageskurve verstärkt werden und auch Verschiebungen der Kurve als Ganzes bzw. örtliche Dehnungen und Schrumpfungen auftreten können. In den meisten Fällen konnte festgestellt werden, dass sich auch die «Konstellationskurve» an die Normalkurve in Bezug auf den Allgemeinverlauf anlehnt; z.B. in der Art, dass ein in der Tageskurve vorhandenes Minimum, das der Konstellation zeitlich nahe liegt, stark vertieft wird.

Bestimmte Himmelsereignisse werden also im irdischen Element des Wassers aufgenommen. Als ein naheliegendes Beispiel geben wir die Resultate eines Schüttelversuches mit Wasser während der Sonnenfinsternis am 30. Juni 1954 (Tafel III). Es sind gegenübergestellt: die ungeglätteten Kurven vom 24. Juni und 30. Juni; schräge Linien verbinden zusammengehörige Punkte. Ein starkes Ausschlagen bei

TAFEL III

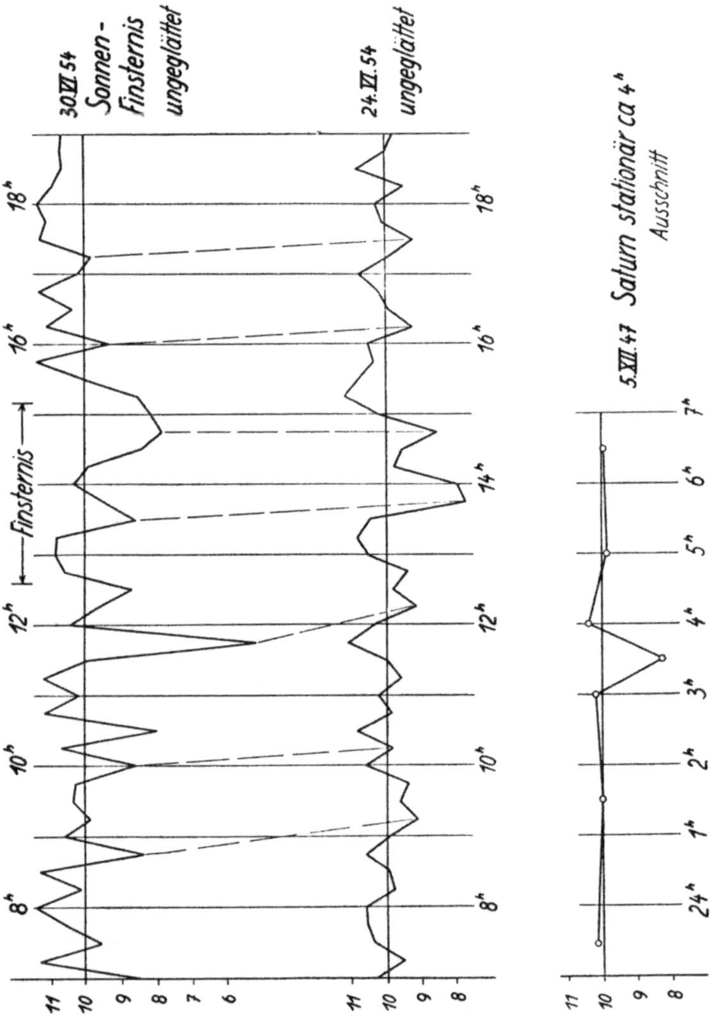

30.VI.54
Sonnen-
Finsternis
ungeglättet
24.VI.54
ungeglättet
Finsternis
5.XII.47 Saturn stationär ca 4h
Ausschnitt

TAFEL IV

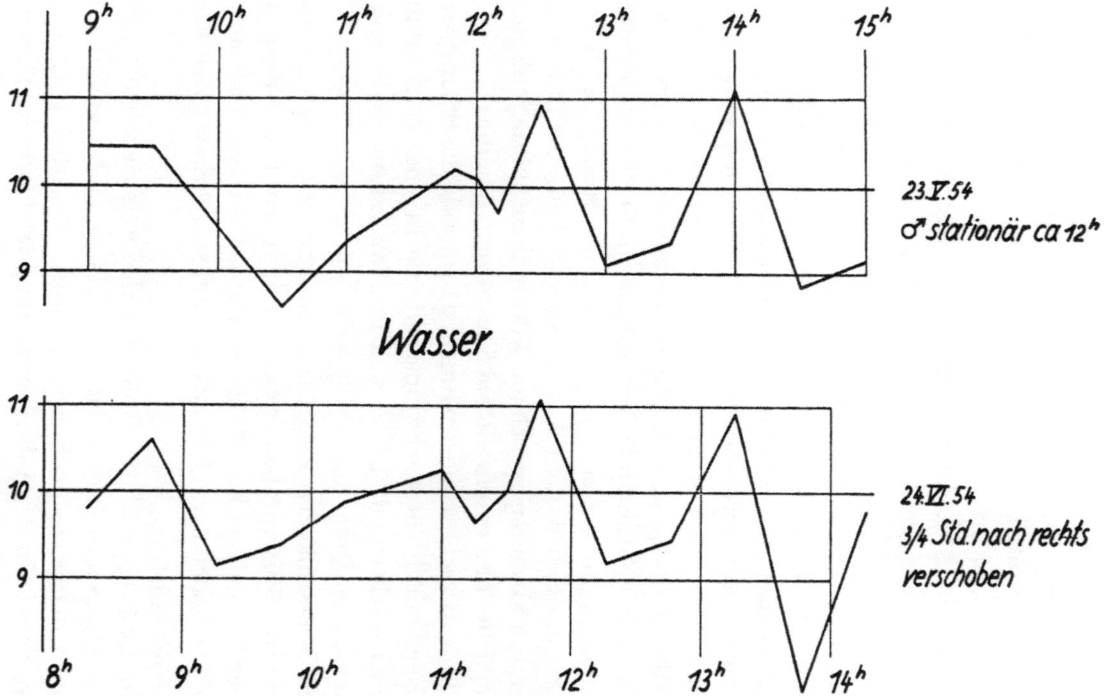

9h 10h 11h 12h 13h 14h 15h
11
10
9
23.V.54
♂ stationär ca 12h
Wasser
11
10
9
24.VI.54
3/4 Std. nach rechts
verschoben
8h 9h 10h 11h 12h 13h 14h

der Sonnenfinsternis-Kurve und ein stark vertieftes Vorminimum sind unverkennbar. Entsprechendes konnte bei mehreren Finsternissen seit 1947 gefunden werden.

Wer Gelegenheit hat, viel mit solchen Kurvenzügen zu arbeiten, wird zu der Anschauung einer konkreten *Zeitstruktur* geführt, die keineswegs Ausdruck eines quantitativ monotonen Ablaufes im Sinne des Uhrzeigers ist, vielmehr innere Qualitäten kundgibt: Konzentrationen, Dehnungen und Wiederzusammenziehungen an den verschiedenen Stellen des Zeitenstromes. Diese Struktur wird zwar offenkundig von dem Verhältnis von Erde zu Sonne und Mond geordnet, aber dann auch von der «Sprache des Sternenganges» modifiziert. Ein Zeitorganismus wird anschaubar, vergleichbar dem einer Pflanze, welcher in rhythmisch wiederholten Ausdehnungen und Zusammenziehungen, wie wir oben darstellten, den Kosmos nachahmt. In die Zeitenrhythmen finden sich eingelagert rhythmisch wiederkehrende Planetenschleifen, Stillstände, Verzögerungen, Beschleunigungen, welche gleichsam ihre Wellen hereinwerfen in das irdische Geschehen, in das Element des bewegten Wassers; sie sprechen – wenn man will – als das vom Kosmos gesprochene Wort in diese Substanz als in ein empfängliches und empfindliches Sinnesorgan hinein.

Es wird nicht wundernehmen, dass gerade die Pflanze, welche ihrerseits mit ihrem Wachstumsrhythmus in jener Zeitstruktur eingebettet wächst und aus ihr sich ihre Wachstums-Bildeimpulse holt, auch *das geeignete Reagens* darstellt, solche vom Wasser aufgefangenen Wirksamkeiten sichtbar zu machen. Selbst nach Monaten erst benutzte Wasserproben erwiesen sich diesem feinen Reagens gegenüber noch als wirksam. Man ist sozusagen in der Lage, imponderable Qualitäten darin festzuhalten und zu gegebener Zeit wieder hervorzuholen.

Auf die Frage nach der Rolle des Mediums zwischen Himmel und Erde glauben wir hiermit eine erste bestätigende Antwort gegeben zu haben, der gewiss noch viel experimentelle Arbeit wird folgen müssen. So wie in der Substanzwerdung das *Leben* die Himmelskräfte empfängt und nach unten die Stoffe entlässt, ist es im Potenzieren das *Medium* des Wassers, welches als solches den Bezug zum Kosmos aufnimmt, auf der andern Seite aber sich der Erde hingibt. In Strömen auf der Erde fließend, öffnet es in sich die Fenster nach dem Kosmos, nimmt die einstrahlenden Universalkräfte auf und vermittelt sie der Erde und ihren Geschöpfen.

In Tafel III unten geben wir das Resultat eines entsprechenden Schüttelversuches aus dem Jahre 1947 während eines Saturn-Stillstandes. – Bei Beginn oder Ende der Schleifenbildung eines Planeten geht seine Bewegung in eine entgegengesetzte über. Der Planet bleibt bei diesem Richtungswechsel für den Augenschein eine gewisse kurze Zeitspanne hindurch unter den Fixsternen stehen. – Bei dem erwähnten Versuche wurden die einzelnen Schüttelungen in den Bereich einer solchen Bewegungsumkehr gelegt. Neben einer Eintiefung der Kurve um den Zeitpunkt des Stillstandes erscheint uns vor allem wichtig, dass die sonst aufsteigende Tendenz der Nachtkurve zwischen drei und vier Uhr (siehe Tafel II) an dieser Stelle unterbrochen wird.

Wiederholt konnte beobachtet werden, dass das starke Morgenmaximum der Tageskurve zwischen fünf und sechs Uhr durch eine dort stattfindende charakteristische Planetenkonstellation entweder geschmälert oder auch ganz abgebaut wird.

Als Beispiel der Verschiebung einer Kurve geben wir auf Tafel IV das Ergebnis eines Versuchs während des Mars-Stillstandes am 23. Mai 1954. Die einzelnen Schüttelungen wurden hier nicht viertelstündlich durchgeführt und deshalb bei der zum Vergleich herangezogenen Tageskurve vom 24. Juni 1954 nur die der Konstellationskurve entsprechenden Zeitpunkte verbunden. Die beiden Kurven zeigen Übereinstimmung, erweisen sich jedoch in der Zeit um 45 Minuten gegeneinander verschoben. – Es soll nicht unerwähnt bleiben, dass bereits in mehreren Fällen von Mars-Stillständen entsprechende Verschiebungen beobachtet werden konnten, jedoch keineswegs auf diesen Planeten beschränkt bleiben!

Mit unseren Darstellungen sind wir so weit vorgeschritten, dass nunmehr die Rolle der eigentlichen zu potenzierenden Substanz selbst behandelt werden kann, des «Stoffes» also, welcher bisher in nahezu allen Abhandlungen über das Potenzproblem an den Anfang gestellt und darüber die Rolle des Mediums und der in ihm sich abspielenden Vorgänge vergessen wurden. Das Potenzproblem ist aber – wie immer deutlicher wird – kein solches der Substanz allein, sondern notwendig mit der Frage nach steuernden, energetisch nicht fassbaren Kräften verbunden.

Die potenzierte Substanz

In einem vorangehenden Abschnitt wurde hingewiesen auf die Entwicklung der anorganischen Stoffeswelt durch verschiedene Verkörperungen des Erdplaneten und auf Lebenszustände, die in ihren Rhythmen stets mit dem Kosmos zusammenschwingen, bis zu ihrer endlichen Verdichtung. Wir konnten in den Lebensvorgängen jenes zwischen Kosmos und Erde vermittelnde Element erblicken, welchem im Potenzier-Vorgang als einem von der Erde zum Kosmos verlaufenden das bewegliche Wasserelement entspricht. Es ist gleichsam der neutrale «Ackerboden», der – im rhythmischen Potenziervorgang umgepflügt – dem Gange des Sternenhimmels über ihm empfänglich geöffnet wird. In diesen Ackerboden fällt nun die spezifische Saat, welche ihn in ihre Bildekräfteleiblichkeit aufnimmt und umprägt. Ganz bestimmte Weltenrhythmen – so wurde gesagt – sucht sich jede Pflanzenart aus dem Chor des rhythmisch sich vollziehenden Sternenlaufes heraus und verdichtet sie in verkürzter Raffung des Zeitvorgangs in die irdische Gestalt und Stofflichkeit.

Jeder Stoff, auch der anorganische, muss in oben gemeintem Sinne als Ausdruck spezifischer Bildekräfte-Kompositionen angesehen werden, welche ihn in Zusammenhang mit ganz bestimmten Universalkräften, oder mit anderen Worten, mit einem bestimmten Zusammenwirken von Sternenkräften erkennen lassen. So darf er vergleichsweise als der «Same» angeschaut werden, welcher, in das dem Kosmos geöffnete Medium gelegt, den Bezug zu ganz bestimmten Sternenkräften aufnimmt, sich mit ihrer Hilfe seinen «Ackerboden» unterwirft und ihm ganz bestimmte *Kräftekonfigurationen* einprägt.

Das dem ganzen Kosmos geöffnete Medium erhält jetzt einen Bezug zu konkreten, durch den Substanzzusatz ausgewählten Himmelsrichtungen. Es selbst gleicht dem allgemeinen «Himmelsgewässer». Mit einem Zusatz eines Eisensalzes z.B. erhält es jedoch sofort Bezug gerade zu jenen Universalkräften, welchen eben das Eisen seine Entstehung verdankt. Sie bekommen durch das aufgeschlossene Medium nunmehr den Zugang zu ihm. Im Mikrokosmos des Potenzmediums fährt nun, bildhaft gesprochen, ein kleines Marsschiff über das allgemeine Himmelsgewässer und zeichnet die Spur seiner rhythmischen Bahnen, seiner Schleifenbildungen, seiner Verzögerungen und Beschleunigungen hinein. Mit den groben Mitteln der Physik und Chemie wird man freilich eine Veränderung des geschüttelten Mediums nicht feststellen können, so wenig wir einem soeben aus dem Konzert kommenden Menschen ansehen, wie die Musik verwandelnd an ihm gewirkt und ihn mit Harmonien durchklungen hat; sie wird ihn mit einer anderen Lebens-Gestaltungskraft in den Alltag zurückkehren lassen und in seine Umgebung harmonisierend hineinstrahlen. Er wird uns für leibliche Augen noch immer als der bekannte Berufskollege M. erscheinen.

Wir verdanken *Rudolf Steiner* den Hinweis, dass der im flüssigen Medium gelöste Stoff in Verbindung mit dem Sternenumkreis kommt.[92] Schon vor Jahrzehnten wurde dafür die experimentelle Bestätigung gegeben durch die empfindlichen kapillar-dynamischen Untersuchungen *Lili Koliskos*, veröffentlicht in der Schriftenreihe «Sternenwirken in Erdenstoffen»[35]. In zahlreichen eigenen Versuchsreihen nach der Methode Lili Koliskos konnte deren Stichhaltigkeit bestätigt werden.[73, Anm. E] Die Veröffentlichung einer solchen Reihe findet sich u.a. mit entsprechenden Abbildungen auch in dem Buche «Sieben Metalle» von *Wilhelm Pelikan*[55]; dort sind auch die von *Lili Kolisko* experimentell bestätigten Planeten-Zuordnungen der Metalle ausführlich besprochen.

Was also im Verdünnungsmedium von Potenzstufe zu Potenzstufe weitergegeben wird, sind *Kräfte*, genauer: das Medium prägende Kräfte – *Rudolf Steiner* sprach in einem Vortrag vom 31.3.1920[96] davon, wie im Potenzierprozess das Medium «eine andere Konfiguration» bekommt – ebenso wie in den Samen der Pflanze eine Fähigkeit, nämlich, bestimmte Gestalt hervorzubringen, von Generation zu Generation weitergegeben wird. Angesichts der Generationenfolge einer Pflanze wird man gewiss nicht auf den Gedanken kommen, ihr nach einer Stufenfolge von 23 Generationen die weitere Fortpflanzungskraft absprechen zu wollen, obwohl kein «Atom» des ursprünglichen Samenkorns in dem neuen, also nach 23 Generationen herabfallenden Samen zu finden sein wird. In der Natur der Sache liegt es begründet, dass mit der stereotyp auftretenden Vorstellung von Atomgrenzen bei der Loschmidt'schen Zahl die Wirksamkeit von Hochpotenzen nicht zu treffen ist. Die Loschmidt'sche Zahl ist gewiss eine Schwelle, aber auch eine solche, die das menschliche Erkenntnisvermögen wird überschreiten müssen. – Es sei an dieser Stelle besonders betont, dass wir die Hauptaufgabe der Potenzforschung nicht in dem Nachweis der Wirksamkeit hoher Potenzstufen erblicken, vielmehr in der Bildung von Begriffen, adäquat diesem Gebiet der Erfahrungs-Tatsachen.

Im Anschluss an das bis hierher Dargestellte sei noch kurz auf die Frage nach dem oft verwendeten Medium Milchzucker eingegangen. [Anm. F] Gilt auch von ihm Entsprechendes wie für die flüssigen Medien, als deren Repräsentant das Wasser geschildert wurde? Es lässt sich in der Tat zeigen, dass wesentliche Merkmale des Potenzier-Vorganges im flüssigen Element auch für die Verreibungen im Milchzucker gelten: eine innige Durchmischung und Berührung aller Teile untereinander, starke Oberflächenentwicklungen und Grenzflächenvorgänge, die denen in flüssigen Medien vergleichsweise an die Seite gestellt werden können. Durch starke gegenseitige Reibung solcher Grenzflächen aneinander kann es zu Austausch- und Diffusionsvorgängen kommen, die sich analog zu denen in Flüssigkeiten verhalten und zu Struktur-Änderungen im Medium führen.[15] Eine Mitteilung der Arzneikräfte an das Medium Milchzucker und eine entsprechende Veränderung desselben ist nicht zu bezweifeln. (Von der strömungsphysikalischen Seite her gesehen lassen sich die Bewegungsvorgänge in Pulvern und Stauben auf Grund «potenzialtheoretischer» Erwägungen ebenso mathematisch behandeln wie jene der Flüssigkeitsbewegungen.) Wer selbst Verreibungen herstellt, wird es diesem Vorgang angemessen finden, die Drehbewegung des Pistilles im Zentrum der Schale zu beschleunigen und sie in der Peripherie zu verlangsamen, was der Verfasser von verschiedener Seite bestätigt fand. Es stellt sich auch hier das dem Flüssigen angemessene Verhalten bei drehenden Bewegungen ein. Von Bedeutung bei der Verreibung ist auch das «Hinauseilen» der beigegebenen Substanz in die drehenden Oberflächenschichten, an denen sie mit den einstrahlenden und selektiv ausgesuchten Universalkräften sich begegnet.

Zwischen dem Flüssigen und Festen gibt es den Zustand zähflüssiger Schmelzen, welcher geeignet ist, auch auf das Potenzieren Licht zu werfen. Bei der Herstellung hochwertiger optischer Gläser kommt alles auf höchste Läuterung der Schmelze an, handelt es sich doch darum, dass die Glasmaterie sich dem Lichte unterwirft und auf jede innere Differenzierung ihrer selbst verzichtet. In dem in rhythmischen Wiederholungen vollzogenen Läuterungsvorgang der Schmelze wird das Glas auf diese hohe Stufe gebracht, auf der es dem einstrahlenden Licht gewissermaßen in selbstloser Weise entgegentreten kann. In langen, wiederholten Rührvorgängen verteilen sich die Bestandteile der Glasschmelze zu einer gleichmäßigen, also homogenen Masse. In feinste, aneinander vorbei gleitende Schichten, entlang denen nach und nach alles mit allem sich berührt, wird die Schmelze aufgegliedert. Von osmotischen und Diffusionsvorgängen, sowie einem lebhaften Spiel von Oberflächenspannungen ist dieses Ausziehen und Strecken der zähen Glasschmelze zu hauchdünnen Häuten begleitet: eine Läuterung der Substanz durch den Menschen als zu einer dem Lichte geöffneten, wie sie die Natur sonst nur bei den edelsten Steinen hervorbringt.[31]

Versuchsergebnisse mit potenziertem Eisensulfat

Unter bewusstem Verzicht auf die Prüfung einer Vielzahl von Substanzen widmeten wir uns etwa ein Jahr der Erforschung von Eisensulfat-Potenzkurven. Es sollte Klarheit geschaffen werden, ob und unter welchen Bedingungen eine gewisse Reproduzierbarkeit solcher Kurven zu erreichen ist. Da die Wasserversuche allein bereits einen tageszeitlichen Einfluss erkennen ließen, war von vornherein nicht sicher, ob sich ein solcher nicht auch bei der Gewinnung von Potenzkurven geltend machen würde. Es wurde deshalb das Versuchsprogramm so aufgeteilt, dass die Potenzkurven nicht nur am Vormittag, sondern zum Teil auch am Nachmittag aufgenommen wurden. Die Schüttelungen der Potenz-Stufen wurden hierbei stets exakt mit der Zeit gekoppelt in dem Sinne, dass, wie bei den beschriebenen Wasserversuchen, jede Viertelstunde eine Potenz hergestellt wurde, beginnend um sieben Uhr mit D1, endend um 14.15 Uhr mit D30 (Mehrglasmethode). Entsprechend die nachmittags hergestellten Potenzen. Als Ausgangssubstanz diente eine Lösung von Eisensulfat in der Verdünnung von 1:100, in Anlehnung an die Untersuchungen von *Lili Kolisko*. Die Weizenkörner wurden wieder – wie bei den Versuchen mit Wasser – in Porzellanschalen in den Potenzlösungen zum Vorkeimen gebracht und nach etwa zwei Tagen die gleichartig gekeimten in ungechlortes Brunnenwasser übertragen. Auf eigens dazu hergestellten Einsätzen aus Plexiglas[69] lagen je Gefäß 30 Körner in entsprechend vorgesehenen Rillen in gleichmäßigen Abständen, mit gleicher Orientierung und unter gleichen äußeren Bedingungen (Licht, Temperatur). Nach etwa acht Tagen waren die Halme der Pflanzen so lang, dass sie gemessen und die Durchschnitts-Wachstumslängen für jedes Gefäß bestimmt werden konnten. Die ganz entsprechend den Wasserkurven zugrunde gelegten Auswertemethoden einer Drei-Stufen-Glättung wurden auch hier angewandt. Als Bezugsbasis diente auch hier der Gesamtdurchschnitt aller Halmlängen bzw. Gewichte einer Versuchsreihe.

Nachdem eine Anzahl von 28 Eisensulfat-Potenzkurven ausgewertet vorlag, hatte man zunächst das Bild einer unbestreitbaren Variabilität der Einzelkurven. Viele hoben sich voneinander deutlich ab, andere wieder zeigten auffallende Übereinstimmungen im Sinne eines sich durchsetzenden Typus. Indem nun eine von diesen letzteren herausgegriffen und als Maßstab an alle übrigen angelegt wurde, ergab es sich, dass zehn der 28 Kurven in einer wenig guten Übereinstimmung mit der «Normalkurve» standen. Sie wurden zunächst für die weitere Verwertung ausgeschieden, ohne diese Kurven aber etwa aus dem Auge zu verlieren. Die nunmehr verbleibenden 18 Kurven setzten sich aus 13 Vormittags- und fünf Nachmittagskurven in oben beschriebenem Sinne zusammen. In Tafel V ist bereits zu erkennen, dass der Verlauf in Bezug auf seine Gesamttendenz sich unabhängig von der Tageszeit erweist. Aus beiden lässt sich eine neue Kurve bilden, welche im folgenden als Typus für Vergleiche zugrunde liegen soll.

Wie verhält es sich nun mit jenen zehn ausgeschiedenen Potenzkurven? Welches war die Ursache ihres so merkwürdigen Herausfallens? Eine Aufstellung ihrer Zeitpunkte, also jener Tage, an welchen die betreffenden Eisensulfat-Potenzen hergestellt wurden, brachte die Antwort. Es waren ausnahmslos Tage mit ausgesprochenen Mars-Konstellationen: Mars in Konjunktion mit Mond und andere charakteristische Stellungen. Es wurden sodann die zehn Kurvenzüge ihrerseits zusammengefasst, wobei sich herausstellte, dass auch hier der schon bekannte Typus zum Vorschein kam, jedoch mit einer merklichen Verschiebung der Kurve als ganzer in der Richtung zu niederen Potenzen. Es begegnet uns hier also wieder dasselbe Verschiebungs-Phänomen, welches bei den «Wasserkurven» allein schon gefunden wurde, jedoch mit einer entschiedenen Orientierung nach Mars-Konstellationen. In Tafel V wurde über die «Konstellationskurve» – wie sie kurz genannt sei – auch die Normalkurve der konstellationsfreien Tage in entsprechender Lage gezeichnet. Wir kommen also zu dem notwendigen Schluss, dass nicht allein das Medium selbst, sondern auch die Potenz unter dem Einfluss des Umkreis-Geschehens steht, nur jetzt in *spezifischer* Weise, in unserem vorliegenden Falle mit der «Wirkenssphäre» des Mars, welchem das Eisen zuzuordnen ist.[55]

Des weiteren wurde das Material der 18 Potenzkurven in zwei gleiche Teile geteilt, um zu prüfen, ob der sogenannte Typus sich in beiden Fällen ergeben würde und damit als Realität angesprochen werden kann. Diese Frage darf ebenso wie bei der Aufteilung in Vormittags- und Nachmittagskurven nunmehr bejaht werden. Es zeigt sich in Tafel VI wieder eine hinreichende Übereinstimmung in den Verläufen der beiden Potenzkurven.

Aus Kurventafel VII kann ersehen werden, dass die oft geäußerte Meinung, das Potenzieren oberhalb der Loschmidt'schen Zahl sei

TAFEL V

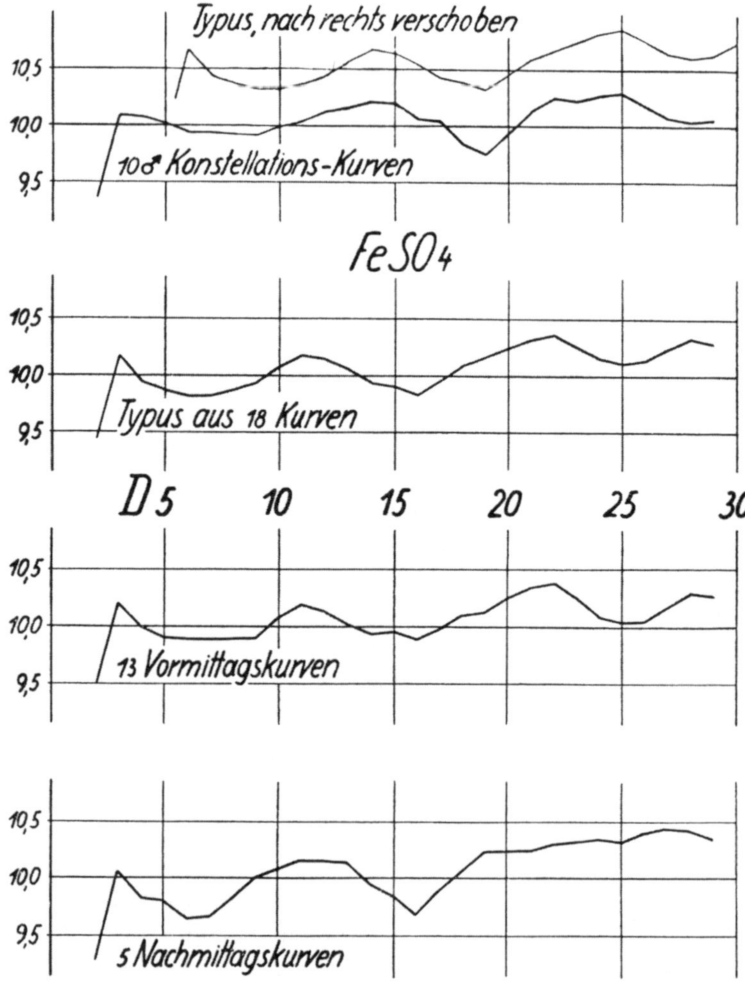

Typus, nach rechts verschoben
10,5
10,0
9,5
10♂ Konstellations-Kurven
FeSO4
10,5
10,0
9,5
Typus aus 18 Kurven
D 5
10
15
20
25
30
10,5
10,0
9,5
13 Vormittagskurven
10,5
10,0
9,5
5 Nachmittagskurven

TAFEL VI

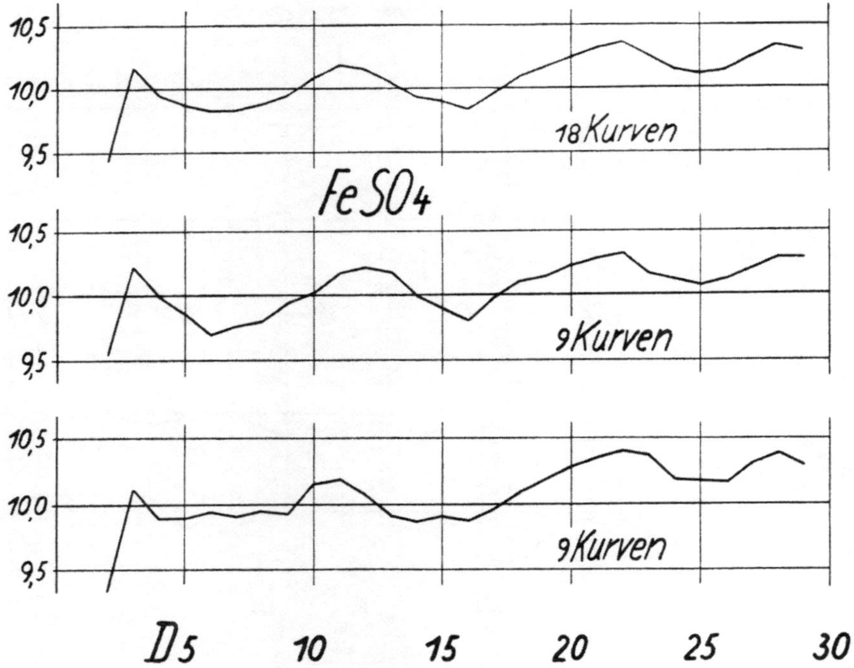

TAFEL VII

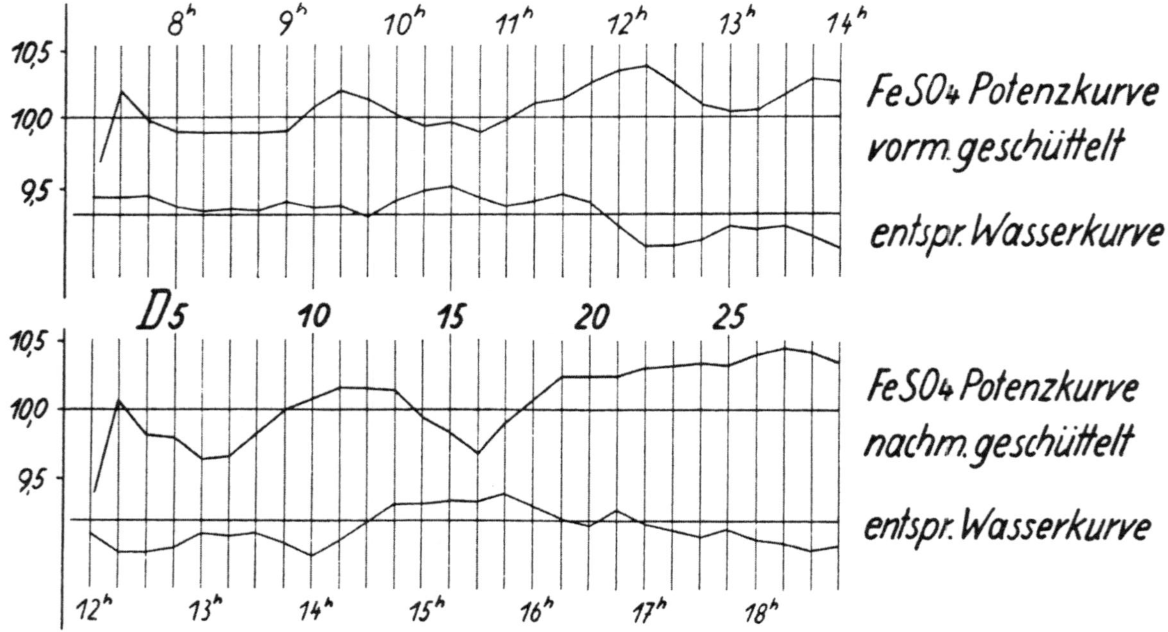
8h
9h
10h
11h
12h
13h
14h
10,5
10,0
9,5
FeSO4 Potenzkurve
vorm. geschüttelt
entspr. Wasserkurve
D5
10
15
20
25
10,5
10,0
9,5
FeSO4 Potenzkurve
nachm. geschüttelt
entspr. Wasserkurve
12h
13h
14h
15h
16h
17h
18h

TAFEL VIII

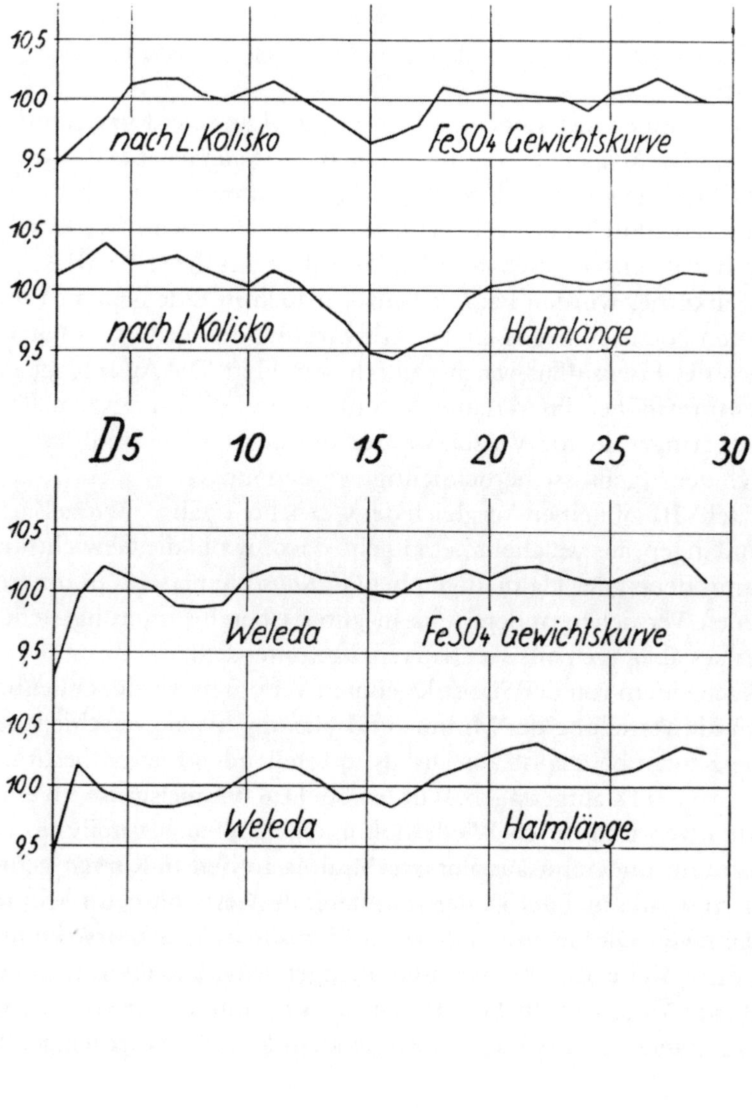

10,5
10,0
9,5
nach L. Kolisko
FeSO4 Gewichtskurve
10,5
10,0
9,5
nach L. Kolisko
Halmlänge
D5
10
15
20
25
30
10,5
10,0
9,5
Weleda
FeSO4 Gewichtskurve
10,5
10,0
9,5
Weleda
Halmlänge

nur Schütteln von Wasser, wirklich nicht zutrifft und einer experimentellen Prüfung nicht standhält. Die zusammengefassten Typen der Potenzkurven und jene der zugehörigen Wasserkurven (welche beide durch die Versuchsanordnung absichtlich zeitlich gekoppelt wurden) auf Tafel VII lassen deutlich den andersartigen Charakter der Potenzkurven gegenüber den Wasserkurven gerade auch in dem Gebiet zwischen D23 und D30, also jenseits der «Atomgrenze», erkennen.

Wir kommen nunmehr zu einem Vergleich unserer Kurven mit jenen von *Lili Kolisko* ab 1923 mitgeteilten[36,37]. *Kolisko* hat Halmlängen und Gewichte von fünf Eisensulfat-Potenzreihen teils durch Kurven allein, teils durch beigegebene Tabellen veröffentlicht. Die Herstellung der Potenzen geschah in beiden Fällen auf die selbe Weise, die Weizenkörner wurden bei *Lili Kolisko* jedoch in Erde gepflanzt und mit den Potenzen begossen. Die Giftwirkung der niedersten Potenzstufen des Eisensulfats war hierdurch gemildert. Die Ausschläge der Wachstumshöhen im Verlaufe der Kurven sind erfahrungsgemäß für Erde geringer als für Wasser, was für die Beurteilung und den Vergleich der Ergebnisse berücksichtigt werden muss.

Tafel VIII gibt einen Vergleich der Gewichte (Halm + Wurzel) und Halmlängen, aus welchem hervorgeht, dass sowohl die Gewichtskurven mit denen der Halmlängen bei *Lili Kolisko* einerseits, in unseren eigenen Versuchen andererseits in guter Übereinstimmung stehen, überdies aber auch alle vier Kurvenzüge unter sich.

Nach einem von der Statistik geübten Verfahren wurde schließlich noch die Verteilung der Minima und Maxima für die verschiedenen Potenzstufen bei den 18 zur Diskussion stehenden Kurven bestimmt und in Tafel IX aufgetragen. Wurden bei D16 beispielsweise (in einer qualitativen und durch Wiederholung bestätigten Beurteilung) ein Maximum und zehn ausgeprägte Minima in den 18 Kurven gefunden, so wurde in Tafel IX der resultierende Wert von neun Minima eingetragen. Die Gesamttendenz der Eisensulfat-Potenzkurve kommt auf diese Weise als eine Art zusammengefassten Extraktes noch einmal zum Vorschein. In Tafel IX wurde nun (unten) jene von *Lili Kolisko* mitgeteilte Kurve in entsprechendem Maßstab eingetragen. Be-

TAFEL IX

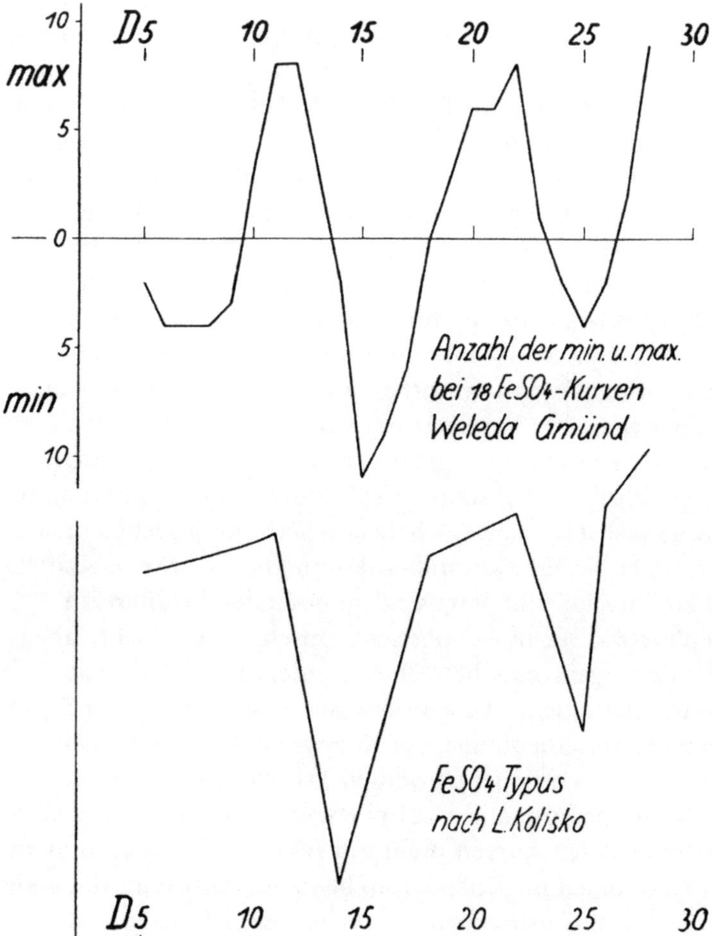
10
max
5
0
5
min
10
D5
10
15
20
25
30
Anzahl der min. u. max.
bei 18 FeSO4-Kurven
Weleda Gmünd
FeSO4 Typus
nach L. Kolisko
D5
10
15
20
25
30

denkt man, dass die Wachstumsversuche von *Lili Kolisko* in Erde, von uns dagegen in Flüssigkeit durchgeführt worden sind, so darf von einer guten Übereinstimmung gesprochen werden.

Die Versuchsergebnisse *zusammenfassend* kann also gesagt werden, dass die Potenzkurven ein für die verwendete Substanz charakteristisches Bild darstellen, das sich als reproduzierbar erweist, wenn nur eine genügend große Anzahl von Potenzkurven zusammengefasst wird; die Variationen der Einzelkurven heben sich dann nicht auf, sondern ergeben ein deutliches Bild der Wesensart der verwendeten Substanz. Dies gilt sowohl für die von *Lili Kolisko* gefundenen Ergebnisse als für die hier mitgeteilten, welche in jeder Beziehung sich in eindeutiger Reproduzierbarkeit gegenseitig bestätigt haben.

Die Versuche verlangen gegenüber dem sonst üblichen Versuchsbetrieb insofern allerdings eine Präzisierung, als in ihnen auch Faktoren des kosmischen Umkreises mit einzubeziehen sind. Dass die Substanz im gelösten und insbesondere potenzierten Zustand Wirkensfeld kosmischer Vorgänge ist, wird nicht nur durch das Gesamtbild unserer Darstellung, sondern auch durch die Experimente selbst bestätigt. Wird die Substanz (Eisen) durch das Wassermedium mit dem *ganzen* kosmischen Geschehen in Verbindung gebracht, so sucht sie ihrerseits die ihr verwandten kosmischen Universal-Kräftebereiche (Mars) heraus und prägt sie dem neutralen Medium ein.

Die Potenzkurve muss angesichts unserer Experimente aber auch als ein Zeitorganismus betrachtet werden, in den die Substanz als in ein überräumliches Daseins-Niveau aufgenommen wird. (Anders können die Verschiebungen der Kurven bei Konstellationen unseres Erachtens gar nicht gedeutet werden. Da solche Verschiebungen auch beim Wassermedium allein auftraten, kann es sich bei den Verschiebungen der Potenzkurven nicht um reine Stoffeffekte, sondern um Kraftentfaltungen im Zeitenstrom handeln, freilich in Abhängigkeit von spezifischen kosmischen Geschehnissen, z.B. Eisen – Mars.)

Von hier aus ergibt sich auch ein weiterer experimentell begründeter Zugang zu einer Aussage *Rudolf Steiners*, welche er im Hinblick auf die Arbeiten *Lili Koliskos* gegeben hat: «Man wird in der Zukunft, wenn man diese Forschungsresultate in der richtigen Weise würdigen wird, nicht mehr bloß auf dem Wege des Messens, des Wägens, also bloß auf atomistische Weise die Naturgesetze suchen, sondern man wird erkennen, wie in aller Materie sich schon ein Rhythmus zeigt (vgl. Rhythmus der Minima und Maxima der Potenzkurven, Ref.), wie daher in dem Rhythmus des Naturgeschehens sich abdrückt der Rhythmus des Kosmos.»[101] Da die Natur in den dahinfließenden Gewässern, in den Heilquellen und in der Brandung des Meeres einen ununterbrochenen Potenzierungs-Prozess vollzieht, mit gleichzeitiger Einprägung kosmischer Entitäten, eröffnet sich hier ein neuartiger Zugang zu deren viel gerühmten Heilwirkungen.

Der oft gemachte Einwand, dass in starken Verdünnungen nur noch Wasser geschüttelt werde und deshalb von einer *spezifischen* Wirkung nicht mehr die Rede sein könne, erweist sich durch die mitgeteilten Experimente als ein durchaus irrtümlicher. Die Kurven zeigen auch bei hohen Verdünnungen zwischen D20 und D30 keineswegs den Typus der gleichzeitig hergestellten Wasserkurve, sowohl im Einzelexperiment als auch bei der Zusammenfassung einer großen Anzahl von solchen. Die erhaltenen Versuchsergebnisse bestätigen gerade dadurch auch die vorangegangenen Erwägungen, dass in dem Potenz-Problem vor allem ein solches eines spezifischen Kräftewirkens und nicht nur etwa des ponderablen Stoffes vorliegt.

Von der Sprache der Potenzkurven

Wenn man den Blick auf kurvenmäßige Darstellungen von Versuchsergebnissen fallen lässt, so wird sich daran im allgemeinen kein Erlebnis entzünden, das man mit dem, angesichts eines eindrucksvollen Naturbildes sich ergebenden, etwa einer farbenfrohen Landschaft, vergleichen könnte. Die Temperaturkurve über den Jahreslauf etwa berührt uns wenig gegenüber dem unmittelbaren Erleben der Sommerschwüle mit Wolkentürmen und Gewittern, sie lässt uns nicht erschauern mit der alles erstarren machenden Kälte einer sternenklaren Winternacht. So ist es die Frage nach dem Qualitativen, welche uns auch aus den Potenzkurven entgegentritt, welche fordert, dass man sich in noch anderer Weise als nur der quantitativen mit solchen Experimental-Ergebnissen auseinandersetzt. Wir möchten deshalb wenigstens tastend versuchen, etwas von ihrem zunächst verborgenen Antlitz sichtbar werden zu lassen.

In einem früheren Kapitel wurden in kurzer Zusammenfassung die Ergebnisse der anthroposophischen Geisteswissenschaft über das Entstehen der irdischen Substanzwelt durch verschiedene planetarische Verkörperungsstufen und ihren Abstieg aus dem Geistigen in das Physische mitgeteilt. Der Erde vorangehend, so wurde dargestellt, würde man auf Weltenvorgänge kommen, in deren Verlauf das Flüssige entstand und als Bildekraft der chemische Äther. Die Geisteswissenschaft berichtet von der Organisationsstufe des damaligen Menschenwesens, dass in ihm während langer Zeiträume sich dasjenige ausbildete, was heute Stoffwechsel-System genannt werden kann. In einer vorhergehenden Stufe des Planeten, der Alten Sonne, war es die Ausbildung des mittleren rhythmischen Systems des Menschen, welches gleichzeitig mit der äußeren Luft und der Bildekraft des sogenannten Lichtäthers sich vollzog, und ihr vorangehend jener noch unstoffliche Zustand des Alten Saturn, auf welchem die Nerven-Sinnes-Organisation von Seiten göttlicher Mächte angelegt wurde. Es ist die Stufe des reinen Wärmezustandes mit der Anlage des sogenannten Wärme-Äthers. Jene Glieder des Menschen, welche heute auf ihrer höchsten Stufe stehen, die Sinnesorgane, sind also die ältesten Organsysteme, die in einer Reihe von weiteren Entwicklungsstufen zunehmende Vervollkommnungen und Ausgestaltungen erfahren konnten, während die für die irdischen Verhältnisse bestimmte Gliedmaßen-Organisation erst im Laufe der jetzigen Stufe des Erdplaneten zur Ausbildung gekommen ist. Es gehen somit der Erdenverkörperung drei andere voran, welche ihrerseits Aufstieg, Höhepunkt und Abstieg ihrer charakteristischen Entwicklungen durchlaufen mussten, um dann jeweils in einen Ruhezustand der Unsichtbarkeit, in eine Welten-Pause einzutreten.

In einer stufenweisen Verdichtung einerseits, in einem Freiwerden bestimmter Bildekräfte andererseits vollzog sich also das Weltenwerden, an dessen Ende – als an dem Ende der Wege Gottes[Anm. B] – die anorganisch tote Substanz erscheint.

Es darf nun in dem Stufenweg des rhythmischen Potenzierens eine Umkehrung jenes weltallgroßen Stufenweges in die Verdichtung der irdischen Materie gesehen werden, wenn bedacht wird, welche Zustände die potenzierte Substanz in ihrem Hinauseilen und ausgebreitet Werden in große Verdünnungen durchläuft. Zunächst wird sie dem Medium Wasser übergeben, in welchem der Bezug zu der Welt der Erde mehr und mehr aufgehoben wird, wo sie durch die saugenden, das Sonnenzentrum repräsentierenden Hohlräume der Wirbel geführt, schließlich als ponderable Substanz verschwindet. Es ist, als ob stufenweise jene «Schalen» von ihr entfernt würden, welche im Laufe der Weltentwicklungen um sie gelegt wurden. Auf jeder Sprosse dieser geistigen Leiter wird gleichsam bloßgelegt, was einst das Weltenwerden geschaffen und dann niedergelegt hat. Wie der Bergmann, der die Kohle sucht, gezwungen ist, zunächst alle jene Schichten weg zu räumen, welche später sich angelagert haben, so räumen wir im Potenzieren jene Kräfte stufenweise weg, beginnend mit der Kohärenz der Materie, welche sich nach und nach angelagert haben. Nicht nur an einen bestimmten Ort des Raumes kommt er, wenn «vor Ort» die Kohle ihm entgegentritt, sondern auch an eine bestimmte geologische Zeit, welche ihn in eine ferne Vergangenheit weist.

Im wesentlichen in drei, für die einzelnen Substanzen jedoch verschieden großen Schritten gehen wir, wenn wir die Potenzkurven bis zur dreißigsten hinauf schreiten, von wenigen, aber einschneidenden Minima unterbrochen. Um zukünftigen Einsichtsmöglichkeiten gegenüber uns jetzt noch nicht festzulegen, möchten wir hier doch andeuten, dass uns in jenen Schritten die von der Geistesforschung dargestellte Weltevolution sichtbar zu werden scheint. Vieles spricht dafür, dass wir zwischen den beiden Hauptminima an jene «Schicht» der Substanz rühren, welche eine Art Abbild der Sonnenstufe zeigt; dass der Bereich über dem zweiten großen Minimum in den noch unstofflichen Zustand des Alten Saturn weist; während in den untersten Bereichen das zuletzt dazu gekommene der Monden-Erden-Entwicklung uns entgegentritt. In sinngemäßer zeitlicher Reihenfolge hätten wir im Potenzieren also die Befreiung der folgenden Ätherarten als Spiegelbild der Welten- und Menschen-Entwicklung zu erblicken:

Unterer Bereich, vor dem ersten Hauptminimum	Erde, Lebensäther und Mond, chemischer Äther Stoffwechsel-Gliedmaßen-System
Mittlerer Bereich, zwischen den Minima	Sonne, Lichtäther, rhythmisches System
Oberer Bereich, über dem zweiten Hauptminimum	Saturn, Wärmeäther, Nerven-Sinnes-System

Es verdient besondere Beachtung, dass – zwar in anderen Zusammenhängen – *Rudolf Steiner* betont, dass für die Erkrankungen des Stoffwechsel-Gliedmaßen-Bereiches vor allem an die Verwendung tiefer Potenzen unterhalb des ersten Hauptminimums zu denken sei; für die Erkrankungen des Atem-Zirkulations-Systems an diejenigen des Bereiches zwischen den Hauptminima und für Erkrankungen des Nerven-Sinnes-Gebietes an jene oberhalb des zweiten Minimums.[100] Er führt mit anderen Worten das erkrankte Organ wieder mit jenen Kräften zusammen, welche in Ur-Vergangenheiten mit ihm verbunden waren, dann aber sich abzweigen mussten, um die rechte Ausgestaltung des Organs nicht durch ein Übermaß ihres Wirkens zu stören. Auf Anfragen über die Verwendung höherer Potenzen gab er an, dass mit D 30 eine gewisse Grenze erreicht sei, oberhalb welcher der Arzt in Gebiete eintritt, die dem menschlichen Erkenntnisvermögen noch nicht durchschaubar sind.

Wir glauben also in den Potenzkurven ein Spiegelbild der planetarischen Verkörperungsstufen unserer Erde in dem Sinne sehen zu dürfen, dass im Bereich unterhalb des ersten großen Minimums die Bildekraft des Lebens- und chemischen Äthers losgelöst wird, dass nach einer Weltenpause, repräsentiert durch eben jenes Minimum, der Bereich des Sonnen-Lichtäthers betreten wird und nach einer weiteren Weltenpause (zweites Minimum) schließlich jene aus Raum und Zeit mehr und mehr herausführende Kräftewelt des Alten Saturn, der Wärmeäther erreicht wird. Dementsprechend dürfte erwartet werden, dass die einzelnen der drei Potenzbereiche mit dem ihnen zugerechneten Äther-Wirkungsbereich erforscht werden können, was schon durch die Verfahren der Nachweisbarkeit der in Potenzen gelösten Substanzen bestätigt wird: Der Bereich der unteren Potenzen wird mit der Waage zu erfassen sein, also mit dem dem Erdenstoff adäquaten Test, man wird dann in den höheren Bereichen zu *chemischen* Reagentien greifen, welche mit Ausfällungen und bei noch feineren Nachweisen mit Farbveränderungen (beginnender Lichtäther-Bereich) verbunden sind. Schließlich werden im Bereiche des Lichtäthers, also der mittleren Potenzstufen, die spektralanalytischen Verfahren der Flammenfärbungen (Lichtstufe) heranzuziehen sein und es ist zu erwarten, dass die noch höheren Potenzen mit Hilfe der Erscheinungen aus dem Bereich der Wärme, insbesondere der strahlenden, erforscht werden können.

Da jedoch dem lebendigen Organismus eine Komposition der vier Bildekräfte-Arten zugrunde liegt, ist von vornherein zu erwarten, dass gerade er ein besonders empfindliches Reagens auf deren Wirken darstellt. Schon die Pflanze, aber noch mehr der Organismus des Menschen selbst, erweist sich immer wieder, wenn nicht als das empfindlichste, so doch als das umfassendste aller Instrumente. Kein Zufall also, dass die Entdeckung der Potenz-Wirksamkeiten an ihm sich vollzog und seitdem durch gewissenhafte Beobachtungen von seiten vieler Ärzte immer erneut erlebt und bestätigt wird.

Wenn der Arzt potenzierte Heilmittel verordnet, so greift er damit bis zu jenem Punkte der Natur- und Menschen-Entwicklung zurück, wo beide noch in ungetrennter Einheit zusammenliefen. Hier liegt eine der geisteswissenschaftlichen Begründungen für die Gültigkeit des Simile-Prinzips, gleichzeitig aber auch für die Wirksamkeit potenzierter Substanzen. Es darf von einer echten Synthese dieser beiden Zweige des Heilwesens gesprochen werden, welche durch die Geistesforschung *Rudolf Steiners* möglich wird. In voller Würdigung der Hahnemann'schen Verdienste ergibt sich aus ihr eine Heilmethode, die über *Hahnemanns* Entdeckung insofern hinausgeht, als sie aus einer konkreten Erkenntnis des Übersinnlichen in Mensch und Natur zu heilen sich bemüht.

Der *Arzt* wird also im Heilen zu einer Einheit verbinden:

1. die als richtig erkannte Heil-*Substanz* mit ihrem Funktionsbezug zu dem erkrankten menschlichen Organ;

2. das richtige Maß der Dynamisation (Potenzstufe).

Beide sahen wir aus einer einstmals bestehenden übersinnlichen Einheit hervortreten, welche Natur und Mensch in ihrem Schoße barg.

Für den *Naturforscher* mögen die Worte gelten, welche *Rudolf Steiner* im Hinblick auf die Untersuchungen von *Lili Kolisko* ausgesprochen hat:

> «Auf diese Weise ist es also gelungen, das bloß Materielle zu zerspalten, sodass in dem bloß Materiellen das wirklich Geistige zum Vorschein kommt. Denn wenn Sie das Materielle nicht wie der Atomist in Atome zerspalten, sondern es in seinen Funktionen, Kräften zur Wirksamkeit bringen, dann zeigen Sie den guten Willen, ich möchte sagen, die Materie selber zu durchsetzen, um ins Geistige überzutreten.»[101]

An die Feuerkräfte des Willens wird hier appelliert, welche der *Forscher* insbesondere in seinem Denken dann beleben muss, wenn er auch erkenntnismäßig die Schwelle der Stoffesgrenze in den Bereich der übersinnlich waltenden geistigen Weltenwärme überschreitet. Weg und Methode sind ihm durch die Anthroposophie Rudolf Steiners gewiesen.[86–88]

Der potenzierende *Pharmazeut* führt durch die Feuerkräfte seiner Willenstätigkeit das Vergangenheits-Produkt der Materie selbst über die Schwelle in den Bereich der Wärmekräfte. Dieser Übertritt steht im Einklang mit der rhythmischen Bewegung seiner Tätigkeit, insofern – wie *Ruskin* sagt – es sachgemäßer Gedankenfolge besser entspräche, «statt Wärme als eine Form der Bewegung, Bewegung als eine Form der Wärme anzusehen»[zitiert bei 41]. Nach dem Vorausgegangenen braucht in dem Vorgang des Potenzierens also nicht nur ein solcher erblickt werden, der in ferne Vergangenheit zurückführt, sondern in dem zugleich die Materie – und nun durch den Menschen – einem zukünftigen Zustande entgegengetragen wird, wo sie erneut mit dem Kosmos sich verbindet und – von Auferstehungskräften durchdrungen – auch den kranken Menschen vorwärts bringt. Vergangenheit und Zukunft werden im rhythmischen Vorgang des Potenzierens zu gegenwärtigem Wirken verbunden.

Vom Einströmen kosmischer Kräfte in irdische Substanzprozesse – Grundlagen der Herstellung der Weleda-Rh-Präparate

In den Vorträgen «Individuelle Geistwesen und einheitlicher Weltengrund» sprach *Rudolf Steiner* davon, dass man in einer nicht allzu fernen Zukunft davon wissen wird, «dass eine andere Substanz entsteht, je nachdem, ob man sie mit Morgen- und Abend-Prozessen oder mit Mittags- oder Mitternachts-Prozessen herstellt».[89] Damit wurde in der Geschichte der Pharmazie ein neues Blatt aufgeschlagen. Ein ganz ungewöhnlicher Aspekt war damit in die pharmazeutische und chemische Wissenschaft eingeführt. – Wie soll eine Substanz vom Zeitpunkte ihres Entstehens abhängig gedacht werden? War es bis dahin doch ausgemacht und glaubt man bis heute zu wissen, dass Stoffe sich einzig und allein nach ihren chemischen Anziehungs- und Abstoßungskräften verbinden und trennen, im Zusammenhang mit physikalisch messbaren Energien, und dass auch die Eigenart des Produktes vom Zeitpunkte seines Entstehens unabhängig sei.

Nun kommt der revolutionierende Gedanke, dass Substanzprozesse von dem Zeitpunkte abhängen, in dem sie vollzogen werden, und dass das Produkt ein anderes sei, je nachdem, ob es am Morgen oder am Abend entstehe.

Rudolf Steiner erläutert und betont, dass der Zeitenstrom (zum Beispiel eines Tages) eine qualitative Struktur aufweise, welche wieder mit dem Hereinwirken gewisser Himmelsgegenden in Zusammenhang steht:

> «Es wird die Aufgabe der guten, der heilsamen Wissenschaft sein, gewisse kosmische Kräfte zu finden, welche durch das Zusammenwirken zweier kosmischer Richtungsströmungen auf der Erde entstehen können. Diese zwei kosmischen Richtungs-

strömungen werden sein: Fische, Jungfrau. Vor allen Dingen wird das Geheimnis zu entdecken sein, wie dasjenige, was aus dem Kosmos in der Richtung von den Fischen her als Sonnenkraft wirkt, sich verbindet mit dem, was in der Richtung von der Jungfrau her wirkt. Das wird das Gute sein, dass man entdecken wird, wie von zwei Seiten des Kosmos her Morgen- und Abendkräfte in den Dienst der Menschheit gestellt werden können. Auf der einen Seite von Seiten der Fische, auf der anderen Seite von Seiten der Jungfrau her».[89]

Eine solche Betrachtungsweise mag dem in gewohnten Bahnen laufenden Denken überraschend sein. Sie verdient indessen, noch einen Grad wissenschaftlicher genannt zu werden als das Hergebrachte, denn es wird ein bis dahin im Wissenschaftsbetrieb übersehener Faktor berücksichtigt: der Ablauf der Zeit, genauer: seine qualitative Struktur und «Färbung». Morgen, Mittag, Abend und Nacht werden als mit besonderen Kräften verbunden gesehen. Hinter ihnen – so schildert es *Rudolf Steiner* in dem angegebenen Zitat als Ergebnis seiner Geistesforschung – stehen die kosmischen Richtungen der Sternbilder. Morgen- und Abendkräfte werden in Zusammenhang gebracht mit den Sternbildern von Fischen und Jungfrau.

Es entsteht, wenn die diesbezüglichen Aspekte zusammen betrachtet werden, sofort eine Schwierigkeit für die Anschauung: Fische und Jungfrau stehen nur einmal im Jahreslauf in Morgen- bzw. Abendstellung: in der Zeit des Frühlings um den 21. März. Zu diesem Zeitpunkte im Jahr steht die Sonne im Sternbild der Fische. Sonne und Fische kommen also gleichzeitig über dem Osthorizont herauf und beherrschen, erfüllen und durchwirken die Morgenstunde. Das Sternbild der Jungfrau steht ihnen gegenüber und kommt dementsprechend am Abend im Osten herauf. Bald aber lösen sich die Fische von der Morgenstunde los (phänomenalistisch angeschaut) und stehen am 21. Juni um sechs Uhr morgens bereits im Süden; sie «wandern» weiter und stehen Ende September zur Morgenstunde im Westen, gehen also unter, wenn die Sonne – nunmehr in der Jungfrau stehend – im Osten heraufkommt.

Es erheben sich also zwei Fragen:

1. Können die genannten Substanz-Prozesse auf der Erde nur dann ausgeführt werden, wenn die Übereinstimmung von Morgen- und Abendkräften mit Fische-Jungfrau tatsächlich vorhanden ist? Dann wäre man mit solchen Substanz-Prozessen an die Zeit des Frühlings gebunden.

2. Gibt es vielleicht einen Aspekt, unter dem die Morgenstunde jahraus jahrein unter dem Einfluss der Fische stehend gedacht werden muss, ungeachtet der räumlichen Verschiebungen, welche sich am Firmament vollziehen? Dann müsste man also den Kreis der Ekliptik (Tierkreis) mit seinen Sternbildern dem Zeiten-Leib der Erde wie aufgeprägt anschauen, sodass jeder Ort der Erde zu seiner Morgenstunde von den Kräften aus den Fischen, zu seiner Abendstunde aus den Kräften der Jungfrau beschenkt würde. Der Ätherleib der Erde hätte dann ein Sternbild-Antlitz, mit zwar kosmischen, aber autonom gemachten Rhythmen, im Sinne der Darstellungen *Guenther Wachsmuths* in seinem epochalen Werk: «Erde und Mensch»[120], wonach die Erde als ein selbständig gewordenes Kind des Sternenhimmels angeschaut werden kann.

Es ergeben sich diese Fragen für jeden, der im Beruf oder sonst mit jenen von Rudolf Steiner genannten Aufgaben in Beziehung kommt. Von besonderem Interesse muss es deshalb sein, die Aussagen von Experimenten auf diesem Gebiete in die Betrachtung einzubeziehen.

Im Laufe der vergangenen Jahrzehnte sind Tatsachen bekannt geworden, welche die Abhängigkeit bestimmter Vorgänge vom Zeitenlauf deutlich erkennen lassen. Viele Lebensvorgänge – so haben Experimente und Beobachtungen ergeben – sind gesetzgemäß mit dem Zeitenstrom verbunden. Nicht nur die Saftbewegungen in den Pflanzen im Jahr- und Tageslauf mit ihren qualitativen, regelmäßig sich wiederholenden Veränderungen, das Duften der Blüten, der Flug der Schmetterlinge zu bestimmten Stunden des Tages usw. – auch die Tätigkeit der menschlichen Organe ist der Rhythmik des Zeitenlaufes auf geheimnisvolle Weise einverwoben. Die Physiologie der Leber, der Atemrhythmus, die Bluttemperatur haben ihre bestimmten Beziehungen zu den Stunden des Tages, welche streng eingehalten werden und bei schnellen Ortsveränderungen, etwa Flugreisen, sich auf die Zeit des jeweiligen neuen Ortes einstellen.

Die Vorstellung, dass in vielen Lebensvorgängen auch Rhythmen der weiteren Erden-Umgebung, etwa des Himmelsgeschehens mitsprechen, gewinnt immer mehr die Zustimmung der aufmerksamen Naturforscher, z.B. [4].

Lili Kolisko ist es durch eine von ihr entwickelte Methode, die Kapillar-Dynamolyse, gelungen, auch in anorganischen Substanzvorgängen das Wirken der Sternen-Umgebung nachzuweisen. Eine Fülle experimentellen Materials findet sich darüber veröffentlicht in der Schriftenreihe «Sternenwirken in Erdenstoffen»[35], z.B. «Saturn und Blei»[35].

Eine andere Richtung hat der Verfasser dieses Referates in einem der Laboratorien der Weleda AG in Schwäbisch Gmünd durch viele Jahre hindurch eingeschlagen. Er konnte zeigen, dass auch gewöhnliches, unverdorbenes Wasser unter bestimmten Bedingungen kosmische Einwirkungen aufnehmen und in sich festhalten kann.

Viele Phänomene sprechen dafür, dass bewegtes Wasser besonders empfindlich wird für feinste Einflüsse, welchen es ausgesetzt wird. Diese Empfindlichkeit kündigt sich schon im physikalischen Bereich deutlich an, wenn sich zum Beispiel ein aus einer kleinen Rohrmündung austretender Wasserstrahl unter dem Einfluss von Tönen in deren Rhythmus einschnürt.[114] Er erreicht dabei eine Empfindlichkeit, welche mit derjenigen des menschlichen Ohres verglichen werden kann. Aus Phänomenen solcher Art war die Frage naheliegend, ob bewegtes Wasser auch für die noch viel feineren Wirkungen aus dem Sternen-Umkreis empfänglich sein könne.

Als eine der vielen möglichen Bewegungsarten wurde in den genannten Experimenten diejenige des Schüttelns in Flaschen gewählt, weil sie sich als besonders einfach anbietet. Die Versuche wurden so angestellt, dass jeweils in bestimmten Zeitabständen über den Verlauf eines Tages jedesmal eine Flasche mit einer bestimmten Menge Wasser rhythmisch eine bestimmte Zeit lang geschüttelt wurde. Am

Ende eines solchen Versuchstages standen also eine Reihe Fläschchen mit geschütteltem Wasser zur weiteren Auswertung bereit. Diese Auswertung bestand darin, dass in jede solche Wasserprobe – in eine Schale ausgegossen – Weizensamen zum Keimen und Wachsen gebracht wurden. Es zeigte sich dabei, dass beispielsweise das am Morgen bewegte Wasser einen anderen Einfluss auf das Wachstum der Samen ausübte als das um die Mittagszeit geschüttelte, mit anderen Worten also eine andere Qualität aufwies. – Nach einigen Tagen wurden die Halme gemessen und ihre durchschnittliche Länge für jede Wasserprobe ermittelt. Werden diese Werte über den zu ihnen gehörigen Tagesstunden aufgezeichnet, so ergibt sich keine gerade Linie, sondern eine Kurve mit charakteristischem Gang.[75] Viele solcher Kurven zusammengefasst, lassen einen Typus erkennen, welcher manchen biologischen und geophysikalischen Tagesrhythmen nahe kommt.

Versuche mit besonders markanten Himmelsereignissen – etwa einer Sonnenfinsternis – ergeben meistens mehr oder weniger veränderte Kurvenzüge. Durch Auswertung eines großen Versuchsmaterials war es möglich, die einzelnen Stellen der typischen Tageskurve bestimmten Sternbildern zuzuordnen. Zum Verständnis sei nur soviel angedeutet, dass jede Konstellation, z.B. das Zusammenstehen zweier Planeten, ein bestimmtes Tierkreis-Sternbild zum Hintergrund hat, vor dem sie sich abspielt. Da nun so erhaltene «Konstellationskurven» an ganz bestimmten Stellen gegenüber der typischen Tageskurve gestört sind, ergeben sich auf diese Weise die Zuordnungen der Sternbilder zu den Stunden des Tages. Der Zeitpunkt der Konstellation ist gleichsam das sie Verbindende. – Es war auffallend, dass diese Zuordnungen zwischen Sternbild und Tagesstunde während des Jahreslaufes im Großen und Ganzen erhalten bleiben, trotzdem sich der Aufgangspunkt der Sonne in einem Jahr durch den ganzen Tierkreis verschiebt.

Damit kann unsere zweite Frage bejaht werden: dass der Tierkreis dem Zeitenleib des Erdorganismus offenbar eingeprägt und dauernd mit ihm verbunden ist, sodass letzterer zwar Sternen-Gesetzmäßigkeit hat, diese aber vom Jahreslauf emanzipiert hat. Es hat also jede

Tagesstunde jahraus jahrein ihre Zuordnung zu einem bestimmten Sternbild, z.B. ist die Fische-Stunde am frühen Morgen, Jungfrau-Stunde am Abend. Da die Tagesstunde um den Erdball herum wandert, wandert auch die mit ihr identische Sternbildstunde mit. Es erscheint damit erwiesen und zur weiteren praktischen Handhabung freigemacht, was *Rudolf Steiner* in Bezug auf Morgen- und Abendkräfte aus Fischen und Jungfrau dargelegt hat.

Es entsteht nun die Frage, wie lange das so bewegte Wassermedium einmal aufgenommene Einflüsse festhält. Diese naheliegende Frage kann nach vielen Experimenten so beantwortet werden, dass man sagt: bis zur nächsten Bewegung. Dann öffnet sich das Wasser erneut – gleichsam als Sinnesorgan – dem Kosmos und nimmt auf, was die Stunde «spricht».

Es liegt nahe, aus solchen Versuchsresultaten praktische Folgerungen zu ziehen, denn man kann mit Hilfe von bewegter Flüssigkeit kosmische Wirkungen hereinholen und in das Medium Wasser einbauen. Jede Tagesstunde ist von ihrem Sternbilde geprägt, und so wird es auch möglich, jede gewünschte Tageszeit in ihrer Qualität dem Medium einzuprägen. Es ist nur nötig, die Bewegung in der betreffenden Sternbildstunde – etwa Fische morgens sechs Uhr – auszuführen.

Zusammengefasst ergaben die geschilderten Experimente zunächst folgende drei wichtige Resultate:

1. Es kann bewegte Flüssigkeit kosmische Wirkungen aufnehmen.

2. So aufgenommene Wirkungen bleiben dem Medium eingeprägt, bis es wieder bewegt wird, sei dies auch erst nach Wochen oder Monaten.

3. Den Tagesstunden können in der Tat bestimmte Sternbilder zugeordnet werden. Im Jahreslauf bleiben diese Zuordnungen erhalten und ändern sich nicht mit dem Stand der Sonne. Offenbar sind sie dem Ätherleib des Erdplaneten als autonom gewordener Rhythmus eingeprägt und mit ihm verbunden, ebenso wie manche Lebensvorgänge unabhängig vom Jahreslauf vor sich gehen,

gleichsam wie von einer «inneren Uhr» im Ablauf ihrer Tagesrhythmen gesteuert.

Es ist hier nicht der Ort, auf alle Folgerungen der nur in großen Zügen jetzt geschilderten Tatsachen einzugehen. Dass sie für die verschiedensten Gebiete der Naturwissenschaft von Bedeutung sind, liegt nahe, und unermessliche Forschungsarbeit wird noch zu leisten sein, um die gewonnenen Erkenntnisse weiter zu vertiefen und – wo notwendig – abzugrenzen. Auf dem Gebiet der pharmazeutischen Prozesse ist aber begonnen worden, mit diesen Tatsachen zu rechnen, unter Einbezug von Aufgaben, welche ebenfalls Rudolf Steiner gerade der europäischen Mitte zur Bearbeitung nahe gelegt hat:

– Das Umgehen mit der Wärme.

– Das Umgehen mit dem Rhythmischen.

– Das Umgehen mit den Fische-Jungfrau-Kräften.

Jede dieser Aufgaben kann für sich stehen; sie können aber auch zu einem Organismus zusammengeschlossen werden, sodass ein rhythmischer Prozess vollzogen wird zwischen Wärme und Kälte, Morgen und Abend (Fische – Jungfrau) und – wenn man will – mit Bezug auf den Menschen: zwischen unterer Willens-Feuer-Region und oberer Hauptes-Kälteregion.

Einem solchen pharmazeutisch vollzogenen Vorgang liegt dann nicht allein ein nachgeahmter Organprozess zugrunde, sondern ein solcher, welcher auf die tiefer im Menschenwesen liegenden Ursachen der Erkrankung Bezug nimmt: auf das Ungleichgewicht seiner Hauptes- und Willenstätigkeit. Der pharmazeutische Prozess wird zum Abbild eines vom Menschen zu vollziehenden Vorganges im geistig-seelischen Bereich, im Sinne eines alchemistischen Prozesses auf zeitgemäßer Stufe.

In: Weisendes und Wesentliches zu den Heilmitteln der Weleda, 1961

Irdische und kosmische Ätherrhythmen und ihre substanzielle Fixierung

In früher gegebenen Mitteilungen, teils in Vorträgen, teils in der Schrift «Grundlagen der Potenzforschung»[75], wurde versucht anschaulich zu machen, inwiefern das flüssige Medium Kosmos-empfindlich gemacht werden kann. Es wurde ausführlich gezeigt, wie etwa Wasser – zu verschiedenen Zeiten bewegt – auch qualitativ verschieden tingiert wird: Weizenkörner, in so verschieden tingierten Wassersorten zum Keimen gebracht, antworteten mit verschieden starkem Wachstum. Es leuchtet ohne weiteres ein, dass es möglich sein muss, die aufeinander folgenden Qualitäten des Tageslaufes dann auch im Wachstum von Pflanzen kurvenmäßig anschaubar zu machen. In der Tat liegt heute ein umfassendes Material vor, welches erlaubt, den Typus einer solchen Tageskurve aufzustellen (erste Mitteilung einer solchen: siehe «Grundlagen der Potenzforschung»).

Die Experimente wurden so angestellt, dass alle Viertelstunden eine Wasserprobe einer rhythmischen Bewegung (Schüttelung) unterzogen wurde und später die einzelnen Wasserproben eines Tages gleichzeitig zu Keimversuchen (Weizen) verwendet wurden. Es ergeben sich auf solche Weise einzelne Tageskurven, die – alle zusammengefasst – einen Typus erkennen lassen, welcher bald zu einem Maximum aufsteigt, bald unter die Basislinie zu einem Minimum abfällt. Eine mathematische Behandlung dieses Typus-Verlaufes (er ist heute mit über 85 000 Einzelmesswerten belegt) zeitigt als erstes Ergebnis eine Grundschwingung, welche sich dem autonomen Rhythmus des Ätherleibs der Erde anlehnt. Als ein Beispiel von vielen möglichen sei die Übereinstimmung ihres Verlaufes mit der Horizontal-Komponente des Erdstroms während eines Tages genannt.[120]

Es hat sich also die Möglichkeit ergeben, die Rhythmen des Ätherleibes des Erdorganismus im flüssigen Medium aufzufangen und zu fixieren, im Einklang mit den unzähligen Tagesrhythmen der belebten und unbelebten Welt. – Wie steht es aber mit jenen imponderablen Qualitäten, welche im Tageslaufe aus dem Kosmos kommen?

Wir dürfen sagen, dass sie in vielen Fällen abgelesen werden konnten: starke örtliche Abweichungen einzelner Tageskurven vom Typus ließen sich eindeutig in Zusammenhang bringen mit gewissen Geschehnissen am Sternenhimmel, wobei die Stillstände der Planeten (bei Umkehr der Bahnrichtung in der Schleifenbildung) eine hervorragende Rolle zu spielen scheinen. Auf Einzelheiten soll hier nicht eingegangen werden. Sie werden zur gegebenen Zeit veröffentlicht werden.[Anm. A]

Außer der oben genannten Grundschwingung als Ausdruck des «Erdatems» kehren aber auch kleinere Oberschwingungen bestimmter Wellenlänge in den Einzelkurven immer wieder und erscheinen mit aller Deutlichkeit in deren Zusammenfassung zur Typuskurve. Womit stehen sie in Zusammenhang?

Die genannten Wellenlängen stellen eine Zeitgröße dar: z.B. verläuft die Typuskurve während einer Stunde in einer Art Wellenberg über der Bezugslinie, dann wieder unter ihr und so fort. Diese Längen können in Beziehung gesetzt werden zu den Längen der Tierkreisbilder, genauer gesagt zu dem Zeitmaß, welches ihrer Länge im Tageslauf entspricht, wenn sie über den Himmel ziehen. (Die Längen wurden in Rektaszension gemessen, mit anderen Worten, als Projektionen der Ekliptik auf den Himmelsäquator.) Zu einem Vergleich dieser Sternbildlängen mit den «Wellenlängen» der erwähnten Oberschwingungen der Typuskurve geht man am einfachsten so vor, dass die nacheinander aufgetragenen Sternbildlängen durch eine Wellenlinie verbunden werden. Eine Übereinstimmung der «Wellenlängen» beider Kurven in irgendeiner Lage übereinander oder auch eine absolute Nicht-Übereinstimmung wird auf diese Weise rasch evident. Es ergab sich, dass es *eine* bestimmte Lage der beiden Kurvenzüge zueinander gibt, in welcher eine auffallende Übereinstimmung vorhanden ist. Eine Prüfung zeigte (hinterher!), dass es die Sternbilder Fische und Jungfrau sind, welche auf die Morgen- bzw. Abendstunden fallen, während das Sternbild der Zwillinge in die Mittagsstunden, dasjenige des Schützen in die Mitternachtsstunde zu liegen kommt. Damit war ein erster Anhaltspunkt für eine Bejahung unserer zweiten Ausgangsfrage gefunden: Die Fixsternbilder scheinen in dem Sinne in den Zeitenleib der Erde eingeschrieben zu sein, wie es *Rudolf Steiner* beschrieben hat[87a], sodass jahraus jahrein die Morgenstunde von den Fischen beherrscht zu werden scheint, usw.

Zur weiteren Unterbauung des Gefundenen wurden besonders auffällige Himmelsereignisse herangezogen. Solche «markieren» ja sozusagen dasjenige Sternbild, in dem sie stattfinden, und es ist die Frage: Kann auf solche Weise das Sternbild in unserer Tageskurve in Form einer starken lokalen Störung infolge der Konstellation wiedergefunden werden? Wir müssen nach Durchsicht eines großen Materials von Einzeltageskurven diese Frage im Großen und Ganzen bejahen, wobei wir auf Einzelheiten wieder nicht eingehen können, sondern diese späteren Veröffentlichungen überlassen.[Anm. A] Die Fixstern-Zuordnungen zu der Tageskurve konnten also bestätigt werden. Jede Tageszeit hat ihr Fenster nach demjenigen Sternbilde draußen, welches dem «Erdensternbild der Stunde» entspricht. Findet nun etwa in den Fischen eine Stationärstellung von Mars um 2 Uhr morgens (Mitteleuropäische Zeit) statt, so wird sie sich besonders an denjenigen Orten der Erde bemerkbar machen können, welche als Ortszeit ca. sechs Uhr haben, d.h. in denen gerade die «Fische-Stunde» herrscht. Man kommt so zu der Vorstellung «Konstellations-neuralgischer» Zonen des Erdorganismus, welche freilich einem fortlaufenden zeitlichen Wechsel unterliegen, aber doch für jede Konstellation genau angegeben werden können.

Auszug[Anm. P]*; Mitteilungen der Weleda AG für Ärzte, 1956*

Zuordnung der Tagesstunden zu den Tierkreisbildern

… die Zeiten für die den Tagesstunden zugeordneten Tierkreis-Bilder … wurden s. Zt. experimentell festgestellt:

Über 24 Stunden wurde Wasser (alle 15 Minuten ein anderes Fläschchen und jeweils 4 Minuten lang) geschüttelt und die ganze Serie dann gleichzeitig für den Wachstumsversuch mit Weizen angesetzt. Ein entsprechend großes Material solcher Kurven über viele Monate wurde zusammengefasst und in Dreierstufen geglättet.

Dieser Typus der Tageskurve ergab auf der Null-Linie nicht gleiche, sondern verschieden lange Abschnitte, die eine nahezu genaue Übereinstimmung mit den entsprechenden Längen der 12 aufeinander folgenden Tierkreisbild-Längen (auf den Himmelsäquator projiziert) aufwiesen. Eine andere Kongruenz der beiden Längenskalen war nicht möglich, sodass die Zuordnungen eindeutig waren.

Die Zeitangaben beziehen sich auf mitteleuropäische Zeit.

8.00–9.30	Widder
9.30–12.00	Stier
12.00–14.00	Zwillinge
14.00–15.15	Krebs
15.15–17.15	Löwe
17.15–20.00	Jungfrau
20.00–21.30	Waage
21.30–23.30	Skorpion
23.30–1.50	Schütze
1.50–3.45	Steinbock
3.45–5.30	Wassermann
5.30–8.00	Fische

Persönliche Mitteilung; aus einem Brief an eine Ärztin, 1981 [Anm. G]

Einige Ergänzungen zu der Arbeit von Horst Flemming

«Rhythmische Prozesse verändern die Substanzwirkung»

In seinem Bericht über experimentelle Arbeiten an der Tageszeiten-Frage schreibt *Horst Flemming*:[14]

«Auf völlig anderem Wege hat sich Th. Schwenk (1954 und 1961) mit dieser Frage auseinandergesetzt. Er fand, dass Weizen, behandelt mit zu verschiedenen Tageszeiten geschütteltem Wasser, unterschiedlich lange Halme ausbildet. Seine Methode bestand darin, Wasser einmal vier Minuten lang zu einer bestimmten Tageszeit zu schütteln und es dann im Pflanzenversuch zu testen. Das Wasser in diesen Fläschchen wurde also nicht dem Einfluss von Morgen und Abend ausgesetzt und auch nicht wiederholt geschüttelt. Schwenk fand auf diese Art sogenannte Tageskurven.»

Zur Bereicherung der Diskussion über dieses Thema dürfte als Ergänzung noch hinzu gefügt werden:

Wenn Tageskurven über 24 Stunden gefunden wurden, so war ein Teil der Fläschchen naturgemäß auch den Morgen- und Abendkräften ausgesetzt. Dies war sogar von Anfang an der tiefere Sinn jener Untersuchungen, und es konnte nur ein Einfluss der Morgen-Abend-Einflüsse abgelesen werden, wenn auch die anderen Tageszeiten zum Vergleich vorlagen.

Es ist richtig, dass die Fläschchen bei den Untersuchungen zu den Tageskurven nur einmal geschüttelt wurden. Da jedoch auch damals gerade die Frage nach den Morgen- und Abendkräften von vornherein im Vordergrund stand, wurden außerhalb dieser publizierten Reihen auch solche Untersuchungen durchgeführt, bei denen Wasser, und zwar jeweils ein und dasselbe Wasser in Wiederholung morgens *und* abends geschüttelt und im Pflanzenwachstums-Versuch untersucht wurde.

Diese Versuche dehnten sich von drei Tagen bis zu dreißig Tagen mit ein und demselben Wasser aus. Die Wasserproben waren also einer intensiven Behandlung zu den Morgen- und Abendstunden ausgesetzt. Außerdem wurden ausgedehnte Serien von Frischpflanzensäften mit wiederholter Morgen- und Abendschüttelung behandelt, und zwar besonders (bzw. gerade) solche Säfte, welche erfahrungsgemäß sehr rasch in Fäulnis übergehen, z. B. Urtica urens und Urtica dioica. Im Hinblick auf praktische Aspekte wurden die diesbezüglichen Experimente mit den verschiedensten Flaschengrößen bis zu mehreren Litern durchgeführt, mit dem Ergebnis, dass sich die am Morgen und am Abend mit wiederholten Schüttelungen behandelten Säfte mit nur wenigen Ausnahmen stabil erhielten und nach Jahren ihre frisch duftende Qualität noch aufwiesen. Es wurden bei diesen Versuchen die drei Kategorien von Blatt-, Wurzel- und Blütenpflanzen gewählt, und es verdient Erwähnung, dass bereits die Schüttelungen allein ohne zusätzliche Erwärmungen für die besagten Effekte ausreichten. Hierüber wurde anlässlich von Vortrags-Diskussionen gelegentlich berichtet.

Elemente der Naturwissenschaft 1974

Aufsätze zum Umfeld des Potenzierens

Über rhythmische Vorgänge in der Natur

Wenn nach der Winter-Sonnenwende die Sonnen-Tagesbögen sich wieder auszuweiten beginnen, ist der Rhythmus der Jahreszeiten erneut eingeleitet. Nimmt die Kälte zunächst auch noch weiterhin zu, so webt sich doch in das zurückkommende Licht bereits eine zarte Kunde kommenden Lebens hinein. «Fabian Sebastian (20. Januar), da fängt der Baum zu saften an», heißt eine alte Bauernregel, und mit ihr wird der Blick auf feine Vorgänge in der Pflanzenwelt gelenkt, welche bald in einem allgemeinen Ausatmungs-Vorgang der Erde in die volle Sichtbarkeit heraustreten. Hier und da wird bisweilen eine erste, noch schüchterne Vogelstimme vernommen, aber auch sie schwillt bald darauf an zu einem Chor von Jubelgesang, welcher die ganze Natur durchzieht; denn mit der zurückkommenden Wärme kehren auch die Scharen der Vögel wieder, welche von nun ab alltäglich der aufgehenden Sonne eine Woge von Jubel entgegen senden. Die schwellenden Knospen beginnen sich zu entfalten, eine allgemeine Bewegung der Säfte hinauf in die Stängel, Stämme und Äste der Pflanzenwelt macht sich immer deutlicher bemerkbar. Die Landschaften bevölkern sich von den Spaziergängern, die Städte selbst scheinen sich in die Natur mit hinaus atmen zu wollen.

Wenn dann die rhythmischen, wechselvollen Auseinandersetzungen des vergangenen Winters mit dem heraufkommenden Sommer zugunsten des letzteren entschieden sind, eilt die Natur zum Höhepunkt ihres Jahreslaufes. Alles, was Leben atmet, befindet sich in voller Entfaltung hinaus in Licht, Luft und Wärme. Der Mensch selbst gibt sich – den Innenraum seines Wesens verlassend – dem Sommerleben wach-träumend hin. Doch hält die Natur nie lange inne und beginnt – zuerst langsam, später deutlicher – zurückzuholen, was draußen in voller Entfaltung lebt.

Die Zeit der Reife bringt eine Verinnerlichung und ein inneres Wachwerden. Früchte werden gebildet, und in den Samen zieht sich die Welt wieder im Punkt zusammen. Ein großer Rückhol-Vorgang, ein Einatmen zum Winter hin setzt ein. Der große jährliche Atemzug des Erdenwesens mit einem Hinausdrängen in die Entfaltung und mit einem Zurückholen zum Punkt vollendet sich. Vielleicht gehen wir an solch einem Tag durch die Wälder und begegnen da und dort Bäumen, welche vom Förster zum Fällen gezeichnet worden sind. Noch nichts braucht von dem Werk der Baumfäller zu bemerken sein und vielleicht hört man nur hier und da den schnarrenden Schlag eines Spechtes, der das kranke Holz nach Ungeziefer absucht. Doch wenn das Laub der Bäume noch einmal wie in einer inneren Lichtesglut in den Spätherbst hinaus leuchtet und sich dann von den Herbststürmen durch die Lüfte treiben lässt, rückt auch die Zeit des Waldarbeiters näher. Er weiß, dass eine Umkehr der Säfte stattgefunden hat, die sich nun mehr und mehr aus den oberirdischen Teilen der Pflanzen unter die Erde zurückziehen werden. Dann enthält das Holz den Winter über wenig Saft, trockenes Holz hat langen Bestand. Deshalb wird es in der Ruhezeit des Jahreslaufs geschlagen. Schon von fern ist dann der rhythmische Schlag der Äxte oder das Rauschen der Waldsäge zu hören, welche zu Fall bringen, was ausgeschieden werden muss.

Das Ergebnis vieler Jahresläufe und deren Jahreszeiten-Rhythmen wird anschaubar, wenn wir näher hinzutreten und einen solchen gefällten Stamm in seinem Querschnitt betrachten. Ring an Ring, von einem Punkte ausgehend, schwingt gleichsam wie ein rhythmisches Spiel sich ausbreitender Wellenkreise zum Umfang. Der Rhythmus der Jahreszeiten wird anschaubar auf einmal. Zeitenrhythmus ist in Raumgestaltung geronnen. Eine Art Urbild der Stoffeswerdung als eines rhythmischen Vorganges in der Zeit tut sich im Raume vor den Augen auf. Was zuletzt in ruhender Form als Ringsystem anschaubar ist, hat einmal den Zeitenrhythmus der Jahresläufe mitgemacht, jeder Ring eine Art Atemzug, ein Einatmen und Ausatmen im Laufe eines Jahres. Ein Saft-Hinaussenden und ein Säfte-Zurückholen. Und jedes mal Anlagerung von Stoff und damit ein rhythmisches Stärkerwerden des Baumes (Abb. 9).

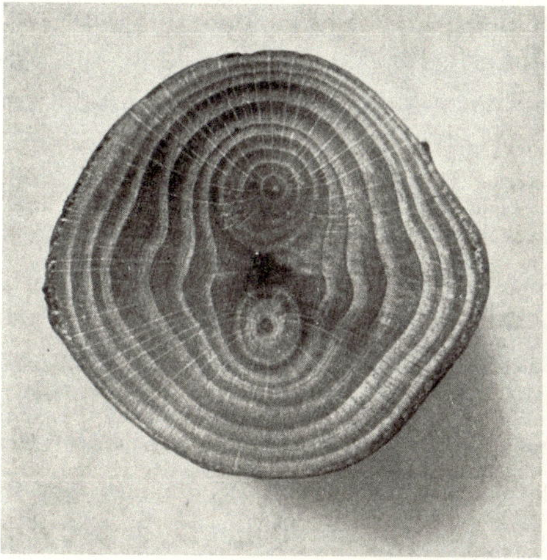

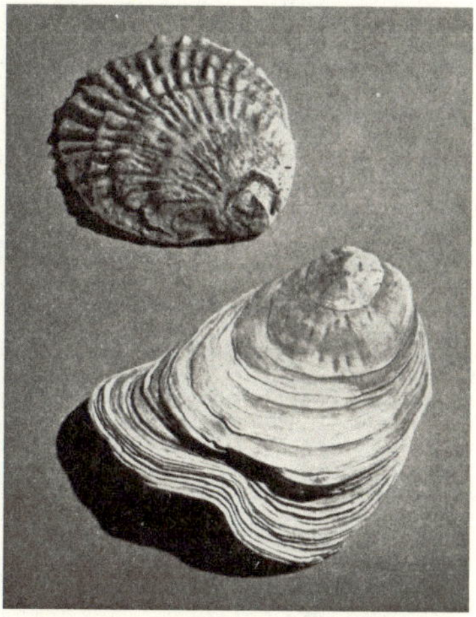

Abb. 9: Jahresringe im Querschnitt eines Baumstammes

Abb. 10: Austernschalen

Aber welcher Rhythmus liegt solchem Geschehen zugrunde? Ist es nicht zuletzt das große Wechselspiel zweier Partner, welche als Erde und Sonne in einer Art kosmischen Reigens schwingen und die Jahreszeiten hervorbringen?

Auf ein Grundsätzliches wird unsere Aufmerksamkeit gelenkt: In jedem rhythmischen Geschehen liegt eine Dreiheit verborgen: Zwei Partner und der rhythmische Vorgang als Ausdruck ihres Zusammenwirkens. So ist es schon bei der hohen Tanne, welche sich rhythmisch im Sturm wiegt. Die Kraft des Windes und die Elastizität des Stammes setzen sich als die Partner im Rhythmus der Bewegung auseinander, gerade wie die Gewichte zweier Waagschalen, welche in rhythmischem Ausgleich schwingen. Ein wahres Wogen kann es werden, wenn ein Kornfeld im Winde bewegt wird. Silbern schimmernde Wellen scheinen durch es hindurch zu gleiten, immer neu beginnend. An den Rhythmus eines wogenden Meeres, an Ebbe und Flut wird man erinnert, die als Zwiegespräch zwischen Monden- und Erdenkräften einen kosmischen Rhythmus dem Erdengeschehen einprägen. Gehen wir einen Strand entlang und beobachten, wie mit jeder hereinkommenden Welle die Muscheln auf den Sand gespült werden, so werden wir gerade an ihrer Form an das urrhythmische Element des Wassers erinnert. Als geronnene, zur Ruhe gekommene Bewegung erscheinen sie, ebenso wie die Riffelformen der nahen Sanddünen. Das Hereinkommen der Brandungswogen, der Sandstrand und die gekräuselten Austernschalen (Abb. 10) gehören einem gemeinsamen rhythmischen Geschehen an, welches sich an der Grenze von Wasser, Festland und Luft abspielt. Die Stoffeswerdung – so kann zusammengefasst werden – beginnt bei weltallgroßen Vorgängen im rhythmischen Zeitenlauf und verdichtet sich über das wässrig Wogende, rhythmisch Steigende und Fallende (Saftstrom der Pflanzen) zum festen Zustand. In ihm kommt zum Stillstand kosmisches Geschehen, zum Stoff verdichtet – im Räumlichen in einem Augenblick anschaubar. «Substanz ist das Ende der Wege Gottes» hat sie ein tief in die Natur Schauender einmal bezeichnet.[50, Anm. B]

Die Jahresringe alter Bäume können aber auch in anderer Hinsicht von diesem Weltengesetz sprechen. Hat man doch in ihrer Aufeinanderfolge wieder besondere Wachstumsrhythmen außer den bekannten Jahresgängen feststellen können: z.B. jeweils nach einer gewissen Zahl von Jahren besonders auffallende Ringbildungen. In ihnen – so hat sich ergeben – drücken sich bestimmte, den Astronomen wohlbekannte Rhythmen der Planetenumläufe ab, welche nun nicht wie die Erde in einem Jahr, sondern in anderem Rhythmus ihren Reigen um die Sonne vollenden. Ganz offenkundig spielen auch ihre Rhythmen hinein in die Wachstumsvorgänge der Pflanzenwelt und werden anschaubar, wenn wir vor dem Ringsystem solch alter Bäume stehen. Weltenrhythmen verschiedener Zahlverhältnisse prägen sich dem lebendigen Säftestrom der Pflanzen ein und legen ihre Harmonien sozusagen dokumentarisch in einer rhythmischen Stoffes-Anordnung und -Struktur nieder.

Darüber hinaus lassen sich aber auch die entsprechenden Rhythmen-Zahlverhältnisse der Planeten wiederfinden in den «Umlaufs»-Zahlverhältnissen der Blätter um den Stängel, also in deren räumlicher Anordnung. Da gibt es Merkurpflanzen, Marspflanzen, Venus-,

Jupiter- und Saturnpflanzen, was die Zahlverhältnisse der Blattstellungen um den Stiel betrifft.[95] Die Umlaufsverhältnisse der Sterne werden wider gespiegelt in den «Bauplänen» vieler Pflanzenfamilien. Wir geben zur Veranschaulichung das Bild der Venusbahnen im Laufe von acht Jahren in Bezug auf die Erde, welche in der Figur in der Mitte zu denken ist (Abb. 11).

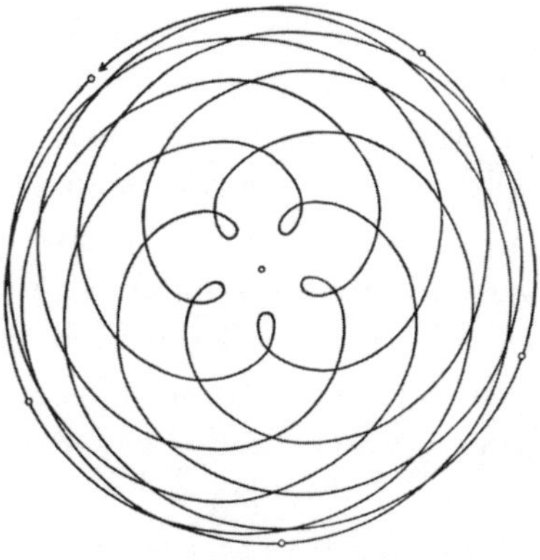

Abb. 11: Bahnen der Venus relativ zur Erde in acht Jahren; aus Schultz[68]

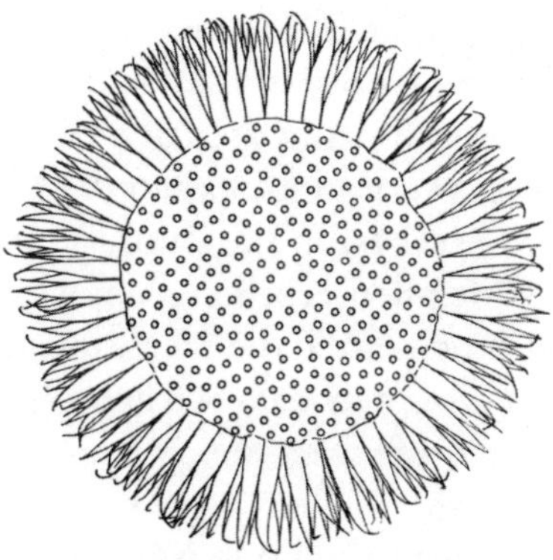

Abb. 12: Blütenboden der Silberdistel

In acht Jahren webt sich also ein fast geschlossener Fünfstern nicht nur in das Weltall, sondern auch in die lebendige Natur der Erde.[68, 70]

Ein Zusammenspiel verschiedener Partner – Sternenwelt und Erde – prägt sich in anschaubarem Rhythmus in vielen Gestalten ab, an denen wir meist achtlos vorübergehen. Jeder Spaziergang durch den Wald oder die Wiesen führt uns vorüber an Stoff gewordenen Weltenrhythmen, die – durch lange Zeiten im Weltall wirkend – in einem einzigen Augenblick in der stofflichen Form angeschaut werden können, wie in dem genannten Ringwachstum der Bäume, oder aber werden solche Sternenrhythmen in rascher Folge zeitlich zusammengedrängt noch einmal wiederholt und erscheinen dann als die Baupläne der Pflanzenfamilien (Abb. 12).

Unsichtbare Wege scheinen es zu sein, auf denen «Himmelskräfte auf- und niedersteigen»[21]. Dass sie den Zugang finden, auch in die scheinbar tote Stoffeswelt, wird durch eine Fülle physikalisch-chemischer Experimente belegt, welche u.a. in einer neuen umfassenden Veröffentlichung niedergelegt sind.[35] Wenn man an solchen Experimenten mit Augen sehen kann, dass etwa der Planet Saturn auf die Welt des Bleies Einfluss auszuüben vermag, dass sich also das Metall Blei vom Verhalten des Saturn am Himmel beeindrucken lässt, so eröffnet sich damit zugleich ein Blick in verborgene Sympathien und Wesens-Verwandtschaften der Himmelskörper mit der Substanzwelt der Erde. Bestimmte Zuordnungen zwischen Planeten und bestimmten Metallen ergeben sich, welche auf eine ursprüngliche Prägung der Stoffe durch die Sternenwelt blicken lassen. Kurz kann auch hier gesagt werden, dass Sternenrhythmen in den festen Körpern der irdischen Stoffeswelt gleichsam «eingefroren» ruhen.[55]

Des Menschen Atmungsrhythmus und Pulsschlag des Herzens schwingen rhythmisch in einem Zahlenverhältnis 1:4, sodass auf einen Atemzug vier Pulsschläge fallen. Andererseits sind diese Rhythmen aber über den Atem mit dem Sonnenlauf durch den Tierkreis (genauer: mit der Präzession des Frühlingspunktes) während eines platonischen Weltenjahres von 25920 Jahren verknüpft, insofern die Zahl der Atemzüge während eines Tages auf die selbe Zahl führt. Der eine der beiden genannten Rhythmen betrifft nun das flüssige Element des Blutes, der andere das luftförmige des Atems. Zahlenverhältnisse des Weltalls finden sich also in ihren Rhythmen wieder – aber zuletzt – «am Ende der Wege Gottes»[50, Anm. B] – auch in den sogenannten toten Substanzen von Wasser und Luft selbst. Diese beiden Elemente sind in ihrer Stofflichkeit so «gebaut», dass sie ihren Bezug zum Rhythmischen in eben jenen Zahlenverhältnissen zum Ausdruck bringen: Die Fortpflanzungsgeschwindigkeiten des (rhythmischen) Schalles in Wasser (insbesondere im salzhaltigen Meerwasser, welches mit der Blutflüssigkeit oft verglichen worden ist) beträgt das Vierfache gegenüber der Schallgeschwindigkeit in Luft. Schaut man von solchen «trocken» erscheinenden Naturgegebenheiten aus nicht in eine weite Perspektive von Ur-Vergangenheiten, aus denen – von kosmischen Rhythmen her – der Mensch und zuletzt die Elemente gebildet wurden?

Eine geronnene Dynamik darf in der Stoffeswelt gesucht werden, die wieder zu schwingen beginnt, wenn sie bestimmten rhythmischen Vorgängen unterworfen wird. Hier stehen wir vor einer wichtigen Methode der Arzneimittel-Zubereitung, die darauf abzielt, die in der Stoffeswelt zur Ruhe gekommenen Himmelskräfte wieder in Verbindung mit oben zu bringen; vom Gesichtspunkte des Heilens aus könnte man auch sagen: nicht mit der tot gewordenen, sondern mit der zur Auferstehung geführten Stoffeswelt, nicht allein mit Stoffen, sondern auch mit Kräften zu heilen. Es wird damit auf den Vorgang des sogenannten Potenzierens gedeutet. Ein Teil einer Ausgangssubstanz, z.B. Kamillenblüte in besonderer Zubereitung, wird mit neun Teilen Wasser oder verdünnten Weingeistes mehrere Minuten lang in einer (ungefähr zur Hälfte gefüllten) Flasche rhythmisch hin und her geschüttelt. Der gleiche Vorgang wiederholt sich dann nach kurzer Pause, wobei ein Teil der ersten Verschüttelung mit neun Teilen neuer Verdünnungsflüssigkeit (in einer anderen Flasche) zusammengebracht wird. Der erste Potenziervorgang ergibt eine Substanz in der sogenannten ersten Dezimalpotenz (D1), der zweite in der zweiten Dezimalpotenz (D2) usf. Nicht nur einem rhythmischen Vorgang während des Schütteln wird also die Substanz Kamillenblüte unterworfen, sondern auch ein rhythmisch strenger Gang von Stufe zu Stufe (D1, D2, D3 ... usw.) wird eingehalten. Jedes mal wandert ein Zehntel der Vorstufe in die neue Stufe hinüber. So zeigt sich der ganze Vorgang des Potenzierens in verschiedener Art von Rhythmen durchdrungen und im Besonderen bei jedem Schüttelschlag: ein Zerstieben der Flüssigkeit in eine Unzahl von Bläschen und Tropfen, dann wieder ein Verschwinden derselben und ein abermaliges neugebildet Werden: Ein wahres «Atmen» von Luftbläschen-Bildung und -Entbildung, vergleichbar den rhythmischen Vorgängen beim Atmen der Lungen, mit ihrer Füllung und Entleerung bis in die kleinsten Lungenbläschen hinein. – Auch die Substanz selbst, die aus Weltenrhythmen sich herein verdichtet, Weltenrhythmen gleichsam eingeatmet hat, wird stufenweise wieder in große Räume hinaus geatmet, indem sie dem Verdünnungsmittel übergeben wird. Dabei – so mag man sich vorstellen – gerät sie wieder in den Bereich jener Rhythmen selber und wird dem Kosmos angenähert und geöffnet. Welche Vorgänge im Einzelnen dabei mitspielen und in welcher Weise der in der Stoffeswelt zur Ruhe gekommene Rhythmus wieder anschaubar gemacht werden kann, wurde in dem Buch des Verfassers «Grundlagen der Potenzforschung»[75] weiter ausgeführt.

In das Rhythmische wird die Substanz geführt, indem sie zum potenzierten Heilmittel bereitet wird, und dem menschlichen Organismus wird sie übergeben, welcher aus Weltenrhythmen gebaut worden ist, so wie die Substanzwelt selbst. In ihrem rhythmischen Teil begegnen sich Mensch und Substanz, wenn es in solcher Art zu heilen gilt. Im rhythmischen Zeitablauf nimmt der Kranke sein Heilmittel zu sich, welches geeignet ist, seinen aus dem Tritt gefallenen Rhythmus wieder in den richtigen «Schwung» zu bringen, seine inneren Harmonien wieder ins Leben zurückzurufen; denn jede Krankheit kann als eine Art partiellen Todes und jede echte Heilung als eine Art partieller Auferstehung betrachtet werden, insofern durch sie das Menschenwesen den Anschluss an die Weltenrhythmen seiner Himmelsheimat erneut finden kann.

Weleda-Nachrichten, 1954

Über einige feinere Vorgänge bei der Herstellung flüssig potenzierter Heilmittel

Wenn der Pharmazeut damit beschäftigt ist, seine Potenzen zu verschütteln, wird er meistens keine Vorstellungen haben von den feineren Vorgängen, welche sich unter seinen Händen im Innern der Flasche vollziehen. Doch wie notwendig erweisen sich bestimmte Vorstellungen für das Verständnis eines Vorgangs, welcher in so ausgiebigem Maße geübt wird wie das Potenzieren.

Der Potenzierende selbst ist bei der Herstellung seiner Dilutionen in einen rhythmischen Prozess eingeschaltet, in dem Zeiten mit rhythmischer Schüttelung von Zeiten mit Pausen abgelöst werden, Stufe um Stufe. Dabei wiederholt sich das Bewegungsprinzip im Schüttelvorgang selbst noch einmal, indem ein rhythmisches Schwingen von rechter zu linker Endlage der Flasche (bzw. von oberer zu unterer Endlage) stattfindet:

Rechte Endlage:	Ruhe
Übergang zur linken Endlage:	Bewegung
Linke Endlage:	Ruhe
Übergang zur rechten Endlage:	Bewegung
Rechte Endlage:	Ruhe
usf.	

Der Potenzier-Vorgang wird nicht nur im Hinblick auf die Substanz-Verhältnisse (wie von *Rudolf Steiner* dargestellt[96]), sondern auch in Bezug auf die Bewegungsverhältnisse durch Nullpunkte geführt. Das Prinzip wiederholt sich im Großen und Kleinen – und so auch in den Schwereverhältnissen:

1. Ruhelagen in den Endpunkten der Bewegung: Die Flüssigkeit prallt gegen Boden oder Wölbung der Flasche, ihre Wucht wird

abgefangen, geht hinsichtlich der Bewegungsverhältnisse durch einen Nullpunkt, um sogleich in entgegengesetzter Richtung anzusteigen.

2. Zwischen den Aufprallen «schwebt» die Flüssigkeit gleichsam im Gefäß.

Begleitet wird dieser rhythmische Wechsel von einem sanften Rauschen, welches eine innere Zerklüftung der Flüssigkeit ankündigt. Gleich Quecksilbertropfen perlen die Luftbläschen, zu Tausenden zerstoben, im Potenzmedium. Ihre Oberflächen gleichen Spiegeln. Tröpfchen werden sprühend losgerissen, um sich im nächsten Augenblick mit der Flüssigkeit wieder zu vereinigen. Es wird aber keine Zeit gelassen, in stetem Wechsel geht es durch Auf- und Abstieg, Zersprühen und Vereinigen, Schäumen, Fließen, Wirbeln. Nach beendeter Schüttelung dreht der Flüssigkeitsinhalt bisweilen noch minutenlang in der Flasche weiter. Es erhebt sich die Frage, welche unsichtbaren feinen Vorgänge sich in diesem elementaren Spiel vollziehen.

Schon der Augenschein lässt eine ins Riesenhafte ansteigende Vergrößerung der inneren Oberfläche erkennen. Fortwährend werden neue Oberflächen geschaffen, an ihnen ein feines Spiel von Spannungen und Entspannungen, gleichsam innere Struktur erzeugend. Dynamische Oberflächenspannungen gehen in stetem Wechsel in die niedrigeren statischen Oberflächenspannungen über,[5] eine Art räumlicher Chladnischer Klangfigur bildend.

Mit dem Aufkommen großer innerer Oberflächen wird zugleich ein neuer Bereich betreten. Er ist durch zunehmende Entfremdung von den nach unten ziehenden Schwere-Verhältnisien des Erdkraftfeldes charakterisiert. Das Leben selbst, indem es sich den Schwerewirkungen bis zu einem gewissen Grade entzieht, ist an die Entfaltung großer Oberflächen gebunden, schafft sie sich selbst in den kolloidalen Strukturen der lebenden Substanz, in ihren Membranen mit osmotischen Prozessen.

Ganz anders verhält sich Materie, welche in den Zustand großer Oberfläche versetzt wird, ohne von einer rhythmisch gestaltenden

Ganzheit im Sinne organischer Gestaltungskräfte ergriffen zu sein! Im chaotisch zersprühten Zustand, welcher nicht zur Vereinigung zurück strebt, fällt die Substanz in die untermateriellen Gebiete elektrischer Felderscheinungen, sie wird elektrisch aufgeladen. (Wirkungen des Elektrischen werden zwar im Materiellen als «Effekte» wahrnehmbar, das Wesen des Elektrischen selbst verbirgt sich aber darunter, sendet Licht, Wärme usw. vor, ohne selbst Licht, Wärme usw. zu sein.)

Im Gegensatz dazu können wir, indem wir die Potenzierung betrachten, nicht umhin, die dabei zu beachtende rhythmisch gelenkte Schüttelung als einen durch den Menschen zu einer Ganzheit zusammen geschlossenen Organismus anzusehen, in welchem eine Verlebendigung stattfindet: Hier wird Materie geläutert und hinauf gehoben in einen übermateriellen Bereich.

Ein physikalisch ähnlicher Läuterungsvorgang lässt sich eine Strecke weit noch mit den Sinnen verfolgen bei einem Prozess, welcher in der Herstellung optischen Glases eine bedeutende Rolle spielt. Dort ringt man mit dem Problem der Läuterung der Substanz dem Lichte gegenüber in einer besonderen Weise. Die Glasschmelze stellt eine zähflüssige Masse dar, in welcher die Substanzanteile in nicht homogener Verteilung zunächst enthalten sind.[31] Das Glas wird deshalb einem stufenweisen Schmelzvorgang (Läuterung) unterworfen, in welchem durch systematische Rührbewegungen große innere Oberflächen geschaffen werden. Solche innere Schichten gleichen Häuten, die nun ihrerseits im Rühren gestreckt und hauchdünn ausgezogen werden. An ihnen findet dann ein lebhaftes Spiel statt von Oberflächenspannungen, osmotischen und Diffusionsvorgängen, welche die Substanz zu einem fast symbolisch anmutenden Gipfel führen: Die finstere Materie wird in einen lichtdurchlässigen Zustand gebracht.

Das Prinzip der von einer übergeordneten Gestaltungskraft gelenkten Oberflächenvergrößerung wiederholt sich in den feineren Vorgängen des Potenzmediums noch einmal: Indem die herausgelösten Tropfen und Tröpfchen in die Vereinigung mit dem Medium zurück streben, spielen sich Gestaltvorgänge größten Ausmaßes ab, welche sich zwar den Blicken entziehen, welche aber experimentell dargestellt werden können, andererseits aber auch zu einem Teil im statu nascendi verbleiben.[40] Sobald der Tropfen in die Flüssigkeit zurück sinkt, durchläuft er einen Gestaltwechsel: Er bildet sich zum Wirbelring (ganz analog den Ringen, welche geübte Raucher in die Luft blasen) und verwandelt sein Volumen in Oberfläche (Abb. 13), ja eigentlich in doppelte Oberfläche, denn die sich bildende Lamelle hat Ober- und Unterseite. Beim Absinken des so gebildeten Wirbelringes durchschreitet dieser nunmehr einen Bereich, in welchem sein Volumen einen solchen Grad von Oberfläche (und Oberflächenspannung) erreicht hat, dass er wie von einer gestaltenden Ganzheit ergriffen werden kann: er deformiert sich in rhythmischem Ablauf zu einem Stern mit bestimmten inneren Strukturverhältnissen, in außerordentlichem Maße an Quallen erinnernd. (Das von der Qualle ausgestoßene Wasser bildet sich in der Tat auch zum Wirbelring, ein Abbild ihrer selbst!)

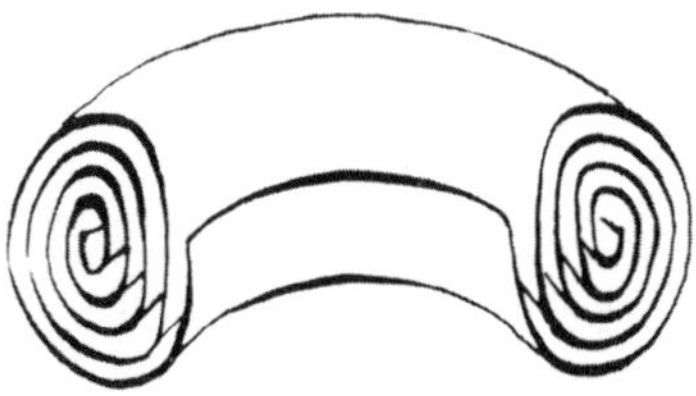

Abb. 13

Die Sternfigur ihrerseits (Abb. 14 und Tafel X) durchschreitet – je nach Stofflichkeit und Geschwindigkeit – Bereiche, in denen sie verschiedene Eckenzahl annehmen kann. Bei gleich bleibenden Versuchsbedingungen sind Eckenzahl und Struktur des Sterns reproduzierbar.

In welchem Maße muss die Potenz von solchen Gestaltungen durchdrungen sein, welche sich fortwährend bilden und entbilden! Mit Formkräften durchdrungen, ausgestrahlt von der in das Potenzmedium hinein «veratmeten» Substanz, steht die Flasche nachher un-

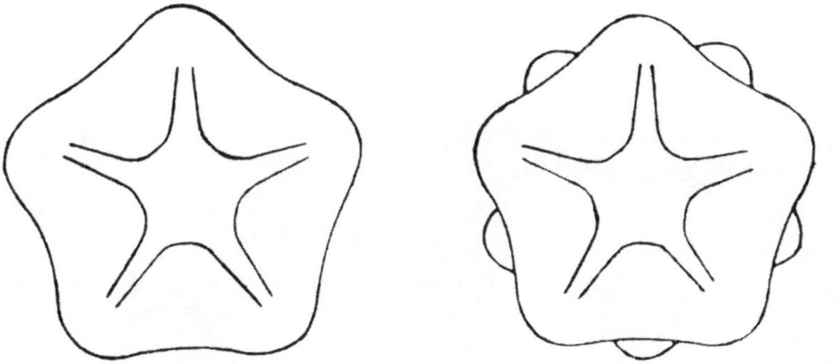

Abb. 14

scheinbar an ihrem Platze und gelangt das Heilmittel in das Zimmer des Patienten.

Im Hinblick auf das Potenzproblem verdient der Wirbel selbst aber noch unsere besondere Beachtung. Wir sind zu sehr geneigt, jede Drehung nach Art eines starren Wagenrades uns vorzustellen, und doch trifft diese Vorstellung für drehende Flüssigkeiten (und Verreibungen in Schalen) nicht die Wirklichkeit. Der Wirbel strebt ganz danach, sich aus den irdischen Verhältnissen zu lösen. Wenn von Reibungsverhältnissen in der Flüssigkeit abgesehen wird, so dreht er nach dem zweiten Kepler'schen Gesetz der Planetenbewegungen. Das heißt: das Produkt aus Radius und dazugehörender Umfangsgeschwindigkeit erweist sich als konstante Größe: $r \times c = \text{konst.}$ [Anm. C] (Abb. 15). Auf dem Kreis mit großem r herrscht kleine Geschwindigkeit, auf dem Kreis mit kleinem r herrscht große Geschwindigkeit. In der Mitte, gewissermaßen im «Sonnenzentrum» eines solchen kleinen Wirbel-Planetensystems, müsste – da r sehr klein – unendliche Dynamik herrschen. Es entsteht ein Hohlraum, in welchem weniger als Druck, also negativer Druck auftritt. Von den Drücken in diesem Zentrum schreibt Eck: «Für $r = \text{null}$ wird $p = \text{unendlich}$. Wir werden so zwangsläufig zu einem negativen Druck geführt, d.h. einem Druck unter dem Vakuum (nicht zu verwechseln mit Unterdruck schlecht-

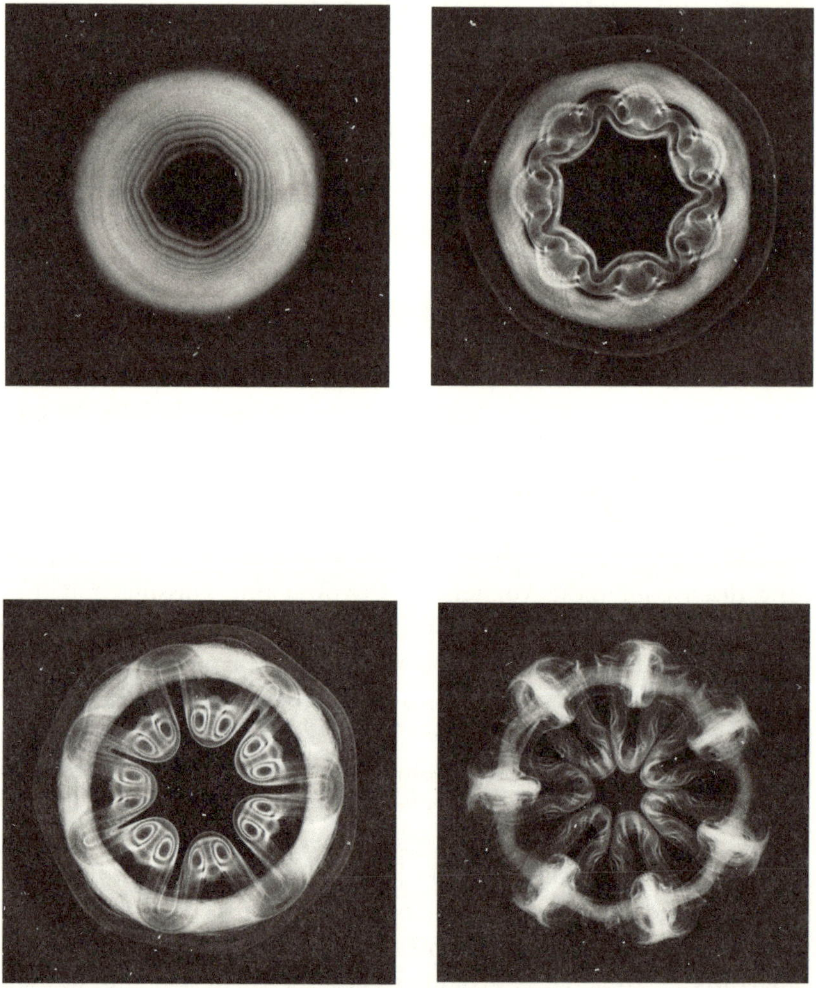

Tafel X: Abwicklung eines in ruhendem Wasser aufsteigenden Ringwirbels unter der Wasseroberfläche, von oben gesehen: aus [78]

hin). Was ist hierunter zu verstehen? ... Um uns unter einem negativen Druck etwas vorstellen zu können, denken wir am besten an die Festigkeitslehre. Negativer Druck ist hier nichts anderes als Zugspannung. Dasselbe gilt auch für eine Flüssigkeit. Im allgemeinen dürfte das Flüssigkeitsgefüge vorher zerreißen und verdampfen.»[12] In der Tat herrscht im Wirbelzentrum ein saugender Raum, welcher Luft aus der Umgebung herein zieht, wodurch sich zwei verschiedene Bereiche mit ihren Eigenqualitäten, nämlich Wasser und Luft, berühren.

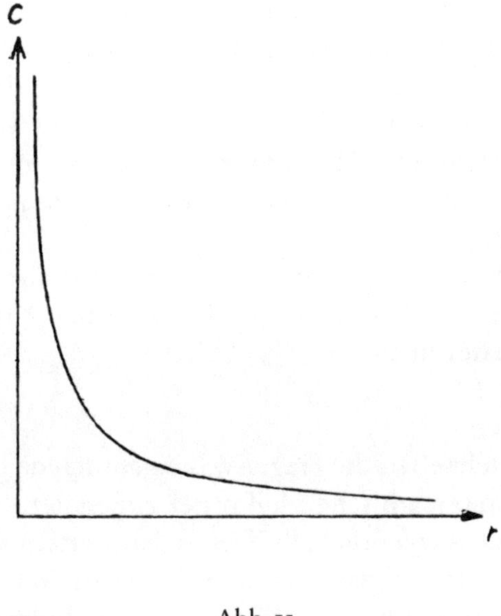

Abb. 15

Mit den genannten Vorgängen im Wirbel selbst ist aber noch ein Anderes verbunden: Bedenken wir, dass die Geschwindigkeit nach innen laufend zunimmt. Dies besagt, dass die Flüssigkeitsanteile auf den verschiedenen Radien mit verschiedener Geschwindigkeit aneinander vorbei gleiten. Der Wirbel ist mit Gleitflächen gleichsam ganz durchdrungen, womit eine ins Unvorstellbare gehende Oberflächenentwicklung verknüpft ist, welche freilich nicht sichtbar wird.[Anm. D] Im Zentrum selbst zerbricht der räumliche Zusammenhalt, die Dynamik erreicht, wie erwähnt, eigentlich die Geschwindigkeit unendlich. Solche Größen sind innerhalb der irdischen Verhältnisse nicht mehr möglich. Als größtmögliche Geschwindigkeit überhaupt wird von der Physik die Fortpflanzungsgeschwindigkeit des Lichtes genannt. Damit ist in gewissem Sinne im Wirbelzentrum die Lichtstufe erreicht.

Der Wirbel stellt sich dergestalt als ein Ort im Potenzmedium dar, in welchem eine Nullfläche durchschritten wird, und zwar ausgehend von einem Raum mit positiven Qualitäten durch große innere Oberflächen in einen solchen mit negativen Qualitäten, aber auch immer wieder in umgekehrter Richtung, wenn in den Schüttelpausen die Flüssigkeit zur Ruhe kommt. So geht der Vorgang in mancherlei Hinsicht durch Nullpunkte, welche, wie im letztgenannten Fall, zwischen den Dimensionen von Raumbejahung und Raumverneinung liegen.

Es sei dem Leser selbst überlassen, das Dargestellte an die vor Jahrzehnten bereits gegebenen, von *Pelikan* zitierten[51c] Hinweise *Rudolf Steiners* heranzubringen.

Das Zitat lautet:

> «Es entsteht eben die Frage: Was eigentlich da geschieht, wenn man homöopathische Heilmittel zubereitet. In der Zubereitung liegt es eigentlich. Es liegt in dem ganzen Vorgang des Zubereitens desjenigen, was man da macht. Verwenden Sie z.B. Kieselsäure, bereiten Sie sie zu bis in die hohen Potenzen hinauf – was tun Sie eigentlich? Sie arbeiten nach einem gewissen Punkt hin. In der Natur beruht alles im Grunde genommen auf rhythmischen Prozessen. Sie arbeiten nach einem gewissen Nullpunkt hin durch eine Strecke hindurch, bei der die eigentlichen, uns zunächst vorliegenden Wirkungen der Substanz zum Vorschein kommen. Gerade so, sehen Sie, wie wenn ich Vermögen habe und immerfort ausgebe, ich an einen Nullpunkt komme und dann über den Nullpunkt rauskomme, aber

dann etwas bekomme, was nicht bloß kein Vermögen ist, sondern was über den Charakter des Vermögens zu den Schulden hinüber geht, so ist es auch, wenn ich den substanziellen Eigenschaften der äußeren Substanz gegenüber stehe. Ich komme, indem ich gewissermaßen in der Wirkung dieser Substanzen bleibe, zuletzt auf den Nullpunkt, wo sich die Wirkungen dieser Substanzen in ihrem ponderablen Zustande nicht mehr äußern. Gehe ich dann aber noch weiter, so ist es nicht so, dass einfach die ganze Geschichte verschwindet, sondern es ist so, dass das Entgegengesetzte auftritt, und dass dann in das umliegende Medium das Entgegengesetzte hinein gearbeitet wird. Für mich war es daher immer so, dass ich die den Substanzen entgegen gesetzten Wirkungen sah in dem Medium, in dem Verreibungsmittel usw., in dem, was man da braucht, um die homöopathische Substanz, die zerkleinerte Substanz hinein zu arbeiten. Dieses Medium bekommt eine andere Konfiguration. Gerade so, wie ich ein anderer werde, wenn ich vom Vermögen übergehe zum Schulden-Machen in dem äußeren sozialen Leben, so geht Substanz in ihren entgegengesetzten Zustand über und verleiht dann diesen ihren entgegengesetzten Zustand, den sie früher in sich gehabt hat, den verleiht sie ihrer Umgebung. Also wenn ich sagen würde, eine Substanz hat, indem ich sie auf immer kleinere und kleinere Quantitäten bringe, gewisse Eigenschaften, dann bekommt sie, indem ich gleichsam mich einem gewissen Nullpunkt nähere, die andere Eigenschaft, diese früheren Eigenschaften in ihre Umgebung hinein zu strahlen und das Mittel, mit dem ich sie behandle, in der entsprechenden Weise anzuregen. Es kann diese Anregung bestehen darinnen, dass man direkt hervor ruft die hier geschilderte Gegenwirkung, es kann aber auch sogar dadurch nur geschehen, dass man diese Gegenwirkung so hervor ruft, dass man die betreffende Substanz in einen Zustand bringt, durch den sie nachher oder durch den sie unter Licht-Einwirkung z.B. ein Fluoreszieren zeigt, oder ein Phosphoreszieren zeigt. Da hat man die Gegenwirkung des Ausstrahlens in die Umgebung hervor gerufen. Das sind die Dinge, die berücksichtigt werden müssen. Es ist wahrhaft nicht darum zu tun, ins Mystische hinein zu verfallen, sondern es ist darum zu tun, endlich einmal die Natur in ihrer wirklichen Aktion zu betrachten, so sie zu betrachten, dass wir auf ihren rhythmischen Gang auch mit Bezug auf Eigenschaften der Substanzen wirklich eingehen. Das ist – ich möchte sagen – ein Leitmotiv, um eigentlich zu erkennen, worinnen die Wirkungen liegen. Potenzieren Sie, so kommen Sie zunächst an einen Nullpunkt. Jenseits dessen liegen Gegenwirkungen. Aber das ist noch nicht alles, sondern Sie können jetzt innerhalb desjenigen Weges, der jenseits dieses Nullpunktes liegt, wiederum zu einem Nullpunkt kommen, der nun für diese entgegengesetzten Wirkungen wieder ein Nullpunkt ist. Dann können Sie, indem Sie über diesen Punkt hinausgehen, zu noch höheren Wirkungen kommen, die zwar in ihrer Richtung wiederum in der ersten Linie liegen, die aber ganz anders geartet sind. Daher wäre es tatsächlich eine schöne Aufgabe, die Wirkungen, die sich bei der Potenzierung herausstellen, in gewissen Kurven darzustellen.»[96]

Weleda-Korrespondenzblätter für Ärzte, 1949

Über das Potenzieren

Eine mehr als hundertjährige Erfahrung in der Anwendung homöopathischer Arzneimittel hat den Beweis erbracht, dass Potenzen wirken – auch wenn sie jenseits der sogenannten Loschmidt'schen Zahl liegen. Im Anblick dieser Tatsache müssten die verschiedenen naturwissenschaftlichen Gebiete eigentlich ein reges Interesse an dem Vorgang des Potenzierens entwickeln. Insbesondere die drei Berufe: der Physiker (Chemiker), welcher Vorgänge und Strukturen im Reich des materiellen Geschehens studiert, der Pharmazeut, welcher im rhythmischen Prozess die im Stoff zunächst verborgene Arzneikraft frei macht und der Arzt, welcher diese Arzneikraft in seiner Praxis handhabt.

In prägnanter Form spricht schon *Hahnemann* (1755–1843) von dem entsprechend dreigegliederten Vorgang des Potenzierens selbst, wenn er sagt:

> «Durch Reibung (Schütteln) kommt die innere Arzneikraft wundersam zum Leben und befreit sich gleichsam von den Banden der Materie, um desto eindringlicher und freier auf den menschlichen Organismus wirken zu können».[23]

Materie, pharmazeutischer Prozess, Arzneikraft (Physiker, Pharmazeut, Arzt), sie ergeben die drei Aspekte, von denen aus auf den Potenzier-Vorgang Licht fallen kann, wobei von jedem einzelnen jeweils zu *berücksichtigen* wäre, was von Seiten der beiden anderen Aspekte zu dem Problem beigetragen werden kann. Das müsste von echter wissenschaftlicher Gesinnung erwartet werden können, besonders auf Seiten der Physiker gegenüber den Erfahrungen der Ärzte mit sogenannten Hochpotenzen. Jede Betrachtungsart für sich – das hat die historische Entwicklung auf diesem Gebiet gezeigt – führt in Einseitigkeiten oder Desinteressiertheit. Es soll ein skizzenhafter Versuch unternommen werden, mehr als bloß atomistische physikalische Hypothesen in die Betrachtung des Potenzier-Vorganges einzubeziehen und vor allen Dingen dasjenige zu berücksichtigen und ernst zu nehmen, was die *Erfahrung* über den Potenzier-Vorgang und damit über die Realität der Wirksamkeit von Potenzen auf Seiten des Arztes ausspricht. Wir glauben, damit eine alte Schuld auf Seiten der Physiker gegenüber wissenschaftlicher Gewissenhaftigkeit abtragen zu helfen. Im gleichen Sinne *berücksichtigen* wir ferner die aus der anthroposophischen Geisteswissenschaft kommenden Erkenntnisse, welche *Rudolf Steiner* mitgeteilt hat. Es wird sich zeigen, ob diese ein Licht auf den Vorgang des Potenzierens werfen können, ob sie sich fruchtbar erweisen zu einer erkenntnismäßigen Durchdringung – auch in jenem Goethe'schen Sinne, dass, was fruchtbar sich erweist, auch wahr ist.

Aus diesen Erkenntnissen geht hervor, dass in dem Bereich der Naturerscheinungen nicht allein die wägbaren, messbaren Kräfte am Werke sind, sondern darüber hinaus solche, die sich in der Gestaltbildung der Lebewesen kund tun. Lassen sich die messbaren Kräfte in ihrer Wirkensrichtung auf einen Punkt zurückverfolgen, von dem sie ihren Ausgang nehmen, an dem sie angreifen, so lässt sich für die anderen kein solcher Punkt angeben. Sie strahlen gleichsam aus dem ganzen Umkreis, von der Peripherie des ganzen Universums herein. In diesem Sinne kann also von zwei Kräftearten gesprochen werden: von solchen, die von einem Zentrum ausgehen, von «Zentralkräften», und andererseits von solchen, die vom Universum einstrahlen, von «Universalkräften». Die letzteren hat man sich als die belebenden Bildekräfte der Organismenwelt zu denken, welche sich in jedem Lebewesen mit den Zentralkräften des Irdischen auseinandersetzen.[90, 107, 118–120]

Die Substanzgenese wird von Seiten der Geisteswissenschaft so geschildert, dass alle Stofflichkeit der heutigen Erde einst in einem belebten Zustande sich befand, unter dem Einfluss der Universalkräfte stehend. Durch rhythmisch sich wiederholende, stufenweise in die Verdichtung führende Prozesse wurde das in den Substanzen anwesende Leben eingeschlossen und gleichsam von einer «Dornenhecke» materieller Bindungskräfte umgeben.[87] Die Substanzwelt kam dadurch unter den Einfluss der mehr und mehr sich geltend machenden Zentralkräfte, mit denen die heutige Physik als mit toten Kräften rechnet. Die Verbindung mit dem Umkreis erstarb, das Leben schlummert nun «verzaubert» in der Burg des Stofflichen, «vergessen» von der Welt des Umkreises.

Was geschieht nun beim Vorgang des rhythmischen Potenzierens, wenn auf jeder Potenzstufe jeweils ein Teil der Vorpotenzstufe mit neun Teilen Medium verschüttelt oder verrieben wird? – Die Bindungskräfte der Materie werden stufenweise weggenommen, die Kohärenz wird mehr und mehr aufgehoben, das Geistartige in der Materie «erwacht» und tritt wieder in Beziehung und Verbindung mit dem ganzen Umkreis. Von jenem Geistigen in der Materie spricht *Rudolf Steiner*, wenn er z.B. die Potenz-Untersuchungen von Frau *Kolisko* erwähnt:

> «Auf diese Weise ist es also gelungen, das bloß Materielle zu zerspalten, sodass in dem bloß Materiellen das wirklich Geistige zum Vorschein kommt. Denn wenn Sie das Materielle nicht wie der Atomist in Atome zerspalten, sondern es in seinen Funktionen, Kräften zur Wirksamkeit bringen, dann zeigen Sie den guten Willen, ich möchte sagen, die Materie selber zu durchsetzen, um ins Geistige über zu treten».[101]

Die Erfahrungen der Ärzte, welche mit potenzierten Substanzen gearbeitet haben, haben diesen Aussagen recht gegeben.

Dieses Geistartige tritt nun, wie schon erwähnt, in Verbindung mit dem Umkreis, und aus weiteren Untersuchungen Frau *Koliskos*, welche unter dem Titel «Sternenwirken in Erdenstoffen»[35, Anm. H] der wissenschaftlichen Welt unterbreitet wurden, geht hervor, dass die Substanz, sobald sie im flüssigen Aggregatzustand gelöst ist, den Anschluss an das Wirken der Sternenwelt tatsächlich bekommt. Sie tritt in die besagte Verbindung mit dem Umkreis. Geistartige Kräfte finden den Zusammenhang mit ihrem Ursprung wieder. – Das Material dieser *experimentellen Erfahrungen* liegt nun seit Jahrzehnten veröffentlicht bereit, ohne dass es in der Problematik der Materie, beim «Umsturz im Weltbild der Physik» *berücksichtigt* worden wäre.

Es erhebt sich nun die Frage, wie jene beim Potenzieren befreiten Kräfte nun auch in der Substanzwelt gehalten werden, mit der Substanz so verankert werden, dass sie trotzdem wirksam bleiben. Die Richtung unserer Betrachtung wird mit dieser Frage auf das *Medium* und die Vorgänge in ihm gelenkt. – Welche Eigenschaften muss es aufweisen, um die genannten Kräfte einerseits so weit vom irdisch Gebundenen zu lösen, dass sie den Anschluss an den Umkreis finden, sie aber andererseits dann doch wieder im irdischen Bereich zu halten? Muss es nicht zweierlei in sich vereinigen, den Bezug zum Kosmos und den Bezug zur Erde? Es hat, mit irdischer Stofflichkeit begabt, bereits nach dem Himmel zu weisen.

Es gibt kein Element, welches diese Eigenschaften, dieses Gleichgewicht zwischen Himmel und Erde in eben solchem Maße verkörpert wie das Flüssige, dessen Repräsentant wir im Wasser haben. Es stellt sich an die Schwelle zwischen drinnen und draußen, hat die Fähigkeit, nach diesseits und nach jenseits zu weisen, sich mit beiden zu verbinden, doch so, dass es Himmel und Erde im rhythmischen Gleichgewicht in sich zum Zusammenklang bringt. Es bringt das Sternenhafte im Irdischen zum Ausdruck und sucht das irdisch Feste durch Lösen dem Kosmos zu öffnen. Es führt die Universalkräfte ins Irdische, verschafft ihnen Zugang auf der festen Erde, ordnet die Zentralkräfte der Erde im Bilde der Universalkräfte an:

Als Stofflichkeit des Planeten gehört das Wasser zunächst dem Bereich des Irdisch-Stofflichen an, es hat Schwere, Gewicht. Schauen wir aber, *wie* es sich zu der Schwere verhält und sich mit ihr auseinander setzt: Im Wasser macht sich eine Tendenz geltend, welche bereits ein Anti-Gewicht schafft, den Auftrieb. Es behält sich die Möglichkeit vor, die Schwerekräfte so anzuordnen, dass aus dem Inneren der Flüssigkeit heraus eine nach oben weisende Kraft auftritt und somit das Wasser überhaupt nach dem «Oberen» zeigt. An jedem Punkt der Oberfläche eines unter Wasser getauchten Körpers – etwa einer Kugel – stellen sich die Schwerekräfte des Wassers selbst senkrecht auf diese Oberfläche, in ihrer Größe immer entsprechend der darüber befindlichen Flüssigkeitshöhe bis zum Wasserspiegel. Auf diese Weise resultiert eine Überkraft von unten nach oben, aber zugleich entsteht das *Bild* der von außen auf die Erde herein strahlenden Universalkräfte: wie aus dem ganzen Umkreis wirken die Schwerekräfte des Wassers auf einen untergetauchten Körper. Im Bereich des Wässrigen wird also die Schwere so weit vom Irdischen gelöst, dass sie sich im Bilde der Universalkräfte anordnet, womit die Schwere eines untergetauchten Körpers zum Teil überwunden wird (Archimedischer Auftrieb). Als überhaupt mit Schwere behaftete Stofflichkeit bleibt das Wässrige andererseits der Erde verbunden (siehe für dies und das folgende auch[74]).

Ein Ähnliches wird bei bewegten Flüssigkeiten anschaubar: Im Wirbel ordnet sich die Drehgeschwindigkeit so an (abgesehen von Zähigkeitseinflüssen innerhalb der Flüssigkeit), dass im Gegensatz zur Drehung des starren Rades die Umfangsgeschwindigkeit von innen nach außen abnimmt! Es gilt für den Wirbel in der idealen Flüssigkeit die Geschwindigkeitsverteilung, wie sie im 2. Kepler'schen Gesetz der Planetenbewegungen zum Ausdruck kommt. Innerhalb des Mediums Wasser kündigt sich also ein offenbar kosmischer Bezug an. Aber darüber hinaus orientiert sich der Wirbel gleichsam nach dem Fixstern-Kosmos, nach Art eines Kompasses (nicht zu verwechseln mit Kreisel-Wirkung). Würde etwa ein Miniaturschiff in solch einem drehenden Wirbel schwimmen, so würde seine Längsachse doch stets nach der selben Himmelsrichtung zeigen, auf stets den selben unendlich fernen Punkt. Es erfährt im Wirbel Kraftwirkungen, welche es in die gekennzeichnete Lage einstellen (diese Kraftwirkungen rühren von der charakterisierten Geschwindigkeitsverteilung im Wirbel her). Anstelle der Längsachse könnte natürlich eben so gut jede beliebige andere Linie auf dem Boden des Miniaturschiffchens markiert gedacht sein, sie würde beim Durchlaufen des Wirbels ebenso die *ihr* eigentümliche Richtung beibehalten und stets nach «*ihrem*» unendlich fernen Punkte zeigen. Verbildlicht gesprochen: Ein solcher Wirbel «hängt» sozusagen an jedem seiner Punkte (Schiffchen) mit unsichtbaren Fäden im gesamten Umkreis des Kosmos. Es ist, wie wenn er Wert darauf legen würde, die Sternen-Orientierung zu behalten, die planetarische (2. Kepler'sches Gesetz) sowohl wie diejenige gegenüber dem Fixsternhimmel (Kompasswirkung).[74, 85, Anm. C]

Was also für das Medium Wasser an den beiden Beispielen des Auftriebs und des Wirbels bereits abgelesen werden kann, ist das tatsächliche sich Hineinstellen zwischen Erde und Kosmos, wie es für das Medium des Potenzierens sozusagen erkenntnistheoretisch gefordert war.

Die Eigenschaft von Wirbeln, die Umfangs-Geschwindigkeiten in der genannten Weise anzuordnen, bedingt nun zugleich eine Art innerer Strukturierung dieser Gebilde. Es gleiten ja Flüssigkeitsanteile mit verschiedenen Geschwindigkeiten aneinander vorbei, in der gesetzmäßigen Weise, dass selbst der kleinste Schritt vom Zentrum nach der Peripherie des Wirbels jeweils eine geringere Geschwindigkeit antrifft. Es sind Bewegungsverhältnisse vorhanden, bei denen also alles drehend aneinander vorbei gleitet, in einer Art von bewegter, drehender Schichtung. Wie ein Buch, als Ganzes in die Hand genommen, zwar ein kompaktes Stück Materie, durch die Vielzahl seiner Blätter aber doch einen schichtenreichen und oberflächenhaften Körper darstellt, so kann auch der Wirbel als ein Oberflächenhaftes angesehen werden, in dem alles in Schichten aufgelöst ist, die drehend aneinander vorbei gleiten.[Anm. C und D] Der Wirbel ist eigentlich bewegte innere Oberfläche, aber kosmisch angeordnet in oben beschriebenem Sinne.

Wenn im *Vorgang des Schüttelns* von Potenzen das Volumen der Flüssigkeitsmasse in Tropfen und Bläschen aufgeteilt wird, so stellt sich dadurch eine beträchtliche innere Oberflächen-Vergrößerung her. Tritt darüber hinaus die charakterisierte Oberflächen-Entwicklung jedes einzelnen der dabei entstehenden Wirbel hinzu, so *steigert* sich jene Oberflächenbildung um ein Weiteres. Der Schüttelvorgang hält dadurch, dass er rhythmisch geschieht, diese Oberflächenentwicklung aufrecht, sie entsteht fortwährend neu und vergeht, um sogleich wieder gebildet zu werden. Ein Spiel feinster Oberflächen-Spannungen und -Entspannungen, von Diffusionsvorgängen muss sich in der geschüttelten Flüssigkeit vollziehen (vergleiche auch [42, 71, 72]).

In der Bildung der Oberflächen liegt nun aber gerade eine wesentliche Voraussetzung dafür, dass die beim Potenzieren frei werdenden

Kräfte, welche gleicher Art wie die gestaltenden Universalkräfte sind, sich im Medium halten, in ihm als einem «fruchtbaren Boden» Wurzel schlagen, an der blättrigen Struktur sich entfalten. Sie imprägnieren das Medium und drücken ein bestimmtes spezifisches Siegelbild in seine inneren Oberflächen.

Rudolf Steiner in einem Vortrag am 31.3.1920:

> «Das Wesentliche, was angestrebt wird im homöopathischen Heilprozess, liegt eigentlich, und ich bitte das nicht misszuverstehen – man muss immer ein klein wenig radikal sprechen, wenn man diese Dinge ordentlich charakterisieren will – das liegt eigentlich in Wirklichkeit viel weniger in den Substanzen als in den Verrichtungen, die bei der Zubereitung der Substanzen spielen, in der Zubereitung also desjenigen, was uns als Kieselsäure vorliegt, oder was uns, sagen wir, als Carbo vegetabilis vorliegt. In der Zubereitung, in dem, was man da macht, liegt es ... Dieses Medium bekommt eine andere Konfiguration».[96]

Wir stehen hier vor dem selben Prinzip, mit welchem das Leben arbeitet, wenn es in die Materie eingreift: Wo gestaltbildende Kräfte des Umkreises sich halten und betätigen sollen, müssen Oberflächen vorhanden sein. An ihnen wirken sie, wirkend schaffen sie neue Oberflächen.

Auf jeder Potenzstufe werden die Bindungskräfte der Substanz weiter weggenommen, Materie der Vorpotenz entfernt und noch «ungeprägte» Materie als Medium zugefügt. Im selben Maße lösen sich die in der Substanz «schlummernden» Arzneikräfte los, erwachen und finden sich dabei in einem Mikrokosmos vor, welcher ihnen in den Vorgängen beim Schütteln (bzw. Verreiben) angeboten wird. Es ist das Medium Wasser, welches die Fähigkeit hat, im Irdischen einen solchen Kosmos nachzubilden. Die frei werdenden Kräfte vom Charakter der Universalkräfte haben die Möglichkeit, sich an die oberflächenreichen Gebilde der Bläschen, Tropfen und Wirbel sofort wieder anzuheften und so das Medium spezifisch zu prägen (vgl. die Oberflächenentwicklung beim Zerreiben fester Substanzen[Anm. F]). Was sich durch alle Stufen von Verdünnungen und rhythmischen Schüttelungen ungesehen hindurch zieht, sind *Kräfte*, welche die Materie des Mediums desto reiner «prägen» können, je mehr sie von den Bindungskräften des Zentralkräfte-Bereiches befreit und losgelöst worden sind. – Es mutet wie eine fixe Idee an, wenn man nichts anderes im Potenzier-Vorgang zu sehen vermag als eine fortlaufende Substanz-Verdünnung. In einem gewissen Sinne stellt jede Potenzstufe einen «neuen Stoff» dar und insofern jede Potenzstufe auch nur eine Verdünnung 1:10! Was die Kräfte des gelösten Stoffes mit dem *Medium* machen, gehört zum Wesentlichen des Potenzier-Vorganges.

Wir kommen so zu einem völlig ungezwungenen Bild, welches die Natur im Rhythmus der Jahre vor unseren Augen verwirklicht: Aus dem in die Erde gesenkten Samenkorn sprießt die Pflanze auf, unterwirft durch übergeordnete, geistartige Gestaltungskräfte die in Oberflächen angeordnete Materie und formt sie zu der Gestalt spezifisch um, welche ihr eigentümlich ist. Als Nebenwirkung verändert sie die chemische Struktur der Substanz. Über Blatt, Blüte, Frucht und Samenbildung wird die Stofflichkeit eingegliedert in das Kraftgewebe der Pflanzengestalt und empfängt zuletzt im Samenkorn in einer Zusammenfassung das Siegel dieser Gestalt. – Es lässt sich gewiss nunmehr der materielle Aspekt heran ziehen, welcher einwenden kann, dass durch den Rhythmus der Jahre und Jahrzehnte von der Substanz des ersten Samenkornes längst kein «Atom» mehr im neuen Samen zu finden sein wird, da ja fortwährend mit neu hinzugekommener Materie verdünnt und alte Materie am Ende jeden Jahres ausgeschieden wurde. Ein vernünftiges Gemüt wird aber deshalb nicht in Abrede stellen, dass immer wieder neue Pflanzen aus den neu entstandenen Samen herauf sprießen, um jedes Mal die Substanz erneut und spezifisch zu prägen und sich zu unterwerfen. Was durch den rhythmischen Prozess der Ausdehnungen und Zusammenziehungen (Samen) im Laufe der Jahre, bei Ausscheidung großer Materiemengen im Herbst und Herübernahme kleinster Materiemengen in das Zukünftige, sich ungesehen hindurch zieht, ist der Bilde*kräfte*leib der Pflanze, welcher mit den Bildekräften des Universums zusammenschwingt.

Was durch den rhythmischen Prozess des Potenzierens mit Substanz-Verdünnungen (Ausdehnungen) und Herübernahme kleiner Materiemengen für die nächste Potenzstufe ungesehen sich hindurch zieht, es sind die aus der Substanz befreiten Arznei-*Kräfte*, welche – geistartiger Natur – mit den ihnen verwandten Kräften des Sternenumkreises zusammenschwingen, aber im Medium im irdischen Bereich gehalten werden. Das Wasser (bzw. der zerriebene Zustand) gibt durch seine Verwandtschaft mit den Universalkräften den Boden ab, auf dem sie ersprießen.

Das Potenz-Problem ist ein solches der Kräfte und nicht des Stoffes allein. So lange der Blick sich fesseln lässt in Richtung auf die Bindungskräfte der Materie, ist der für das Potenzieren adäquate Erkenntnisvorgang noch nicht verwirklicht. Es ist dann nicht Rat zu schaffen angesichts der Erfahrungstatsachen, welche sich täglich als neu vorhanden erweisen. Es war *Rudolf Steiner*, welcher auf jene Welt der Kräfte gewiesen hat, welche er charakterisiert und zu deren Erforschung er Weg und wissenschaftliche Methode gegeben hat. Durch sie fällt auf die Fragen Licht, die sich im Zusammenhang des Potenzierens ergeben. Hierdurch können die Erfahrungen verstanden und bejaht werden, welche in unzählbaren Krankenheilungen mit potenzierten Arzneimitteln beobachtet worden sind, und hier wird Erkenntnis fruchtbar, weil sie dem Arzt Verständnis vermittelt für das, was er als Wirkung potenzierter Substanzen bei seinen Kranken in der täglichen Praxis beobachtet.

Beiträge zu einer Erweiterung der Heilkunst, 1953

Das potenzierte Heilmittel

Wohl die meisten der in anthroposophischem Zusammenhang durchgeführten pharmazeutischen Zubereitungen finden ihren Abschluss in dem Vorgang des Potenzierens. Ihm gehen die verschiedenen Arten des Ausziehens der Pflanzen voraus, ihre mehr oder weniger intensive Behandlung in der Wärme, das Zubereiten der Mineralien und Metalle. Wenn sie nicht als Urtinktur oder in ihren sonstigen Ausgangsformen bleiben, werden diese Substanzen vom Vorgang des Potenzierens – im Medium des Flüssigen oder körnig Festen – aufgenommen und weitergeführt.

Das Potenzieren als eine in Stufen sich vollziehende Behandlung der Ausgangssubstanzen wurde um die Wende zum 19. Jahrhundert durch die homöopathische Schule eingeführt auf Grund einer Entdeckung *Samuel Hahnemanns* (1755–1843). Im Laufe seines Wirkens kam *Hahnemann* dazu, von grobstofflichen Arzneigaben ausgehend, später immer höhere und höhere Potenzen anzuwenden. So lässt *Hahnemanns* Entdeckung in ihrer historischen Entwicklung selber einen Stufengang erkennen, vom grobstofflichen Ausgangsmaterial bis zu hohen Potenzen. Das wesentliche Charakteristikum der *homöopathischen* Heilweise ist indessen nicht – wie so oft gemeint – die Herstellung und Verabreichung potenzierter Substanzen, sondern das Prinzip «Gleiches mit Gleichem» oder – in medizinischer Terminologie – das «Simile-Prinzip». Die Entdeckung dieses Prinzipes geht historisch derjenigen der Wirksamkeit potenzierter Stoffe voraus. *Hahnemann* hat das Verdienst, in einem Leben aufmerksamen Beobachtens von Arzneiwirkungen das Verfahren des Potenzierens zu dem Simile-Prinzip *hinzu* gefunden zu haben. Von *Hahnemann* wohl nicht gewusst, muss das Verfahren des Potenzierens schon in lange vergangenen Zeiten der Menschheitsgeschichte bekannt gewesen sein, wie *Rudolf Steiner* aus seiner Geistesforschung mitteilt und spärliche Überlieferung auch davon berichtet.

In der vorliegenden skizzenhaften Betrachtung soll das Potenzieren hauptsächlich als pharmazeutischer Prozess behandelt werden, wenn er auch in der Natur eine viel größere Rolle spielt als gemeinhin angenommen wird. Es sei nur erinnert an die große Bedeutung der in feinster Verteilung vorkommenden Spurenelemente in der Natur, an die vielen Heilquellen mit ihren Spuren von lebenswichtigen Substanzen, an die Gezeiten der Meere mit ihren rhythmischen Bewegungen, ihrer Brandung an den Küsten, an welchen viele Substanzen in gelöster Form teilnehmen. Diese Vorgänge können als weltweite Potenzierungen der Natur selbst angesehen werden. Große und kleine Mengen an Stoffen werden in ihnen im Laufe langer Zeiten und in mannigfaltigen Rhythmen in unvorstellbare Räume «hinein geatmet» – geschieht solches Lösen doch nach Gesetzen, die dem Element der Gase eigen sind.[Anm. 1]

Das Potenzieren verläuft – wie bekannt und schon angedeutet – in Stufen. Ein Quantum einer Substanz wird von einem vielfachen Quantum eines geeigneten Mediums – etwa Wasser, Alkohol, Milchzucker – in einem rhythmischen Bewegungsvorgang aufgenommen. Dies entspricht, flüchtig betrachtet, einer Verdünnung: bei der Dezimalpotenz im Maße 1 + 9, bei den Centesimalpotenzen im Maße 1 + 99. Das einmal gewählte Zahlenverhältnis wird während des Potenzier-Vorgangs durch alle Stufen beibehalten.

Der betrachtete Vorgang ist jedoch mehr als ein bloßes Verdünnen. Es kommt – wie *Rudolf Steiner* sich einmal darüber ausgesprochen hat – auf den Prozess als solchen an, «auf das, was man da macht»[96], also vor allen Dingen auf eine rhythmische *Bewegung* auf jeder Stufe des Vorganges. Schon *Hahnemann* legte auf den *Prozess* der Substanzbehandlung den größten Wert:

> «Durch Reibung (Schütteln) kommt die innere Arzneikraft wundersam zum Leben und befreit sich gleichsam von den Banden der Materie, um desto eindringlicher und freier auf den menschlichen Organismus wirken zu können».[22, 23]

Hiermit ist das Potenzieren in seiner Urbildlichkeit selbst ausgesprochen: es erweist sich dreigegliedert in Stoff, Kraft und rhythmische Bewegung. Die letztere ist es, welche vom Stoff zur Entfaltung der Kraft hinüber führt.

Es wird sofort evident: der Vorgang des Potenzierens erweist sich in seiner Dreigliedrigkeit auf den Organismus des Menschen von vornherein abgestimmt. Wäre er nicht schon bekannt, so könnte er an diesem abgelesen werden:

- am Stoffwechsel-System mit seinen noch weitgehend ponderablen Vorgängen,

- am Nerven-Sinnessystem mit seiner ganzen, in imponderables Gebiet hineinragenden Eigenart,

- am rhythmischen System, mit seiner Tätigkeit die beiden anderen Glieder lebendig verwebend.

In einem Hinweis auf anzustellende Experimente mit potenzierten Substanzen erklärte *Rudolf Steiner* 1920 gegenüber *Lili Kolisko*:

> «Lassen Sie Pflanzen keimen in verschiedenen Verdünnungen. Sie werden eine Kurve erhalten. Studieren Sie diese, sie spiegelt Ihnen wieder den Vitalisierungsprozess des Heilmittels im Körper des Tieres».[36, 36a, 37]

(Es handelte sich dabei um die Herstellung eines Heilmittels für Tierkrankheiten und darf ohne Zweifel auf die menschliche Organisation sinngemäß angewandt werden.)

Aus diesen Worten *Rudolf Steiners* geht schon hervor, dass Potenzier-Vorgang, Wachstumskurve und Vitalisierungs-Prozess im Körper ein und dasselbe wiedergeben.

Rudolf Steiner gab nun weiterhin an, dass die Verabreichung tiefer Potenzen hauptsächlich in dem Stoffwechsel-System des Menschen, die mittleren in den rhythmischen Vorgängen und die hohen im Gebiete des Sinnes-Nervensystems wirksam werden.[100] Nach *Lili Kolisko* gab er als entsprechende Bereiche in den Potenz-Wachstumskurven diejenigen zwischen den einzelnen Minima, den Tiefstpunkten der Kurven an. Seine Voraussage so gearteter Kurvenzüge fand in den betreffenden Experimenten ihre Bestätigung. Die Tiefstpunkte der Kurven wurden von Rudolf Steiner als Umschlagspunkte in qualitativ voneinander verschiedene Bereiche charakterisiert.[96] Mit ihnen erweist sich aber auch der Vitalisierungs-Vorgang in seinem zeitlichen Ablauf und in seiner Qualität als dreigegliedert.

Wird unpotenzierte Heilsubstanz in den Organismus aufgenommen, so wird sie alle diese Stufen oder einen Teil von ihnen durchlaufen, wobei sie vom Organismus selbst potenziert wird.[94] Potenziert man diese Substanz im pharmazeutischen Prozess, so erhebt man sie in einem dreigestuften Vitalisierungs-Vorgang zur Entfaltung ihrer Arzneikraft.

Diese Arzneikraft, mehr und mehr von den Bindungen an die Materie befreit, strahlt in das Medium ein, aber Substanz-spezifisch: eine Arnica mit anderen Qualitäten als z.B. Kupfervitriol. Aufgabe des Arztes ist es, diese spezifische Kräftequalität des Heilmittels und den Krankheitsprozess in richtiger Art aufeinander zu beziehen. Es besteht die bekannte Abstimmung: Jedem Krankheitsprozess entspricht die qualitativ ganz bestimmte Arzneikraft des potenzierten Heilmittels. Beide passen aufeinander. Die vielerlei Arten von Erkrankungen haben ihr Gegenüber in den Heilkräften der Pflanzen, Mineralien und Substanzen aus dem Tierreich. Diese scheinbar triviale Aussage hat eine wichtige Erkenntnisfolgerung allgemein gültiger Art: Die außermenschliche Natur bietet das Bild des Menschen noch einmal, auseinander gelegt in die Heilsubstanzen, als in die Vereinzelung und Vereinseitigung gegangene Organprozesse des Menschen. Gelingt es also, die Dynamik solcher Prozesse aus den Stoffen der äußeren Natur zu befreien und sie als solche an ein Medium zu binden, so entsteht das Heilmittel. Auf das große Reservoir der Natur an Bildekräften und Kompositionen von solchen kann zurückgegriffen werden, wenn es sich darum handelt, zu schwache, fehlende oder überschießende spezifische Organprozesse am menschlichen Leibe zu heilen. Dies wird durch die Potenzierung möglich.

Vor einer Beantwortung der Frage, was beim Potenzieren geschehen muss, damit die Arzneikräfte in das Medium «einstrahlen» können, ist die andere Frage zu behandeln, wie solche Kräfte denn in das Mineral, die Pflanze, in Mensch und Tier kommen.

Alle Materie, ob belebt oder unbelebt, verdichtet sich in rhythmischen Vorgängen. Die Pflanze wächst in den Rhythmen von Tag und Nacht, in den Rhythmen der Jahreszeiten, von hell und dunkel, warm und kalt usf. Sie ist eingebettet in den Zeitstrom mit dem Rhythmus des Sonnen-, Monden- und Sternenganges. An alten Bäumen lassen sich z.B. die Rhythmen der Planeten in den Jahresringen ablesen. In dem Zusammenspiel von Erde und Weltall erhält irdische Stofflichkeit Struktur. Die tote Materie selbst ging ursprünglich aus Lebensprozessen hervor: Die Bildung des Kalkes und der Kohle, auch Stoffe wie Kiesel, Eisen und andere werden mehr und mehr als Endstufen von einstigen Lebensprozessen des ganzen Erdplaneten erkannt.[8] Lebensprozesse sind aber immer rhythmisch und nur in dem Zusammenklang mit kosmischen Rhythmen möglich.

Wenn von spezifischen Stoffen und Kräftewirksamkeiten die Rede war und diese aus dem Mitwirken kosmischer Vorgänge hervorgehen, so müssen auch schon dem Himmelsgeschehen spezifische Differenzierungen zugrunde liegen: es sind die Anordnungen der Fixsternbilder und die Bewegungen der Planeten, welche in ihren spezifischen Eigenarten und in ihrem Zusammenklang in den Naturvorgängen wirken. Die Gestalten der Tiere, das Wachstum der Pflanzen, die Qualitäten der Metalle wurden von jeher in einem kräftemäßigen Zusammenhang mit dem Firmament, den Tierkreisbildern, dem Lauf der Planeten und ihrem Eigenwesen geschaut. Der Mensch selbst aber wurde gesehen als der harmonische Zusammenklang aller dieser Bewegungen und Kräfte. Sie werden von der Geisteswissenschaft als die «*Urbewegungen*» geschildert oder als Ur-Gesten, die vom Kosmos her den Teppich der Naturerscheinungen mit ihren vielen Gestalten weben.

> «Der Mensch ist eine fertige Form, wie er vor uns steht. Aber diese fertige Form ist aus Bewegung hervorgegangen. Diese fertige Form ist aus sich bildenden und ablösenden Urformen hervorge-

> gangen. Nicht das Bewegte geht aus dem Ruhenden, das Ruhende geht ursprünglich aus dem Bewegten hervor».[103, siehe auch 104]

Ebenso ist jedes Glied der Natur aus solchen Urbewegungen hervorgegangen und trägt diese Werdeprozesse – zur Form geronnen – in sich. *Spezifische* Bewegungen und Regsamkeiten sind es, welche ihnen allen und damit letztlich auch den Arzneikräften zugrunde liegen. Treten in dem harmonischen Zusammenklang aller jener Bewegungen – im Menschen – Störungen auf, so kann aus dem ausgebreiteten Bereich jener schaffenden Urgesten die ihnen entsprechende als Heilsubstanz heran geholt werden.

Es kann nunmehr auf die Frage eingegangen werden, wie solche Kräfte – eingefroren in der Stoffeswelt – wieder zur Regsamkeit gebracht und dabei an ein Medium gebunden werden können, so lange, bis der Patient sie braucht. Es wird also die Rede sein von den inneren Vorgängen, die sich beim Potenzieren abspielen.

Offenkundig verschwindet die zunächst noch wägbare und mit Sinnen wahrnehmbare Arzneisubstanz im Laufe des Potenzier-Vorganges mehr und mehr. So wird eine Betrachtung, welche ihre Aufmerksamkeit auf den Stoff allein richtet, in dem Vorgang nur ein stufenweises Verdünnen sehen. Es besteht indessen eine andere Gesetzmäßigkeit, welche sich diesem Geschehen überlagert und welche die ganze Natur durchzieht: Jeder Naturvorgang wird von einem – sichtbaren oder unsichtbaren – Komplementär-Vorgang begleitet: z. B. dem irdischen Stoff-*Verdünnen* (einem Entfernen vom Irdischen vergleichbar) läuft der Vorgang eines *Verdichtens* der ätherisch-kosmischen oder Universalkräfte parallel (einem Hereinkommen von Kosmischem entsprechend). Die Werdekräfte der Pflanzen, Mineralien usw. strahlen in das Potenziermedium, etwa das Wasser, ein und verbinden sich mit ihm.

Das Urbild aller Potenziermedien ist das Wasser, welches in seiner Universalität dem Menschen denkbar nahe steht und ihn von der Geburt bis zum Tode begleitet. Andere Potenziermedien – für gewöhnlich andere Flüssigkeiten oder Milchzucker – sind in vielen ihrer Eigenschaften dem Wasser vergleichbar und können daher eben so benutzt werden.

Wir kennen die Flüssigkeiten als irdische Substanzen, doch weisen sie in vielen ihrer Eigenschaften nach dem Bereich der außerirdischen Universalkräfte.[74] Diese wurden zuerst von Rudolf Steiner als solche bezeichnet und charakterisiert und dem modernen naturwissenschaftlichen Denken zugänglich gemacht.[90,107,118] In einer seither entstandenen reichen Literatur über die Universalkräfte kommt zum Ausdruck, dass allem punktuell Gedachten die irdische Stoffeswelt entspricht, allem Flächenhaften aber die Welt der Bildekräfte eignet.[2] Dem «Erden-Staubkorn» steht die Himmelsperipherie mit ihren Umkreiskräften wie eine unermesslich ausgebreitete Fläche gegenüber, welche in ihrer Differenzierung in die lebendige Natur und ihre Stoffeswelt wirkt. Sie kann dies um so stärker tun, je mehr ihr ausgedehnte Flächen entgegen gehalten werden, worin sie auf Verwandtes auftrifft. Alle Lebensvorgänge spielen sich ebenfalls an Flächen ab. Im rhythmischen Bewegen von Flüssigkeiten oder körnigen Stoffen entstehen nun in der Tat solche großen inneren Flächen. Es sind die Berührungsflächen zwischen verschieden rasch strömenden und aneinander vorbei gleitenden Flüssigkeitsbereichen im Vorgang des Schüttelns, es sind ferner die unzähligen Bläschen, Tröpfchen und Wirbel mit ihren großen Oberflächen.[Anm. D] Sie sind gleichsam das Tor, durch welches die Universalkräfte in die Welt der irdischen Stoffe eintreten. An solchen Flächen prägen sie sich ein, wie ein Petschaft in die Masse des erweichten Siegellackes seine Form einprägt. Das Medium bekommt, nach Rudolf Steiner, etwas wie eine Struktur im Vorgang des Potenzierens aufgeprägt. Im allgemeinen herrscht die Vorstellung, dass von der Arzneisubstanz Atome auf das Medium übergehen müssten. Nach dem Gesagten liegt aber keine Notwendigkeit vor, stoffliche Übergänge vom Arzneistoff als Prägendem auf das Medium zu Hilfe zu rufen, wie es punktuell-atomistisches Denken aus seiner Gewohnheit heraus tut: Ja – je *weniger* Atome oder Moleküle vom Petschaft auf die Prägung übergehen, desto reiner das entstehende Bild. Hier dürfte die Loschmidt'sche Zahl auch ihre Bedeutung verlieren, jene Zahl, welche nur über die Anwesenheit von Stoffteilchen etwas auszusagen vermag.

An den genannten inneren Flächen des Potenziermediums, welche in der rhythmischen Bewegung hauptsächlich entstehen, finden sich nun aber auch Wärmevorgänge, Wärmedifferenzierungen und saugende Kräfte. Sie alle deuten darauf hin, dass jene Oberflächen wichtige Schwellen darstellen, über welche die einstrahlenden Bildekräfte bzw. ihre Kompositionen eintreten und sich dem Medium mitteilen können. Ein Hauptcharakteristikum für jene aus dem Kosmos einstrahlenden Universalkräfte ist ja dieses, dass sie den irdischen Druckkräften als saugende gegenüberstehen.

Betrachten wir eine Pflanze, etwa eine Kamille: sie ist gebildet aus einer nur ihr eigenen Komposition von Weltenrhythmen und Weltenkräften. Potenzieren wir die Pflanze, so strahlen dieselben Werdekräfte in das Medium ein und prägen es gemäß der Kamille.

Die Frage liegt nahe, ob diese Kräfte nicht direkt – ohne Umweg über die Kamillenpflanze – in das Medium geholt oder von ihm aufgefangen werden können. Bei aller dem Problem angemessenen Behutsamkeit darf diese Frage im Grundsätzlichen bejaht werden, wenn auch noch ein weiter Weg zu ihrer Realisierung führt. Viele Experimente vom Verfasser mit reinem Wasser haben gezeigt, dass dieses noch ungeprägte Universalmedium vom Kosmos her geprägt werden kann.[75,77] Es ist wie ein feines Sinnesorgan, welches den Wechsel der Himmels-Konstellationen aufnimmt und sich von ihnen prägen lässt. Bedingung dabei ist, dass es z.B. durch rhythmisches Bewegen den einstrahlenden Kräften ausgesetzt wird. Das Wasser wechselt mit dem Gang der Himmelsereignisse seine Qualitäten, es ist wie ein Spiegel in Bezug auf dieses außerirdische Geschehen. Qualitative Unterschiede solcher Art konnten am Wachstum von Pflanzen nachgewiesen werden.[75,77]

Aus dem Angedeuteten dürfte deutlich geworden sein, dass das Potenziermedium mit spezifischen Heilkräften aufgeladen werden kann, welche der kranke Mensch braucht und welches ohne Kraftanstrengung vom Organismus aufgenommen werden kann, ja – unmittelbar in die Sphäre seiner Bildeprozesse eintritt. Die potenzierte Substanz wird zum Kräfteträger – nicht zu einem Stoffträger – und kann um so reiner wirken, je weniger Stoff von dem sie prägenden «Stempel» an ihr hängen bleibt. Das lebendig-geistige Bild der Kamille – um bei dem gewählten Beispiel zu bleiben – wird umso reiner im Medium aufleuchten. Der Potenzier-Vorgang, welchen der Mensch in sich selbst vollziehen müsste, durch Stoffwechsel, rhythmische Organisation und Nerven-Sinnessystem, kann ihm durch einen außer ihm schon vollzogenen pharmazeutischen Prozess abgenommen werden.

Es ist nicht möglich, alle mit dem Potenzieren zusammenhängenden Probleme in einer so kurzen Darstellung befriedigend zu behandeln. Aspekte, welche hier nur berührt werden konnten, finden sich in den im nachfolgenden Literaturverzeichnis genannten Arbeiten näher ausgeführt.[41, 51–54, 57, 64, 71, 88, 94–97, 107, 118]

Weleda-Korrespondenzblätter für Ärzte, 1961

Bestätigt die Allopathie das Simile-Prinzip der Homöopathie?

Auf der 76. Tagung der Nordwestdeutschen Gesellschaft für Innere Medizin, über die in der «Stuttgarter Zeitung» vom 15. Februar 1971 mit der Überschrift «Krebs in Etappen» berichtet wurde, kam die Sprache auf die Chemotherapeutika zur Krebsbekämpfung. In dem Bericht ist zu lesen:

> «In den letzten Jahren – so betonte Schmähl – hat sich in Tierexperimenten der Verdacht *bestätigt* (vom Ref. hervorgehoben), dass diese Krebs-Chemotherapeutika auch eine kanzerogene Wirkung haben können.»

Man kann den selben Tatbestand sinngemäß auch so ausdrücken: Chemotherapeutika, die bestimmte Krankheitssymptome (Krebs) hervorzurufen imstande sind, können auch Heilmittel für dieselbe Krankheit (Krebs) sein. Wenn man diese gewiss interessante Beobachtung – vom Tierexperiment ausgehend – auch noch nicht zu verallgemeinern Veranlassung hätte, so ist doch beachtenswert, gerade im Bereich des Krebsgeschehens das Phänomen des Simile-Prinzips von Samuel Hahnemann – diesmal durch die Gegenseite der Homöopathie und als «Verdacht» – bestätigt zu sehen. Ob es bemerkt worden ist?

Beiträge zu einer Erweiterung der Heilkunst, 1971

Über einstrahlende und ausstrahlende Kräfte, eine Betrachtung zur Frage der Potenzwirksamkeiten

Den Herstellern potenzierter Heilmittel ist es wohl verständlich, wenn immer wieder Fragen über die Wirksamkeit von Potenzen an sie herangetragen werden. Solche Fragen werden insbesondere von demjenigen ernst genommen, dem sie sich selbst mit aller Bestimmtheit einmal aufgedrängt haben, sei es im pharmazeutischen Prozess oder am Bett des kranken Menschen selber.

Die Zweifel, welche bisweilen an der Wirksamkeit potenzierter Heilmittel auftreten, äußern sich zumeist in einer dreifachen, charakteristischen Art und fast immer in Begriffen, welche zum «Raumproblem» in naher Beziehung stehen:

1) Der Blick wird auf die Höhe der Potenzstufe gerichtet, etwa Quarz D 30; das ist stofflich betrachtet eine Substanzverdünnung von eins zu einer Zahl mit 30 Nullen. Man sieht sich machtlos einer astronomisch anmutenden Zahl gegenüber, zu der es keine Brücke zu geben scheint. Zwischen ihr als einer Sternen-Unendlichkeit und dem irdischen Betrachter tut sich ein Abgrund auf. Im Hinblick auf die Potenzhöhe wird der *Prozess* aus den Augen verloren, der zu ihr führt.

2) Es wird nur der Zwischenraum betrachtet, in dem die Substanz als Ponderables stufenweise verschwindet. Das konkret Wirksame der Potenz (etwa als D 30, d.h. einer imponderablen Kräftewirksamkeit) geht der Anschauung verloren.

3) Ist man bereit, sich einmal von den hergebrachten (in *ihren* Grenzen selbstverständlich richtigen) Vorstellungen über das Substanzwirken unbefangen zu lösen, so glaubt man mit dem Aufgehen in einer Unendlichkeit «den Boden unter den Füßen zu verlieren». Man erkennt nicht das Walten der Potenz innerhalb des irdischen Bereiches.

Unendlichkeit, Erde oder Zwischenraum glaubt man zu verlieren je nach dem Standpunkt, den man einnimmt.

Versuchen wir durch eine kurze Betrachtung des Raumes als einer Ganzheit, welche Erdennähe und Himmelsferne in sich trägt, die genannten drei Aspekte zunächst einmal zusammenzuführen. Dabei möge uns die Mathematik in ihrer anschaulichen Ausgestaltung der projektiven Geometrie leiten (Abb. 16): Durch einen Punkt *P* führe eine gerade Linie *g*, von einem weiteren Punkt *P'* strahlen Geraden *L*, *L'*, *L''* …, welche mit *g* die Schnittpunkte *S*, *S'*, *S''* … bilden.

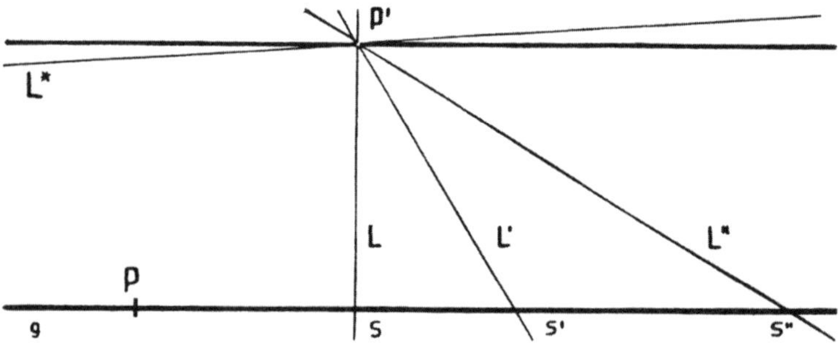

Abb. 16

Je mehr diese Schnittpunkte in die Weite nach rechts hinaus wandern, desto mehr nähern sich die Linien *L* der zu *g* parallelen Lage. Für die parallele Lage selbst rückt *S* in die unendliche Ferne rechts. Sobald die Parallellage aber nur wenig überschritten wird, neigt sich die Linie *L** nach links, wobei ihr Schnittpunkt *S* mit *g* aus der unendlichen Ferne rechts nun von der linken Seite wieder hereinkommt. Der unendlich ferne Punkt der Geraden *g* links und rechts ist also derselbe. – Dies gilt aber für alle Geraden, welche durch *P* hindurchgehen, sodass, wenn *P* als Ausstrahlungs-Punkt von Geraden nach allen Raumesrichtungen angesehen wird, auf jeder dieser Geraden ein unendlich ferner Punkt liegt. Alle diese Punkte müssen aber in einer gemeinsamen Fläche aufgehen, da sie ja alle von *P* gleiche Distanz haben. Zunächst möchte man sich diese Fläche als Kugelfläche mit *P* als Mittelpunkt vorstellen. Wird jedoch die unendliche Entfernung bedacht, in welcher jene Fläche liegt, so wird anschaulich, dass sie gar keine Krümmung mehr besitzen kann, weil die Krümmung eines Kreises mit wachsendem Durchmesser mehr und mehr abnimmt und mit unendlich großem Durchmesser zuletzt zu Null wird. Die Kugel wird zur Ebene – im Sinne der projektiven Geometrie zur unendlich fernen Ebene (Weltenperipherie). So stehen sich Punkt *P* und unendlich ferne Ebene als Polarität gegenüber.

Die projektive Geometrie führt nun durch ihre exakt entwickelten Begriffsbildungen zu der Vorstellung, dass der «Raum» kein in monotoner Leere gähnender Abgrund ist, sondern ein Gebilde mit charakteristischen Eigenschaften darstellt. (Eine zukünftige Astronomie wird sich ohne Zweifel diese mathematischen Anschauungen mehr zu eigen machen als es gegenwärtig noch der Fall ist.) Um wenigstens eine entfernte Anschauung des Angedeuteten zu vermitteln, stellen wir die Frage, wie sich eine Ebene, etwa ein Streifenausschnitt aus einer solchen, in der Unendlichkeit verhält. Auf einem Streifen ausgeschnittenen Papiers seien zwei Geraden aufgezeichnet. Von jeder ist nach dem Vorangegangenen bekannt, dass sie einen unendlich fernen Punkt aufweist. Jede der Geraden läuft in sich selbst zurück. Bei dem Versuch, den Streifen Papier zu einem Gürtel zusammenzuschließen werden wir aber entdecken, dass Anfang und Ende jeder Geraden für sich nur dann zur Deckung zu bringen sind, wenn der Streifen einmal in sich verwunden wird (Abb. 17).

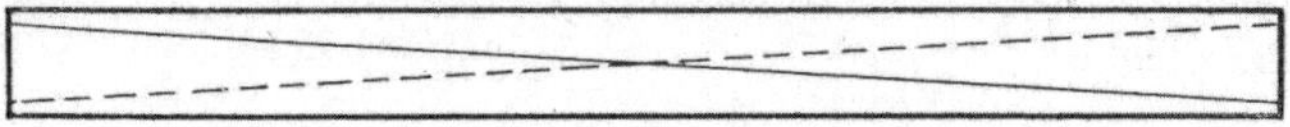

Abb. 17

Die Ebene verschlingt sich also, indem sie durch die Unendlichkeit geführt wird. Der Raum mit Einbezug der unendlichen Ferne muss als ein in sich verschlungenes Gebilde aufgefasst werden.[1, 11, 26, 43] Man kann von einer lemniskatenartigen Verschlingung des Raumes sprechen. Die Lemniskate (Abb. 18), ein Sonderfall der bekannten sogenannten Cassinischen Kurven, weist einige Besonderheiten auf, die wenigstens teilweise in unserem Zusammenhange zu erwähnen sind: Wird die eine Hälfte der Schleife, etwa die rechte, auf der Innenseite durchlaufen, so ändert sich die Situation, sobald der Kreuzungspunkt überschritten wird. Das Innere der rechten Schleife wird dann zum Außen der linken Schleife. Im Kreuzungspunkt selbst tritt also eine Wendung ein, die wiederum rückgängig gemacht wird, wenn von der linken Außenseite her in das Innere rechts zurück geschritten wird. Ein rhythmischer Wechsel steht in der Mitte. In der Polarität von Innen und Außen lebt sich ein rhythmisches Geschehen aus, wie etwa in der Polarität von Erdenpunkt und Fixsternsphäre sich das rhythmische Element der Planetenbewegungen einschiebt. Betrachten wir dergestalt den Raum als eine Ganzheit mit innerer Dynamik und Konfiguration, welche Zentrum und Himmelsferne zu umfassen imstande ist, so ist damit zugleich der Weg frei für ein weitgehendes Verständnis für die eingangs erwähnten Probleme der Potenzwirksamkeiten.

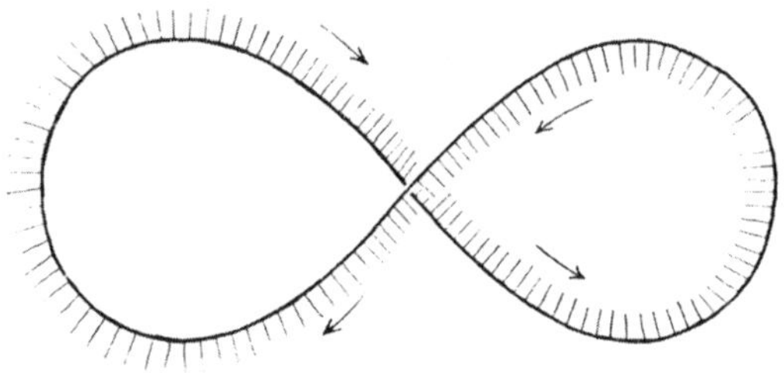

Abb. 18

Nach den geometrischen Verhältnissen betrachten wir diejenigen der Kräftewirksamkeiten.

Der geometrischen Polarität von Punkt und peripherischem Umkreis entspricht eine Polarität von Kräftearten. Auf der Erde als auf einem Punkt im Weltall stehend, richtet sich der Blick nur zu leicht auf jene «naheliegenden» Kräfte, die von diesem Punkt ausstrahlen, und unberücksichtigt bleiben solche, welche ganz anders geartet, von der Peripherie der fernen Ebene des Weltenalls ausgehen. Erst die Geisteswissenschaft *Rudolf Steiners* hat den physikalischen, von einem Punkt ausstrahlenden Kräften, welche eine messbare Größe, eine lineare Richtung ihres Wirkens und einen Angriffspunkt besitzen, jene peripherischen «*Universalkräfte*» gegenübergestellt.[90, 107, 120] Die ersteren, die «*Zentralkräfte*», machen sich von einem Punkte ausgehend geltend (Abb. 19). Die Erde als Weltkörper «strahlt» z. B. ihre Wirkung der Erdanziehung in den Weltenraum hinaus. Dieser Kraft unterliegt jeder Körper, der in ihren Bereich eintritt. Ein losgelassener Stein fällt zur Erde zurück.

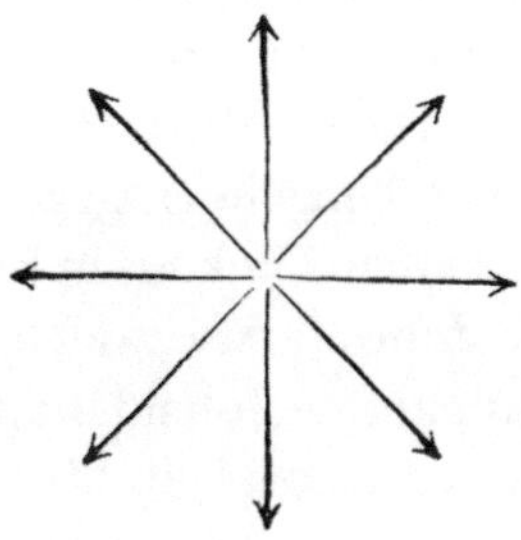

Abb. 19

Die Wirkungen, welche so ausstrahlen, vermindern sich mit der Entfernung vom Ausstrahlungspunkte. Sie nehmen mit dem Quadrat der Entfernung ab. In der Entfernung 2 haben sie sich auf 1/4 ihrer Größe gegenüber Entfernung 1 vermindert (Abb. 20). Je mehr die Fläche der Weltenperipherie sich nähert, umso mehr werden die messbaren Wirkungen der Zentralkräfte zu Null.

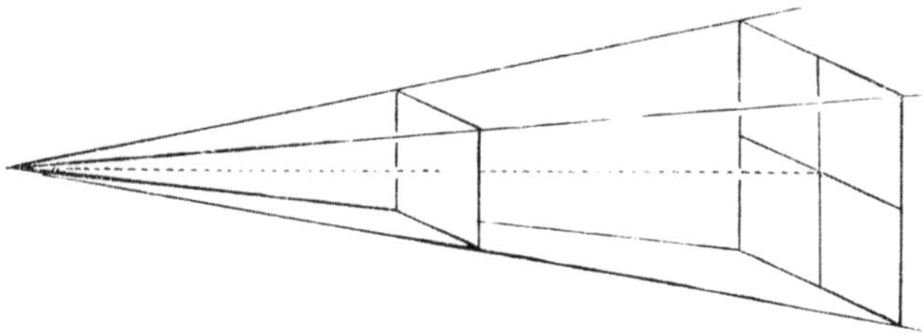

Abb. 20

Demgegenüber stehen nun aber Kräfte, welche von der gesamten Peripherie her einstrahlen (Abb. 21). Sie sind nicht wägbar, kommen aber anschaulich zur Geltung, indem sie sich mit den erstgenannten Zentralkräften durchdringen und sich z.B. im Aufbau und der Durchgestaltung der Pflanzen zeigen. Wir haben sie uns vorzustellen als Kräfte, welche nicht auseinanderstreben sondern Ganzheit bildend, zusammenhaltend, gestaltend und Gestalt differenzierend einstrahlen. Wir müssen sie ansehen als die eigentlichen Pflanzen-Bildekräfte, welche sich den Zentralkräften des irdischen Bereichs entgegenstellen.[62, 107] Die Pflanze überwindet durch ihre mit dem Umkreis in Korrespondenz stehenden Kräfte fortwährend jene Zentralkräfte, welche auflösenden Charakter haben und in Erscheinung treten, sobald die Pflanze abstirbt und sich also jene Universalkräfte zurückziehen. Dann treiben die allein wirkenden Zentralkräfte die Form und Substanz der Pflanze wieder auseinander, lösen auf, bauen ab, führen in Einzelbestandteile zurück.

Rudolf Steiner charakterisiert jenes Kräftespiel folgendermaßen:

> «Die Beobachtung zeigt doch, dass die Lebenserscheinungen eine ganz andere Orientierung haben als die im Leblosen verlaufenden. Für die letzteren wird man sagen können: sie zeigen sich von Kräften beherrscht, die vom Wesen des Stoffes ausstrahlen, vom – relativen – Mittelpunkt nach der Peripherie hin. Die Lebenserscheinungen zeigen den Stoff von Kräften beherrscht, die von außen nach innen wirken, gegen den – relati-

ven – Mittelpunkt zu. Beim Übergange ins Leben muss sich der Stoff den ausstrahlenden Kräften entziehen und sich den einstrahlenden fügen».[107]

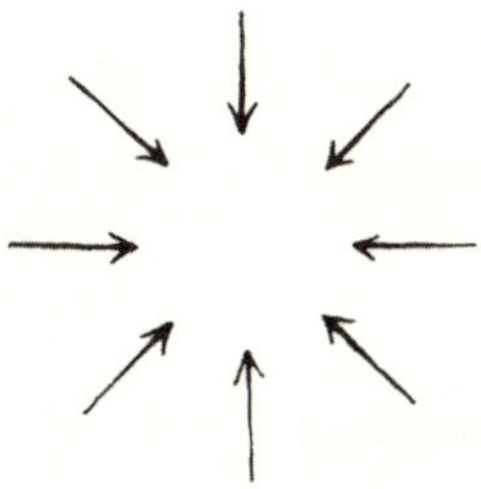

Abb. 21

Es ergibt sich nunmehr die Frage, wie in der lebendigen Pflanze jene von der Peripherie her einstrahlenden Kräfte innerhalb des irdischen Bereiches zur Wirksamkeit kommen. Mit anderen Worten: Was stellt sich als Vermittelndes, als «*Medium*» zwischen Himmel und Erde, worin sich die Polaritäten auswirken können? Dieses Medium ist das Wasser. Wasser zeigt in vielen seiner Äußerungen, dass es in hohem Maße geeignet und bereit ist, Träger des Lebendigen zu sein.[25,34]

Wir greifen aus der Fülle des in dieser Beziehung möglichen Darstellbaren drei Äußerungen des Wassers heraus:

1. Sein Verhalten den Schwerekräften gegenüber. Ein fest geformter Körper, der am Erdboden liegt, drückt mit seinem Gewicht auf den Boden (Abb. 22). Die Wirkungslinie seiner Kraft weist senkrecht nach unten. Das Wasser drückt mit seinem Gewicht auf andere Weise. Es hat die Eigenschaft, seine eigenen Schwerewirkungen sphärisch anzuordnen, stets senkrecht zur Körperoberfläche in dem Sinn, wie die Umkreiskräfte wirken. Da es aber durch seine Stofflichkeit Anteil an der Schwere hat, werden diese Wirkungen noch messbar. Das Wasser nähert sich wesenhaft den Universalkräften (Abb. 23), wird

sichtbares Abbild derselben im irdischen Bereich. Der Auftrieb als Gegenkraft zur Schwere kommt durch jene Eigenschaft des Wassers zustande, seine eigenen Schwerekräfte peripherisch anzuordnen. Auf die Unterseite eines untergetauchten Körpers wirkt das Gewicht der über jener Unterseite stehenden Wassersäule von unten nach oben!

Abb. 22

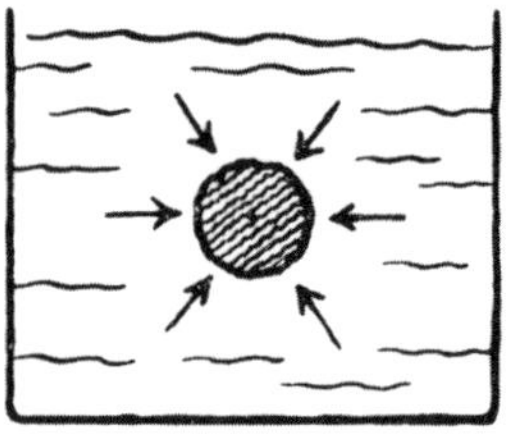

Abb. 23

2. Das Wasser neigt dazu, Ebenen und große Oberflächen zu bilden. Indem es zwar im Tropfen eine möglichst kleine Oberfläche scheinbar anstrebt, entstehen gerade dadurch viele und kleine Tropfen, womit eine Oberflächenvergrößerung hohen Ausmaßes verbunden ist. Strömendes Wasser bildet – z.B. in den Wirbeln – große innere Oberflächen aus.[Anm. D] Es nähert sich seinem Wesen nach der eine Fläche bildenden Welten-Peripherie.

3. Das Wasser muss geradezu als das zum Rhythmus neigende Element angesehen werden. In Wellenausbildung und rhythmisch abgelösten Wirbeln an umströmten Körpern offenbart es u.a. diese Seite seines Wesens.

So stellt es sich in das rhythmische Wechselspiel von Umkreis- und Zentralkräften innerhalb der Organismen mitten hinein. Es wird zum Träger dieses Kräftespiels.

Die Ausgangsfrage war: Wie steht es mit der Wirksamkeit der potenzierten Heilmittel? Wir können nunmehr – unter einem der möglichen Aspekte – an ihre Beantwortung gehen.

Der festgefügte Körper, den wir als Ausgangssubstanz für das potenzierte Heilmittel verwenden, hat Eigenschaften, mit denen er sich nach außen kund gibt, strahlt Wirksamkeiten im Sinne der charakterisierten Zentralkräfte aus. Er verhält sich dem Licht, der Wärme, dem elektrischen Strom gegenüber in definierbarer, messbarer Weise, er hat Gewicht. Dieser Körper wird nunmehr einer stufenweisen Auflösung unterworfen: Ein Teil seines Gewichts wird mit neun Teilen Verdünnungsmittel, z. B. Wasser zusammengebracht und rhythmisch geschüttelt. Nach einer Pause geschieht dasselbe mit dieser 1. Potenz = D 1. Es entsteht dann D 2 usf.

Indem der Stoff gelöst wird, kommt er in einen Bereich, in dem von vornherein Kräfte wirken, welche der Schwerkraft entgegengesetzt sind. – Das Wasser ist für alle Körper ein Auftriebsbereich; überdies sind die dem Wasser immanenten Zentralkräfte bereits im Sinne der Universalkräfte angeordnet. – Indem von jeder Potenzstufe im allgemeinen jeweils nur $1/10$ weiterverwendet wird, so wird von dem Ausgangsstoff fortwährend weggeschafft, der Rest aber im Verschütteln in die Oberfläche getrieben. Das durchschäumte Wasser hat riesige Oberflächen-Entwicklung! Die Substanz wird also stufenweise den Erdenwirkungen entfremdet und gerät mehr und mehr unter den Einfluss der Umkreiskräfte, welche als Oberflächenbildung charakterisiert worden sind. Die in Oberfläche ausgebreitete Substanz wird damit mehr und mehr verwandt gemacht jenen einstrahlenden Wirkungen, welche sie auf sich zu ziehen geeignet wird. Damit wird die Potenz aber auch zum Träger von Kräften, welche z. B., wie oben dargelegt, als formende prozessual in der Pflanze wirken. Universalkräfte siedeln sich in dem geeignet gemachten Medium an, imprägnieren es, ohne dass wägbare Veränderungen mit ihm vorgehen (vgl. die katalytischen Prozesse, welche ebenfalls an große Oberflächen gebunden und in den Lebensvorgängen der Pflanzen von großer Bedeutung sind.[47]

Die oben besprochene Dreiheit von Punkt, Umkreis und Zwischenraum kehrt also wieder, aber zusammengeschlossen zu einer Ganzheit, im rhythmisch gelenkten Potenziervorgang.

Wir fassen kurz zusammen:

Punkt: Diesem entspricht der fest geformte, in sich geschlossene Körper, von welchem die Wirkungen (als ponderable) Zentralkräfte ausstrahlen.

Peripherie: Dieser entspricht der Umkreis, d.h. für die Potenz die von Stufe zu Stufe sich in *Oberfläche* auflösende Stofflichkeit.

Zwischenraum (Intermedium): Diesem entspricht der streng rhythmische Auflösungsvorgang selbst, welcher an das Auflösungsmedium (z.B. Wasser) gebunden ist und vom Punkt zur Peripherie die Brücke schlägt.

Was geschieht aber mit der Potenz im Organismus des kranken Menschen? Das mit imponderablen Universalkräften imprägnierte Heilmittel greift ein in den Zusammenhang der imponderablen Kräfteorganisation des Patienten. Universalkräfte wirken spezifisch auf die aus dem Gleichgewicht gekommenen Vorgänge innerhalb des kranken Körpers. Auch in solchem Sinne wirkt Gleiches auf Gleiches.

Der an der Potenzwirksamkeit Zweifelnde kann zu der Erkenntnis ihrer Realität durch dringen, wenn er die gewohnten, im Reiche der Zentralkräfte berechtigten Vorstellungen opfert und den Blick für die Realität der dynamisch wirksamen Universalkräfte frei macht. Er wird dann einen dem Potenziervorgang adäquaten Vorgang innerhalb seines Erkenntnislebens vollziehen, damit aber zugleich soziale Heilkräfte für die Zukunft frei machen, indem er seine in die Welt ausstrahlenden Wirkungen (Urteile, Vorurteile, Meinungen) erst zurückstellt, um sich jenen von Welt und Mitmenschen einstrahlenden empfangsbereit zu machen. In diesem Sinne wird er einmal Durchgangspunkt sein müssen von einstrahlenden Kräften, denen er sich öffnet, die er aber dann selbstlos der Welt zurückgeben kann, wenn er sein subjektives Eigenleben zum Schweigen gebracht hat.

So stehen in der projektiven Geometrie, welche *Rudolf Steiner* oft erwähnt hat, die exakten Begriffsbildungen zur Verfügung, welche nicht nur in der wissenschaftlichen Erkenntnis fruchtbar sein können, sondern bis in die sozialen Lebenszusammenhänge, Klärung schaffend, einzustrahlen vermögen.

Weleda-Korrespondenzblätter für Ärzte, 1949

Zum Buch von Walther Cloos: Werdende Natur

Walther Cloos: «Werdende Natur». Betrachtungen über den Kiesel, die Metalle und die «drei Prinzipien» in ihren Beziehungen zum Werden von Mensch und Erde[9]

Walther Cloos, vielen durch seine Bücher «Kleine Edelsteinkunde»[7] und «Lebensstufen der Erde»[8] sowie durch seine Vorträge bekannt, legt mit seinem neuen Buch «Werdende Natur»[9] eine Reihe von ausgearbeiteten Vorträgen vor, die – zunächst vor anthroposophisch orientierten Ärzten gehalten – nun auch allen naturwissenschaftlich Arbeitenden oder sonst an dem Thema Interessierten zugänglich werden. Dies ist sehr zu begrüßen, da der Inhalt dieser Schrift viele Menschen angeht, die auch außerhalb der direkt medizinischen Berufe stehen.

Wer in den Kapiteln über die verschiedenen Mineralien und insbesondere über die Metalle Stoffes-Darstellungen im üblichen Sinne vermutet, wird bei der Lektüre überrascht von der Vielfalt der Aspekte, die in diese Betrachtungen einbezogen werden, sodass echte Wesensbilder sichtbar werden – etwa über die Kieselsubstanz, über das Antimon, Eisen, Silber, Blei und andere. In allen Kapiteln wird der Blick von vornherein auf die großen Zusammenhänge im *Werden* der Mineralien und der Metalle gelenkt, auf die planetarischen Vorgänge, in deren Folge sie als zur Ruhe gekommene Prozesse nunmehr niedergelegt sind, Prozesse, die nicht ohne Beziehungen zueinander sind, sondern in Polaritäten und Steigerungen wesen, wie das Leben selbst.

Cloos schildert zwei Wege, wie sich der Mensch innerhalb der Gesamtnatur praktisch betätigen und mit den Stoffen umgehen kann: Er kann die Stoffe chemisch und physikalisch untersuchen, sie in ihre Bestandteile zerlegen, kann mit den so gewonnenen Erkenntnissen auch neuartige Stoffe – etwa die Kunststoffe – aus den vorhandenen

Stoffen zusammensetzen, wobei er sich vollständig an das Gewordene, also Vorhandene wendet.

Demgegenüber ist es aber auch möglich – und dies entspricht dem zweiten, anderen Weg, dem sich die Schrift «Werdende Natur» widmet – die zunächst nicht offenbare Kräftewelt, die in den Substanzen gleichsam eingefroren ruht, aus den Werde-Prozessen der Stoffe kennenzulernen und zu befreien. Auf diesem Weg wird es möglich, zu den Tätigkeiten und der Dynamik der einzelnen Mineralien zu gelangen, wodurch noch tiefere Einblicke in deren Wesen vermittelt werden, als es physikalische Materialkonstanten oder chemische Formeln zulassen. Beide Wege können sich natürlich ergänzen, und *Cloos* versteht es gerade aufgrund jahrzehntelanger Beschäftigung mit der gewordenen Natur, das wissenschaftliche Instrument so zu spielen, dass die werdende Natur erlebbar wird, und dass die Steine zu klingen und zu reden anfangen. Er übt – so darf man es wohl nennen – mit dem Leser eine Fülle von Möglichkeiten der Betrachtung und begründet diese aus dem Wesen der jeweils geschilderten Substanz.

So gelingt es, die verborgene Kräftewelt in der Natur im Erkennenden auferstehen zu lassen, der sie danach auch sinnvoll, natur- und menschengemäß handhaben kann. So stellt man sich gerne eine echte Schülerschaft des *Paracelsus* vor, der vom Arzt das Gehen durch der Natur Examen verlangt hat. Er war es ja auch, der eine Epoche voraus geschaut hat, in der der Mensch sich nicht bloß an die gewordenen Eigenschaften der Stoffe wendet, sondern im Einklang mit der noch immer schaffenden Natur, mit ihren «stillen Kräften», arbeitet.

Dieser Weg wird also von *Cloos* in seiner neuen Schrift für verschiedene Substanzen gezeigt und beschritten. Dabei erweist es sich als unumgänglich, auf die Ur-Lebensprozesse des ganzen Erdplaneten zu blicken, als die Stoffe noch nicht abgestorben waren, sondern in Lebensprozessen westen, was jetzt noch in ihren Abbildern – etwa in der Kieselsubstanz, im Kalk oder Eisen – als Struktur und auch in bestimmten Tätigkeiten abgelesen werden kann.

Durch die großen Zusammenhänge, in denen das Werden der Stoffe erscheint, wird sogleich deutlich, dass keineswegs Analogien verwendet werden, sondern dass es sich um echte Bilder von ursprünglichen Werde-Prozessen in der Natur handelt, wenn die Strukturen, z.B. von Glimmer, oder die Spiraltendenzen in einer ganzen Reihe von Mineralien betrachtet werden.

Insbesondere bei den Metallen wird der Leser zu einem Erleben der lebendigen großräumigen Substanz-Prozesse und ihrem Zusammenspiel in der einstigen Atmosphäre unseres Planeten geführt, wodurch die Darstellungen transparent werden für einen darin waltenden Sinn.

Von hier ist es nur ein kleiner Schritt zu einer entsprechenden Kräftewelt mit konkreten Substanz-Prozessen im Menschen. *Cloos* entwickelt in den einzelnen Kapiteln über bestimmte Mineralien diese ablesbaren wechselseitigen Bezüge zwischen drinnen und draußen überzeugend. Solche Darstellungen werden nur möglich, wenn man das «Instrument» der Naturprozesse in Erkennen und Handhaben spielen gelernt hat.

Es würde zu weit führen, hier die drei großen Organsysteme des Erdplaneten: die Hauptes-Organisation, die Stoffwechsel-Zone und die rhythmische Organisation im einzelnen wiederzugeben, wie sie *Cloos* darstellt. – Würde aber in den Schulen den heranwachsenden Menschen z.B. nur ein Erleben dafür erweckt, was die dünne Schicht des Erdbodens für das Ganze unseres Planeten bedeutet, würde der Mensch in Zukunft ehrfurchtsvoller über diesen Grund gehen. Solche Betrachtungen sind erst auf dem Boden einer wirklichen Ehrfurcht möglich, aber auch nur auf solchem Boden fruchtbar und für das Menschenwesen «genießbar».

So versteht es sich fast von selbst, dass auch die Substanzen als auf den Menschen orientiert dargestellt werden können und so der Weg zu Menschen-gemäßen Heilmitteln gewiesen wird. *Cloos* basiert mit solchen Arbeiten auf den geisteswissenschaftlichen Ergebnissen *Rudolf Steiners*, mit denen die Vielfältigkeit der mineralischen Welt beleuchtet wird. Er gibt für viele Heilmittel eine Ratio und liest der werdenden Natur ab, wie die Prozesse bei der Heilmittel-Herstellung zu führen sind und wie die stille Alchemie der Pflanzen zu steigern ist.

Solche Betrachtungen gipfeln dann in den Darstellungen über die drei Grundprozesse in der Natur: dem Merkur-, Sulfur- und Salprozess, wie sie aus einer neuen geisteswissenschaftlichen Einsicht heute verstanden, geschildert und gehandhabt werden können. Freilich weben diese drei Grundprozesse und Tätigkeiten der Substanzen besonders in den lebendigen Naturreichen vielfältig und konkret zusammen. Im einzelnen aber erkannt, werden sie zum Schlüssel, um vieles zu verstehen und danach praktisch zu handhaben – nicht gegen die Natur, sondern im Einklang mit ihrem Leben, das heißt letztlich mit dem ganzen Planeten.

Wie jenes Leben mit dem Außertellurischen in mannigfaltigen Korrespondenzen steht, wird in vielen Einzelheiten in den einzelnen Kapiteln des Buches gezeigt. Von solchen Aspekten her, die bei einer Substanz auch Wert auf die Art ihres Werdens legen, kommt man wie von selbst auch zu neuartigen Einsichten über die Qualität von Stoffen. Der Kohlenstoff, aus dem Holz eines Baumes analysiert, ist zunächst dasselbe wie der Kohlenstoff, der aus einem Fisch genommen wurde. Trotzdem liegt bei beiden ein konträrer Werdevorgang zugrunde: eine pflanzliche Assimilation im einen, ein tierischer Dissimilationsvorgang im andern Fall. Solche Unterschiede werden im analytischen Laboratorium natürlich nicht zum Vorschein kommen, wohl aber innerhalb lebendiger Prozesse, also in einem Kräftebereich, von dem die *werdende* Natur spricht.

Wenn *Cloos* von den Werdevorgängen des Kosmos und der Erde mit ihren Naturreichen und dem Menschen spricht, so bekommt der Leser nirgends das Bild einer zufälligen Ur-Explosion als Anfang der Schöpfung vorgesetzt, auch nicht das Bild von zufällig zusammengewürfelten Atomen, aus denen durch einen ebenso zufälligen elektrischen Funken die Entwicklung zum Menschen in Gang gesetzt worden sein soll. Einer den stillen Kräften der lebendigen Natur abgelauschten Sprache ergibt sich eine andere Wissenschaft und ein anderes Bild:

> «Die Götter haben einst die Weltgedanken des Werdens gedacht, dann haben sie dem Menschen das Denken geschenkt, damit er die Weltgedanken selbst denken und in ihnen weiter schöpferisch sein kann. Sie haben es in seine Freiheit ge-

stellt: Den Ursprung seines Denkens aus dem Werden der Welt zu vergessen oder zurückzukehren zum Ursprung, sich zu erinnern an das Werden der Welt. Das Vergessen hat dem Menschen die Freiheit gebracht, das Erinnern wird ihm die Weltgedanken so erschließen, dass er aus ihnen schöpferisch werden kann.»

Die Drei, 1968

Rhythmusforschung mit der Steigbildmethode und weitere Aufsätze zu irdisch-kosmischen Beziehungen

Sternenwirken in Erdenstoffen – Untersuchungsbericht

Es bleibt das Verdienst Frau *Lili Koliskos*, in unermüdlicher selbstloser Arbeit das «Sternenwirken in Erdenstoffen» experimentell untersucht zu haben. In ihrer Schriftenreihe, erschienen unter gleichlautendem Titel,[35] breitet sie ein übersichtlich dargestelltes Material von anschaubaren Phänomenen vor dem Betrachter aus, welches ihm, sofern er sich in wissenschaftlicher Unvoreingenommenheit geschult hat, einen überzeugenden Eindruck solchen Zusammenwirkens zu geben vermag.

Im ersten Band ihrer Schriftenreihe erwähnt Frau *Kolisko* jene Aussagen *Rudolf Steiners*, in welchen er das Aufschließen der Erdenstoffe gegenüber dem Kosmos mit folgenden Worten mitteilt:

> «Solange die Stoffe sich in festem Zustande befinden, sind sie den Kräften der Erde unterworfen. Sobald ein Stoff sich in flüssigem Zustand befindet, wirken die Planetenkräfte in ihm.»[92]

In früheren Heften unserer Korrespondenzblätter (Nr. 6[71] und Nr. 7[72]) wurden im Zusammenhang mit dem Potenzproblem bereits verschiedene physikalische Tatsachen angeführt, welche den kosmischen Bezug des Flüssigen erkennen lassen. Es sei z.B. erinnert an die Art, wie die Schwerekräfte des Wassers auf einen untergetauchten Körper von allen Seiten, also auch von unten nach oben, stets senkrecht auf die Körperoberfläche, angeordnet sind, ganz im Sinne der in diesen Arbeiten charakterisierten Universalkräfte des Kosmos. Symptomatisch für die Loslösung von den Schwerekräften der Erde tritt – wie allgemein bekannt – der Archimedische Auftrieb als Folge dieser Tatsache in Erscheinung. Oder denken wir an die Geschwindigkeitsverteilung in einem rotierenden Flüssigkeitswirbel, welche, bei Vernachlässigung der inneren Flüssigkeitsreibung, das zweite Kepler'sche Gesetz der Planetenbewegungen erfüllt.[Anm. C] Mag man, wie in unserem Fall, eingehen auf die Phänomene innerhalb des ruhenden oder bewegten Wassers, auf seine Wärmeeigenschaften, seine Bedeutung für die Welt der Lebewesen, stets bleibt man begleitet von Tatsachen, welche gleich Wegweisern nach dem Himmel zeigen. Das Flüssige stellt sich als Mittleres und Vermittelndes herein zwischen Erde und Sterne.

In der Weleda AG in Schwäbisch Gmünd haben wir den nahen Vorübergang des Planeten Mars am Saturn am 30. November 1949 zum Anlass genommen, ein solches «Sternen-Ereignis» nach den Methoden von *Lili Kolisko* experimentell zu studieren. In den genannten Veröffentlichungen wurde gezeigt, wie das Wirken der Sternen-Umgebung keineswegs als ein wahllos verschwommenes zu denken ist, vielmehr als ein konkret differenziertes beschrieben werden kann. Dort wurde bereits ausführlich dargestellt und durch Experimente belegt, dass den einzelnen Planeten vorzugsweise jeweils ein bestimmtes Metall zugeordnet werden kann, welches in wässriger Lösung einen «Resonanzboden» für den Lauf des betreffenden Planeten abgibt. Es bestehen u.a. folgende experimentell festgestellte Zuordnungen:

Saturn: Blei	Jupiter: Zinn
Mars: Eisen	Mond: Silber

Bringt man also Metallsalze, etwa Bleinitrat, Eisensulfat, Silbernitrat in wässrige Lösung, so unterliegen sie dem Einfluss des Wirkens von Saturn, Mars, Mond, und die dabei entstehenden chemischen Reaktionen beim Mischen der Lösungen zeigen wie in einem Spiegel, auf der Ebene des Chemischen, das Zusammenwirken der betreffenden Planeten im Flüssigen. Dieses Zusammenwirken wird anschaubar beim Aufsteigen der Lösungen in Filtrierpapierstreifen nach der «kapillar-dynamischen» Methode.

Der genannte Versuch am 30. November 1949 wurde in Anlehnung an die Untersuchungen *Lili Koliskos* in der Weise durchgeführt, dass die 1%-igen Lösungen von Eisensulfat, Bleinitrat und Silbernitrat zu gleichen Teilen in aufgezählter Reihenfolge in die flachen runden Schalen gegeben wurden. Unmittelbar nach entsprechender Vermischung wurde der zu einem Zylinder von ca. 7 cm Durchmesser zusammen gebogene Filtrierpapier-Streifen (Schleicher und Schüll Nr. 597, Vorkriegsbezeichnung) in die Schale gestellt, jedes mal in gleicher räumlicher Ausrichtung: Trennfuge nach Norden. Das Aufsteigen der Flüssigkeit in das Filtrierpapier wurde sich selbst überlassen und gegen stärkere Luftbewegungen vom Raum her in geeigneter Weise abgeschirmt. Jeweils drei Papierzylinder je Ansatz standen auf einem Tisch am Südfenster des Raumes nebeneinander.

Die auf unserer Tafel XI beigegebenen Bilder, aus einer größeren Reihe entnommen, vermitteln einen unmittelbaren Eindruck vom Verlauf dieser Versuche bei der Konjunktion der beiden Planeten, die betreffenden Ergebnisse *Lili Koliskos* bestätigend. Man erkennt deutlich das Auftreten von großtropfigen Formen, welche für den Zusatz von Bleinitrat innerhalb der oben erwähnten Metallsalzmischung charakteristisch sind. Mit zunehmender Annäherung an die Zeit der Konjunktion treten diese «Bleiformen» zurück, sie kommen in den Stunden dieses «Sternen-Ereignisses» auf ein Minimum, um mit zunehmendem Abstand von der Konjunktion zu ihrer normalen Ausgestaltung zurückzukehren, den gewohnten Anblick darbietend. Der starke Einfluss des vor dem Saturn vorüberziehenden Mars hatte die Saturn-Wirkung im Blei weitgehend ausgelöscht. – Sämtliche Bilder stellen photographische Aufnahmen des jeweils in der Mitte stehenden Papierzylinders mit den entstandenen Figuren dar. Der in den Versuchen rechts und links stehende Zylinder zeigt in allen Fällen grundsätzlich dasselbe: ein Verschwinden der charakteristischen «Blei-Formen» zur Zeit des Vorübergangs von Mars an Saturn und ein Rückkehren der Formen bei den Versuchen nach diesem Ereignis. (Zum Photographieren wurden die Papierzylinder nach der natürlichen Trocknung wieder in die Fläche zurückgebogen.)

Trotzdem unsere Untersuchung nichts Neues darstellt, wurde sie hier mitgeteilt, um die noch immer nicht genügend beachteten Forschungsergebnisse von *Lili Kolisko* in ihrer Bedeutung für ein unmittelbares Hineinblicken in den Zusammenklang von Himmelswelt und Erdenwelt erneut zu unterstreichen.

Weleda-Korrespondenzblätter für Ärzte, 1950

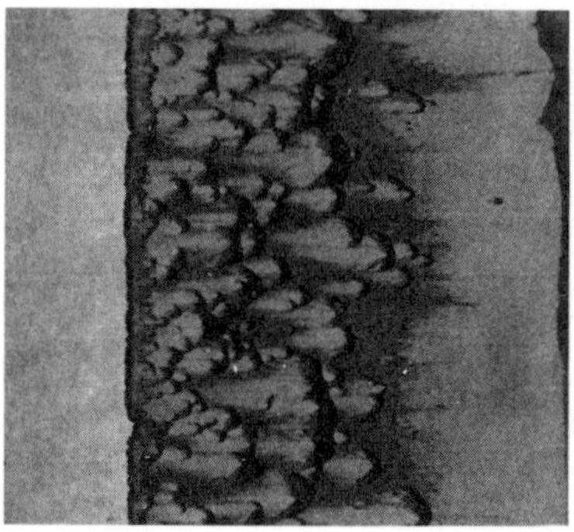

25.11.49, 16 Uhr

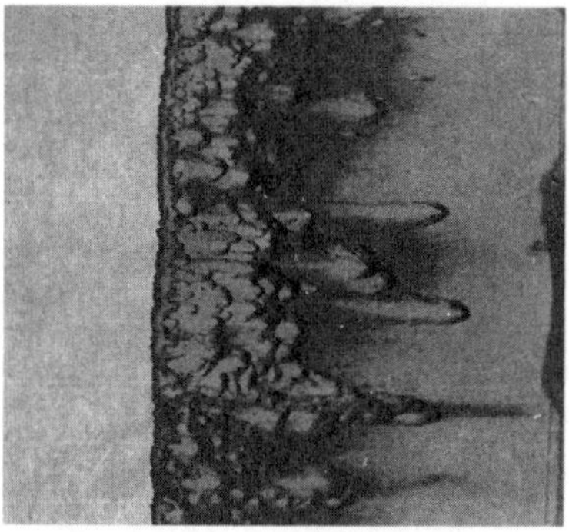

29.11.49, 16 Uhr

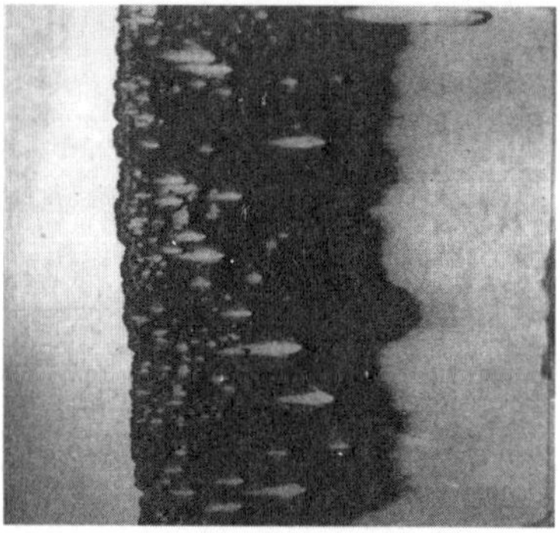

30.11.49, 16 Uhr

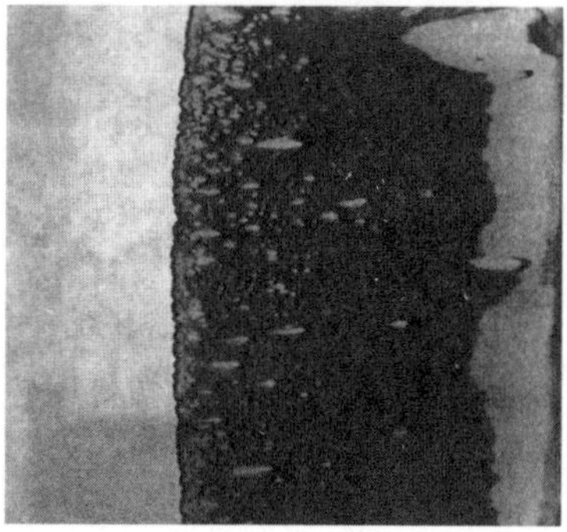

30.11.49, 22 Uhr
Konjunktion Mars–Saturn

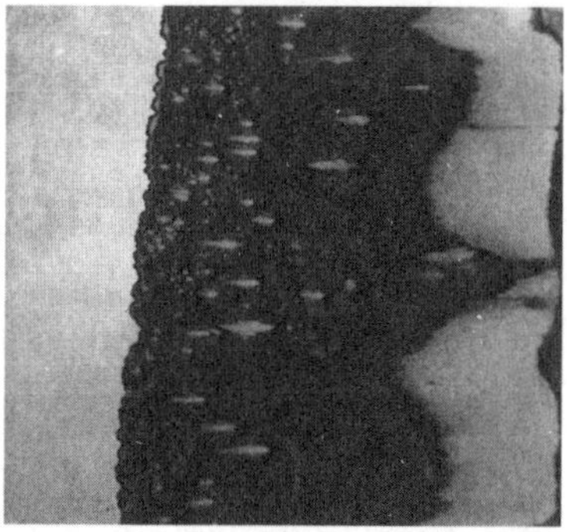

1.12.49, 16 Uhr

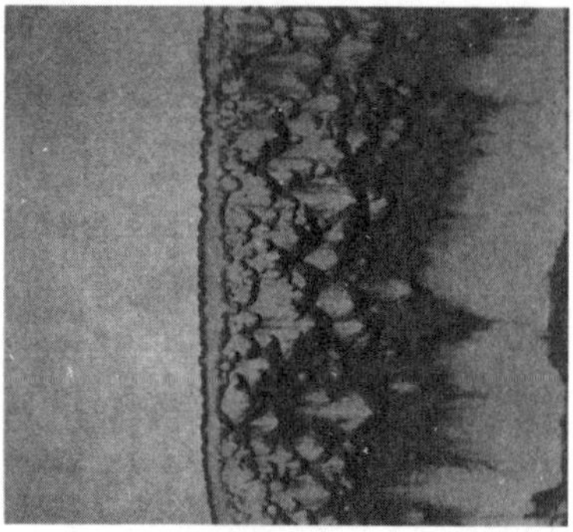

5.12.49, 22 Uhr

Tafel XI: Steigbilder zur Mars-Saturn-Konjunktion vom 30. November 1949

Zusammenklang von Sternenlauf und Erdgeschehen[Anm. E]

Durch die geisteswissenschaftlichen Forschungsergebnisse Rudolf Steiners ist die gegenwärtige Menschheit in die Lage versetzt, Sternen-Wirksamkeiten im irdischen Geschehen nicht allein dort mit Bewusstsein anzuschauen, wo sie sich gleichsam mit Macht dem Betrachter aufdrängen, sondern auch in den feineren Vorgängen, welche sich stündlich in der Umgebung des Menschen und in seinem eigenen Organismus abspielen.

Begreiflicherweise wird man zunächst hinschauen auf die eindrucksvollen Vorgänge der Gezeiten, welche im Mondenrhythmus die Meere durchpulsen, auf den Rhythmus des Pflanzenlebens im Jahreslauf, welches als die Signatur des Sonnengangs dem Erdorganismus eingeschrieben wird. Aber bereits in dieses Pflanzenleben lagern sich feine Vorgänge ein, welche im Einzelnen erfasst, nahezu unscheinbar wirken, und doch, aufsummiert in der Zeit, eindrucksvoll zum Vorschein kommen. Baut es sich doch auf in der Stille, Schritt um Schritt, wie eine leise Flut zum Sommer hin, um im Herbst langsam wieder dahin zu sinken, begleitet von feinsten Kräften, welche rhythmisch anregend und gestaltend aus dem Sternenumkreis kommen. Zu solchem Sichtbarwerden von Umkreis-Kräften im Erdengebiet bedarf es eines Gleichklangs zwischen beiden, einer Resonanz zwischen Himmel und Erde, wenn man will, eines Wechselgesprächs, in welchem für das Gesprochene auch die Ohren vorhanden sind, die diesen Logos «begreifen».

Es erhebt sich die Frage, was denn ein solcher «Resonanzboden» auf der Erde sein könnte, welcher gleichsam ganz Ohr ist für die Sprache des Weltenalls.

Rudolf Steiner hat diesen vermittelnden, merkuriellen Bereich in der folgenden Weise charakterisiert:

«Solange die Stoffe sich in festem Zustande befinden, sind sie den Kräften der Erde unterworfen. Sobald ein Stoff sich in flüssigem Zustand befindet, wirken die Planetenkräfte in ihm.»[92, zitiert in 35]

Es wird also auf den Bereich des Wassers gewiesen.

Frau *Lili Kolisko* hat erstmalig diese Aussagen aufgegriffen und die entsprechenden Versuchsanordnungen gefunden, um die Realität des «Sternenwirkens in Erdenstoffen» zu zeigen. In ihrer Schriftenreihe gleichen Titels[35] konnte sie das reale Zusammenwirken darstellen, gestützt durch ein systematisches und wohlgeordnetes experimentelles Material. Ganz bestimmte Stoffzuordnungen zu einzelnen Planeten wurden dort klar herausgearbeitet. Es sei nur erinnert an die Zusammenhänge der Metalle Blei, Eisen, Silber mit den Planeten Saturn, Mars, Mond, welche nach der sogenannten kapillar-dynamischen Methode gefunden werden konnten.

In einem Versuchslaboratorium der Weleda AG in Schwäbisch-Gmünd haben wir einen Vorübergang des Mars an Saturn in der Nacht vom 30. November zum 1. Dezember 1949 zum Anlass genommen, eine entsprechende Versuchsreihe nach der genannten kapillardynamischen Methode durchzuführen. Die Versuche umfassten einen Zeitraum von etwa einer Woche vor bis etwa eine Woche nach dem Ereignis. Sie wurden in regelmäßigen Zeitabständen angesetzt, ganz in Anlehnung an die Versuche *Lili Koliskos*. Dazu wurde eine Mischung von gleichen Teilen der einprozentigen wässrigen Lösungen von Eisensulfat, Bleinitrat und Silbernitrat zum Aufsteigen in Filtrierpapier verwendet. Unsere Bildbeilage (Tafel XI) – eine Auswahl aus einer größeren Reihe von Steigbildern – zeigt die hierbei sich bildenden Figuren, ganz in dem Sinne, wie sie aus den genannten Veröffentlichungen Frau *Koliskos* als schon bekannt vorausgesetzt werden dürfen: Die zunächst in voller «Entfaltung» vorhandenen breittropfigen Bleiformen treten mit Annäherung an den Zeitpunkt der Konjunktion mehr und mehr zurück, werden schließlich nahezu ausgelöscht und kehren mit zunehmendem Zeitabstand von dem Sternenereignis zu ihrer gewohnten Ausgestaltung zurück. – Mars hat sich mit seiner Eisen-Wirksamkeit vor Saturn in seiner Blei-Wirksamkeit, die letztere auslöschend, gestellt.

Nehmen wir diese Formensprache des Zusammenwirkens der Substanzen als Ausdruck eines Zusammenwirkens der Planeten in der Flüssigkeit, so erschließen sich damit zugleich tiefe Einblicke in die Vorgänge der belebten und unbelebten Natur, wo in vielseitiger Weise überall gelöste Substanzen dahin strömen, sei es in den Gewässern der Erde oder innerhalb der Organismen als deren Lebenssäfte. In jedem Augenblick lauscht gleichsam die Natur in ihren «Organen» des flüssigen Elementes hinein in das Himmelsgeschehen, ihm hingegeben. Bis in die feinen Substanz-Prozesse besteht ein Einklang zwischen Himmel und Erde, finden «Wechselgespräche» statt zwischen draußen und drinnen, denen gegenüber der Mensch aber auch die Verantwortung trägt, sobald er in solche Naturzusammenhänge durch seine Technik eingreift. Er wird um so besser in diesen Einklang sich hineinstellen, je mehr es ihm gelingt, die selbstlose Hingabekraft des Wassers in sein Wesen aufzunehmen und dadurch die «Neugeburt aus des Wassers Bildekraft»[10] zu erfahren, womit er als höchstes Glied der Natur die Verbindung mit der Himmelswelt in Freiheit zurück gewinnt.

Mitteilungen aus der anthroposophischen Arbeit in Deutschland, 1950

Zur Steigbildmethode (Kapillardynamolyse)

Im Gedenken an den 95. Geburtstag von Lili Kolisko am 31.8.1984

Es mag Ende der vierziger Jahre gewesen sein, als *Lili Kolisko* zu Gesprächen mit den wissenschaftlichen Mitarbeitern der Weleda in Schwäbisch Gmünd weilte. Da ich dort in jenen Jahren neben anderem auch viele Steigbildserien bei Planetenkonstellationen nach der von *Lili Kolisko* entwickelten Methode[35] gemacht hatte, war nun Gelegenheit gegeben, auch Serien Frau *Kolisko* zu zeigen.

Die Steigbilder waren auf einer langen, den ganzen Raum einnehmenden Tischreihe in entsprechender zeitlicher Reihenfolge ihres Entstehens aufgelegt, ohne Eintragung näherer Angaben. Die Bilder auf Filtrierpapier einer bestimmten Sorte waren in einem Tag-Nachtversuch entstanden, und es waren mehrere Planeten, die damals in jeweils besonderen Winkelstellungen zueinander am Himmel standen, besonders aber Saturn und Venus an dem betreffenden Tage.

Mit großer Aufmerksamkeit ging *Lili Kolisko* an den Bildern entlang, bei einigen länger stehen bleibend und auch das eine und andere dazu äußernd oder erklärend. Es war zu erleben, wie *Lili Kolisko* aus jahrzehntelanger praktischer Erfahrung in unvoreingenommenem Experimentieren das erworben hatte, was *Goethe* die Bildung eines höheren Auffassungsorgans für das betreffende Phänomen genannt hätte.

Mühelos, ohne vorherige Kenntnis der Konstellationsdaten, konnte Frau *Kolisko* die beteiligten Planeten unserer Reihe und den Verlauf der verschiedenen Konstellationen jenes betreffenden Tages in Entstehen, Höhepunkt, Ausklingen so charakterisieren, dass die Aussagen mit den astronomischen Fakten in genauer Übereinstimmung standen.

Frau *Kolisko* wies nun aber nicht bloß auf charakteristische Formen in den Bildern hin, sondern auch auf die ganz besonderen Färbungen im Bereich der Konstellationen, etwa auf ein ganz bestimmtes typisches Blau beim «Zusammenspiel» von Saturn und Venus usw. So bekamen wir Erfahrungen im Lesen der Steigbilder bis in Feinheiten, für welche uns die Schlüssel zum Verstehen damals noch fehlten und die sich in der Folgezeit als zuverlässig erweisen sollten. Hätte es vordem eines «Beweises» für die Steigbildmethode noch bedurft: einen überzeugenderen hätte man von niemandem bekommen können.

Ein kleines, freundliches Nachspiel hatte jene Stunde, das noch als persönliche Erinnerung etwas vom Wesen unserer Forscherin wiedergibt: Es waren, wie man sich denken kann, sehr viele Steigbilder auf der etwa sechs bis acht Meter langen Tischreihe aufgelegt, was an die Beurteilung auch entsprechende Anforderungen stellte. Aber Frau *Kolisko* schloss das Gespräch mit der Bemerkung: «Sie hätten *mehr* Bilder machen sollen!» – Froh, sagen zu können, dass schon noch mehr da gewesen wären, aber der Platz zum Auslegen ja nicht gereicht hätte (zumal auch die zur Verfügung stehende Zeit begrenzt war), kam ein zweites und ein drittes mal: «Sie hätten *mehr* Bilder machen sollen!» Die Praktikerin hatte gesprochen.

Mitteilungen aus der anthroposophischen Arbeit in Deutschland, 1984

Buchbesprechung: Lili Kolisko, Sternenwirken in Erdenstoffen – Saturn und Blei

Ein Versuch, die Phänomene der Chemie, Astronomie und Physiologie zusammen zu schauen. 195 S., 325 Abb., darunter 6 farbige Reproduktionen. Stuttgart

Die bekannte Verfasserin der Schriftenreihe «Sternenwirken in Erdenstoffen» (seit 1926 erschienen) setzt nach einer längeren Pause die Reihe fort mit einer umfassenden Arbeit über die Zusammenhänge des Bleis mit dem Planeten Saturn[35]. Ausgehend von der Geschichte des Bleis wird in einem ersten Teil eine Art Monographie dieses Metalls gegeben, in welcher alles Wissenswerte über das Blei Berücksichtigung findet: seine Mineralogie, Geologie, Gewinnung, physikalisch-chemische Eigenschaften, Verbindungen, Legierungen, seine Stellung unter den radioaktiven Elementen, seine Verteilung über die Erde. Mit besonderer Ausführlichkeit wird auch eingegangen auf die Stellung des Bleis zum menschlichen Organismus, auf seine Gefahren für bestimmte Berufszweige, womit die Betrachtungen den Bereich des Sozialhygienischen betreten. Die Aussagen von Alchemie und Astrologie lassen erkennen, wie in alten Zeiten das Blei in Zusammenhang gesehen wurde mit dem Planeten Saturn. Eine Zusammenstellung des heutigen Wissens über diesen Planeten wirft zugleich ein Licht auf die erkenntnistheoretische Situation über den Zusammenhang des Menschen zur Sternenwelt.

In einem kurzen Zwischenkapitel widmet sich die Verfasserin der Frage nach solchen Zusammenhängen, insbesondere von Chemie, Medizin usw. zu den Planeten und sie zeigt, wie in der anthroposophischen Geisteswissenschaft ein Schlüssel gegeben ist, diese ungelösten naturwissenschaftlichen Probleme zu lösen. Nachdem im ersten Teil die Ergebnisse der Naturwissenschaften zu Wort gekommen sind, wird nunmehr den diesbezüglichen Aussagen der Geisteswissenschaft durch zahlreiche Zitate das Wort gegeben. Der Weg zum Geiste, ein Aufwärtsweg aus der Naturwissenschaft heraus – so wird ausgeführt – darf nicht in Illusionäres oder Phantastisches führen, sondern muss mit derselben Exaktheit fortgesetzt werden – nun aber mit dem zu schulenden Erkenntnisinstrument des Forschers selbst.

Sodann wird in einem 3. Teil eine Fülle von experimentellen Tatsachen ausgebreitet, welche die Zusammenhänge des Bleis mit dem Saturn von den verschiedensten Seiten her überzeugend beleuchten. Der Referent hatte die Möglichkeit, derartige Befunde durch viele Jahre hindurch in eigenen Experimenten zu verfolgen und deren Richtigkeit zu bestätigen.[73, Anm. E] – Beginnend mit Ergebnissen nach der von der Verfasserin selbst entwickelten Methode der Vertikal- und Horizontal-Dynamolyse werden die Einwirkungen von Planeten-Konstellationen auf physikalisch-chemische Vorgänge in Metallsalzlösungen aufgezeigt. Die Methode wird erläutert, sodass jedem daran Interessierten eine Nachprüfung möglich gemacht wird. Besonders ausführlich wird eine sogenannte «große Konjuktion» von Saturn mit Jupiter abgehandelt.

Durch eine weitere Methode – Auskristallisation von Bleisalzen zur Zeit von Saturn-Konstellationen – finden die vorangegangenen Versuchsergebnisse eine weitere Bestätigung in einem 4. Teil. In diesem sind ferner Versuche über die dynamische Wirksamkeit potenzierter Metallsalze, sowie eine Betrachtung über das «Saturnorgan», die Milz, aufgenommen. Eine zusammenfassende Darstellung – Wiedergabe eines Vortrages von Dr. med. *Eugen Kolisko* – schließt diesen 4. Teil ab.

Das Buch von *Lili Kolisko* über Saturn und Blei wird nicht nur jedem an der Natur Interessierten eine Fülle von Anregungen geben, es vermittelt darüber hinaus dem wissenschaftlich ernst Gesinnten den Zugang zu einem Gebiet, vor dem sich mehr und mehr die Vorhänge öffnen.

Man möchte diesem Werk, das hervorragend ausgestattet ist, eine dieser Leistung gebührende Aufnahme, besonders auch in der wissenschaftlichen Welt, wünschen.

Die Drei, 1953

Hat die Erforschung der Konstellationswirkungen im Irdischen praktische Bedeutung?

Nach dem Jahr der fünfzigsten Wiederkehr des Todes Rudolf Steiners darf man auf weiten Gebieten die außergewöhnliche Fruchtbarkeit seiner Anregungen aufgrund seiner geisteswissenschaftlichen Forschungsergebnisse beobachten. Es gibt in der Tat kaum einen Bereich wissenschaftlichen, künstlerischen, sozialen und religiösen Lebens, der nicht von dort her neue Impulse empfangen hat. So darf an dieser Stelle ebenso nach dem Entwicklungsgang und den entsprechenden Früchten auf dem Gebiete der Erforschung irdisch-kosmischer Beziehungen gefragt werden. Es handelt sich im folgenden daher nicht um die Mitteilung neuer Phänomene oder Forschungsresultate, sondern um eine kurze Besinnung auf das schon Vorhandene, Erreichte, für das Leben praktisch fruchtbar Gewordene.

Die experimentelle Konstellationsforschung auf anthroposophischer Grundlage setzt mit den Arbeiten von *Lili Kolisko* über das «Sternenwirken in Erdenstoffen»[35, Anm. H] bereits in den zwanziger Jahren ein. Mit der von ihr entwickelten Methode der Kapillardynamolyse wurde in einer kaum vorstellbaren Zahl von Untersuchungen jenes Wirken des Kosmos in irdischen Stoffen dargelegt. Hierdurch konnte die uralte Anschauung von den Zusammenhängen der Metalle mit bestimmten Planetenkräften auf die Ebene wissenschaftlicher Erfahrung erhoben werden. Welche Bedeutung eine solche Erkenntnis z.B. in der Heilmittelherstellung auf Grundlage von Metallsubstanzen hat, kann ohne weiteres eingesehen werden, wenn bedacht wird, dass es Zeiten gibt, in welchen jener Kräftezusammenhang eines Planeten mit «seinem» Metall durch bestimmte Konstellationen mit anderen Planeten vorübergehend gestört sein kann; oder positiv ausgedrückt: dass es Zeiten gibt, in denen er ungestört mit seiner *ihm* eigenen Kraft wirksam ist. Viele Patienten erfahren so täglich die Früchte dieser Forschungsarbeiten am eigenen Leibe, indem ihnen durch Berücksichtigung dieser Erkenntnisse bei der Arzneimittelherstellung die optimale Kraft ihres Heilmittels zur Verfügung gestellt werden kann. *Lili Kolisko* konnte darüber hinaus die so gewonnenen Erkenntnisse auf weiteren Gebieten, etwa der Landwirtschaft, der Biologie usw. fruchtbar einsetzen.[38]

Eine intensive Fortsetzung solcher Arbeiten mit der Kapillardynamolyse findet sich in den Arbeiten von *Agnes Fyfe,* wo schon für einige Planetenmetalle entsprechende Publikationen vorliegen.[16,17] Hier ergaben sich wichtige Einblicke in die Zusammenhänge zwischen Planetenkonstellationen und dem Verhalten von Pflanzensäften unter Mitverwendung bestimmter Metallsalze. So wurde es in pharmazeutischen Anwendungen dieser Forschungen möglich, die qualitativen Optima für die Zeitpunkte des Pflückens und Verarbeitens bestimmter Heilpflanzen zu finden.

Als Methode zum Nachweis feinster Entitäten wurde dann in den zwanziger Jahren die Kupferkristallisationsmethode von *Ehrenfried Pfeiffer* entwickelt.[59] Sie beruht darauf, dass feinste Zusätze – etwa von organischem Material – zu Kupferchloridlösungen deren Kristallisations-Anordnung beeinflussen, sodass aus den Veränderungen dieser Formen bestimmte Qualitätswirksamkeiten empirisch abgelesen werden können. Überall, wo diese Methode angewandt wurde (Landwirtschaft, medizinische Diagnostik, Nahrungsmittelqualitäten usw.), hat sie sich als außerordentlich fruchtbar erwiesen, wenn sie auch im Bereich von Experimenten bei Konstellationen fast nur von *Friedrich Otto Keller,* wenn auch mit Verwendung anderer Salze, eingesetzt wurde.[32]

Bei Untersuchungen über die Frage, welche Rolle das Verdünnungsmittel für die Herstellung von Arzneipotenzen spielt, konnten Ende der vierziger Jahre in der Weleda AG in Schwäbisch Gmünd vom Verfasser die Wirkungen kosmischer Konstellationen in bewegten Flüssigkeiten, insbesondere in Wasser, nachgewiesen werden.[75,77a] Diese Untersuchungen, bei welchen das Wachstum von Weizenkeimlingen als Test verwendet wurde, ergaben, dass Wasser (bzw. Flüssigkeiten im allgemeinen) während bestimmter Planetenkonstellationen qualitative Veränderungen erfährt, welche sich im Wachstum der darin kultivierten Weizenkeimlinge zeigen. Eine praktische Folgerung dieser Untersuchungsresultate bestand sogleich darin, dass bei der Herstellung flüssiger pharmazeutischer Präparate solche Aspekte berücksichtigt wurden und heute noch werden.[3,77] Die Rolle der außerirdischen Wirksamkeiten, insbesondere bei der Herstellung von Arzneipotenzen – bei der es sich ja um Bewegungsprozesse handelt – wurde im einzelnen in der Schrift «Grundlagen der Potenzforschung»[75] dargestellt.

In den fünfziger Jahren wurde vom Verfasser dann aufgrund der Erfahrungen mit Flüssigkeiten eine weitere Methode für feine Qualitätsdifferenzierungen entwickelt, die Tropfenbildmethode, welche seit 1961 systematisch bei Konstellations-Untersuchungen eingesetzt wird. – Bei dieser Methode wird eine Probe der zu untersuchenden Flüssigkeit in dünner Schicht durch regelmäßig einfallende Tropfen in Bewegungen versetzt, welche durch schlierenoptische Hilfsmittel sichtbar gemacht werden.[60,79,80,121]

Die Eigenarten dieser vier genannten Untersuchungsmethoden für jeweils bestimmte Qualitätsprüfungen und Konstellationswirkungen seien durch einen Vergleich charakterisiert:

Die Kristallisationsmethode nach *Ehrenfried Pfeiffer* spielt sich vorwiegend bei Vorgängen an der Grenze zwischen dem flüssigen Zustand der Lösung und dem festen Zustand der sich bildenden Kristalle ab.

Die Methode der Kapillardynamolyse nach *Lili Kolisko* verläuft vorwiegend im Bereich zwischen dem weichen Filtrierpapier und der darin aufsteigenden Flüssigkeit. Insofern es sich um Lösungen von Salzen handelt, spielt während des Verdunstens der Flüssigkeit noch etwas der feste Zustand jener Salze herein.

Bei den Pflanzenwachstums-Untersuchungen sind es alle «Elemente», welche in wohl gleichem Anteil eine Rolle spielen.

Die Tropfenbildmethode schließlich benutzt die Sensibilität bewegter Grenzflächen inmitten des Flüssigen. Man hat es hier mit Flüssigem in Flüssigem zu tun. Bedenkt man, dass das ätherisch Lebendige ohne das Flüssige nicht zur irdischen Wirksamkeit kommen kann und dass es ja stets ein Strömendes ist, so versteht man die Eignung des Flüssigen gerade für die Darstellung der Imponderabilien dieses Bereichs, so vor allen Dingen auch der kosmischen Konstellationen. Durch die flüssig-flüssigen Grenzflächen wird eine sehr hohe Empfindlichkeit erreicht, da man im Element des Lebendigen selbst bleibt, welches nach *Rudolf Steiner* im Außerirdischen seine «Quellen» hat.[106] Ein weiterer Vorteil dieser Methode, der unmittelbar in seine praktische Anwendung führt, ist die Möglichkeit, kurzzeitige Wirkungen aus dem Kosmos erfassen zu können, da ein solcher Versuch nur wenige Minuten dauert. Eine große Menge von Untersuchungen bestätigt die hervorragende Eignung einer solchen Methode[Anm. L], und in einem der früheren Sternkalender (1970/1971) wurden bereits Beispiele gegeben.[115]

Die folgenden Hinweise sollen erläutern, welche praktischen Folgerungen sich aus solchen Forschungen für die moderne Wissenschaft und ihre Anwendungen ergeben.

Die Untersuchungen haben die Erkenntnis erbracht, dass bei Himmelsereignissen, wie bestimmten Winkelstellungen von Planeten, Auf- und Untergängen, sogenannten Stationär-Stellungen, Erdnähe und Erdferne des Mondes, Sonneneruptionen usw. sich jeweils bestimmte Bewegungsformen zeigen, was nur durch «Strukturänderungen» des Mediums erfolgen bzw. in Sichtbarkeit treten kann. Somit gibt die Tropfenbildmethode nicht nur den Nachweis von Wirksamkeiten aus dem Kosmos, sondern sie erweist sich auch als ein Mittel zum Erfassen von Strukturen und Strukturänderungen flüssiger Medien im Zusammenspiel mit der Sternenwelt und deren Ordnungen.

Bedenkt man, dass kosmische Ereignisse zugrunde liegen, wenn zeitweise die sogenannten «Stoffkonstanten» von Substanzen im flüssigen Zustand Veränderungen erfahren,[Anm. K] so wird man sich auch zu der Einsicht durchringen müssen, dass gerade hierdurch das Problem der Reproduzierbarkeit von Untersuchungen im Flüssigen (auch der Flüssigkeiten in den Organismen) einen völlig neuen, bislang überhaupt übersehenen Aspekt erhält: Man wird zu einheitlicheren Ergebnissen kommen können, wenn solche vorübergehenden Veränderungen der Versuchsbedingungen infolge kosmischer Einflüsse berücksichtigt werden.

Dass dies möglich ist, haben tausende von Einzeluntersuchungen im Institut für Strömungswissenschaften in Herrischried bewiesen (siehe hierzu auch die Arbeiten von *Maag*[45] und *Piccardi*[49, 61]). Es hat sich bestätigt, dass mit Berücksichtigung solcher meist vorausbestimmbarer Faktoren eine Herabsetzung der Streubreite der Versuchsresultate erlangt wird, womit durch eine wesentlich geringere Anzahl von Wiederholungen eine gestellte Frage beantwortet werden kann.

Welche Bedeutung solche experimentell fundierten Tatsachen überall dort gewinnen können, wo mit flüssigen Substanzen gearbeitet wird, ist für die betreffenden Experimentatoren ohne weiteres einleuchtend, ganz abgesehen von den wirtschaftlichen Folgerungen, welche sich aus dieser Entdeckung ergeben werden. Es wird gerade die Praxis sein, welche gegenüber hergebrachten theoretischen Vorstellungen das entscheidende Wort zu sprechen berufen sein wird.

Da man es im lebendigen Bereich stets mit flüssigen Medien zu tun hat (Pflanze, Tier und Mensch bestehen zum größten Teil aus Flüssigkeit), so eröffnet sich gerade bei der Erforschung biologischer Prozesse ein neues Feld der Untersuchung von kosmischen Kräftestrukturen. Mit Bezug darauf findet sich ein anschauliches Beispiel für eine Aussage *Rudolf Steiners*, wonach der Biologe beim Studium von Zellgestaltungen bzw. -vorgängen nicht nur durch das Mikroskop, sondern zugleich zum Kosmos zu blicken hat, wenn er zu wirklichkeitsgemäßem Verständnis solcher Lebensprozesse und -gestaltungen kommen will.[99] – Welche Tragweite und welche Vielfalt von Einsatzmöglichkeiten eine solche Betrachtung in sich birgt, wird im Laufe der Zukunft im praktischen Handhaben erkannt werden, wird doch immer deutlicher herausgefunden, dass die im Flüssigen sich bildenden Strukturen der Zellen die Fußspuren des Lebendigen – also des Kosmos in der Materie – sind.

Die praktische Nutzung solcher Zusammenhänge zeigt sich in den weittragenden Forschungsarbeiten von *Maria Thun* im landwirtschaftlichen Bereich im Zusammenspiel zwischen kosmischem Geschehen und den Lebensprozessen in Nahrungs- und Heilpflanzen. *Maria Thun* ist es gelungen, über die Planetenwirksamkeiten hinaus auch deren Zusammenspiel mit dem Fixstern-Hintergrund zu erforschen und das Bild des qualitativ differenzierten Zeitenlaufes darzustellen. Dadurch wurde es möglich, solche Forschungsresultate in die landwirtschaftliche Praxis direkt einzuführen und die gewonnenen Einsichten rationell anzuwenden; nicht allein in Bezug auf die Differenzierung des kosmischen Geschehens, sondern auch auf dessen unterschiedliche Wirksamkeit in den Pflanzenorganen, in Wurzel, Blatt, Blüte, bei der Frucht- und Samenbildung. Zahlreiche Publikationen berichten von dieser Pionierarbeit, welche in die vielen Variationen von kosmischen Vorgängen, von Wind und Wetter und jenen der Pflanzenwelt eine differenzierte wissenschaftliche Ordnung gebracht hat.[109–112] Die Entdeckungen von *Maria Thun* werden seit vielen Jahren von Landwirten und Gärtnern mit weithin beachtetem Erfolg angewandt und so aus der Praxis in ihrer Richtigkeit bestätigt.

Ein allen solchen Forschungsergebnissen gemeinsamer Aspekt soll den Schluss dieser Zusammenschau bilden: Das heutige Bewusstsein kann – durch empirische Erfahrung begründet – die Vorstellung überwinden, dass unsere Erde «ein Staubkorn im Weltenall» sei, welches beziehungslos sei zu den ungeheuren Dimensionen des Kosmos, die noch ein *Johannes Kepler* in den bewegten Ordnungen als die Harmonie der Welten[33] erleben konnte. Die Erde ist nicht ein passiver Teilnehmer am Ganzen, denn wir können im Handeln sinnvoll anknüpfen an diese Ordnungen, sodass das Leben auf ihr vom Kosmos her weiterhin erhalten werden kann. Dann wird sie nicht nur wieder sinnvoller Schauplatz für den Menschen, sondern zugleich mitspielendes «Instrument» durch ihn.

Sternkalender 1976/1977, Dornach

Einem Menschen wie *Goethe* war es gegeben, Einblicke in die schaffenden Kräfte der Welt zu tun und ihnen Sprache zu verleihen, sodass sie als wortgefügte Bauwerke, Weltenrhythmen verkörpernd, erkennbar wurden. Wie viel vermochte er allein vom Wesen griechischer Kunst zu vermitteln, von welcher er sagen konnte:

> «Ich habe die Vermutung, dass sie (die Griechen) nach den Gesetzen verfuhren, nach welchen die Natur selbst verfährt, und denen ich auf der Spur bin.»[20]

So mag er die Tempel erlebt haben, wie sie in den Landschaften Griechenlands oder Italiens in der Sonne des Südens standen und die für das geistige Ohr in Rhythmen klingend, verborgene Naturgesetze erahnen lassen.

Jedes Zeitalter macht seine Entdeckungen nach der ihm eigenen Art und Bewusstseinsverfassung. Die moderne Photographie – geeignet, die Oberfläche der Dinge zu vermitteln – hat an den griechischen Tempeln auch ihre Entdeckungen gemacht. Bei photographischen Studienarbeiten vor den dorischen Tempeln von Paestum wurde gefunden, dass diese Bauwerke an wenigen Tagen des Jahres in einer optimalen Beleuchtung in der Sonne stehen, und an diesen Tagen wiederum – zur Hochsommerzeit – nur wenige Minuten lang. In wenigen Augenblicken leuchten bestimmte Rippen der Säulenkannelüren auf, wodurch der Tempel aus Lichtlinien gefügt erscheint, etwas von seinem Geheimnis noch heute offenbarend.

Goethes Seele muss dieses Geheimnis gekannt haben; sein Lebenswerk, insbesondere seine Naturwissenschaft ist von ihm durchwoben, von jenem gegenseitigen Sich-Stützen, -Tragen und -Beleuchten der Phänomene, sodass er beim Anblick der griechischen Kunst zugleich von verborgenen Naturgesetzen sprechen konnte, die wieder wechselseitig verwoben sind: die Natur, der Weberin Meisterstück, wo «die Schiffchen herüber–hinüber schießen, ein Schlag tausend Verbindungen schlägt»[18]: das Gewebe gibt sie, die Karte, den Schlüssel nicht. Aber die Natur kennt kein Geheimnis, das sie nicht wenigstens an einer Stelle offenbar machte, dies ist Erlebnis und Überzeugung Goethes.

In Bezug auf das einzigartige Gewebe bei den Strukturen der Kristalle scheint die Natur an einer Stelle ein wichtiges Bildegesetz zu offenbaren: beim Antimon.

Rudolf Steiner hat die Kristallisationskräfte mit Bezug auf das Antimon mit folgenden Worten charakterisiert:

> «Da sieht man äußerlich mit Augen die Kristallisationskräfte, die vom Außerirdischen auf das Irdische hereinkommen ...».[97]

Eine Eigenschaft des Antimon zeigt,

> «wie es in den Naturprozess eingespannt ist. Das ist nämlich das, dass es, wo es nur in die Möglichkeit versetzt wird, in büschelförmigen Kristallisationen auftritt, das heißt, in die Linie strebt, weg von der Erde. Da wo das Antimon sich anhäuft in Linienbildung, da sieht man äußerlich mit Augen die Kristallisationskräfte, die vom Außerirdischen auf das Irdische hereinkommen. Denn die Kräfte, die sonst in einer größeren Regelmäßigkeit auftreten und die kristallbildend sind, die wirken in diesen spießigen und büschelförmigen Bildungen des Antimons.»[97]

Hier, im Antimon, macht die Natur die *Kräfte*, die sonst zur Kristall-*Form* führen, für Augen anschaubar.

Um tiefer in das hier Vorliegende einzudringen, muss im Folgenden ein scheinbarer Umweg eingeschlagen werden.

Wenn von der gegenwärtig herrschenden Naturwissenschaft ausgegangen wird, so zeigt sie die Eigenart, möglichst alles, so auch die Strukturen der Kristallwelt stets punktuell, atomistisch zu deuten.

Eine solche Deutung scheint bei eingeschränkter Betrachtung in der Tat als einzig mögliche, da gerade die Kristallwelt bis in die kleinsten Bereiche mathematisch exakte Punktanordnungen zeigt. Dass eine nur punktuelle Betrachtung übersieht, dass sie sich selbst widerspricht, wenn sie aus dem qualitätslosen Punkte des Atoms eine Qualität wie die Ordnung der Kristallstrukturen im Ganzen ableiten will, kann für unsere Betrachtung außer acht bleiben. Dass hier ein bewusstseinsgeschichtliches Phänomen vorliegt, muss für das Folgende, wo eine andere Denkmöglichkeit aufgezeigt werden soll, aber klar gesehen werden. Es tritt in der Zeit in Erscheinung, in welcher der Mensch beginnt, sich selbst als Individualität zu erleben, als punktuelles Einzelwesen: eine Entwicklung, welche bei *Demokrit*, dem griechischen Philosophen, einsetzt und mit *Descartes*' Erlebnis: «Ich denke, also bin ich» vollendet ist. Von hier ab wird alle Materie als Summe von Punkten angeschaut, lebender Stoff als Summe von Zellen, Kristalle als Gitter von Atompunkten (Ionen). Eine scheinbare Stütze für solche Theorien bilden die bekannten Laue-Diagramme, welche bei Durchgang von Röntgenstrahlen durch Kristalle auf einem Schirm sichtbar werden. Dass kein zwingender Grund vorliegt, derartige Experimente atomistisch zu deuten, zeigt eine andere Betrachtung, welche wir *Rudolf Steiner* verdanken:

> «Gewiss, man kann Kristalle mit Röntgenstrahlen bewerfen; man kann diese Röntgenstrahlen zur Reflexion, die reflektierten Strahlen zur Interferenz bringen, und man kann dann photographieren und man kann behaupten, man photographiere die Konfiguration der Atome. Das Wesentliche ist nur: photographiert man hier wirklich die atomistischen Agentien, oder photographiert man gewisse Wirkungen, die vom Makrokosmischen herkommen und die sich nur zeigen an den Punkten, an denen man glaubt, dass die Atome vorhanden sind? Es kommt überall darauf an, dass man Denk- und Vorstellungsarten findet, die in der richtigen Weise von den Erscheinungen auf das Wesen der Dinge zu gehen vermögen.»[93]

Hiermit ist auf eine andere Möglichkeit einer Betrachtung der Kristallisationsphänomene gewiesen, welche Punkte von Atomen nicht von vorne herein hypostasiert, sondern sie höchstenfalls als Schlussresultate erkennen lässt:

> «Atome sind anzusehen als ideelle Rauminhalte. Das Inhaltliche sind die Ergebnisse von sich begegnenden Kräfterichtungen».[91]

Ein solcher Aspekt scheint neu und ungewohnt. Er kommt indessen aus einer Geistesströmung, welche trotz ihrer äußerlichen Unscheinbarkeit zum Bedeutendsten moderner Wissenschaft gehört: der synthetischen oder projektiven Geometrie. – Im ausgehenden Mittelalter beginnend, haben sich dieser Wissenschaft die namhaftesten Mathematiker gewidmet. Das Erfassen der perspektivischen Gesetzmäßigkeiten durch *Albrecht Dürer* als einer der ersten Schritte in das neue Gebiet wurde von Mathematikern wie *Desargues, Pascal, von Staudt, Chasles, Poncelet, Jakob Steiner, Theodor Reye, Felix Klein* und anderen fortgesetzt und systematisch ausgebaut. Heute beginnt die synthetische Geometrie ihre Fruchtbarkeit auch auf vielen nichtmathematischen Gebieten zu erweisen, liefert sie doch die Begriffe, um viele Naturvorgänge der lebendigen und mineralischen Welt zu verstehen. Es sei damit auf die neueren Werke von *G. Adams*[1,2], *Louis Locher-Ernst*[43,44], *Ernst August Karl Stockmeyer*[108] hingewiesen. Das Folgende nimmt Bezug auf die betreffenden Arbeiten.

Die synthetische Geometrie kennt nicht nur den Aspekt der Punkte, aus denen die ausgedehnteren Gebilde von Linie und Ebene «aufgebaut» werden, sondern auch den anderen, nach dem die weniger ausgedehnten Elemente aus den umfassenderen hervorgehen. Eine Gerade kann z. B. aus Punkten hervorgehen, aber auch aus Ebenen: Wo Ebenen sich schneiden – etwa die Wände eines Zimmers – entsteht als Resultat des Schneidens die gerade Linie. Für die punktuelle Betrachtung gilt immer, dass das Teil, z. B. der Punkt, kleiner ist als das Ganze. Für den ebenenhaften Aspekt das Gegenteil: das Teil (die einzelnen Ebenen z. B.) ist größer als das Ganze (die entstehende gerade Linie). Entsprechend sind die Geraden als geometrische Elemente größer als der aus ihnen entstehende Kreuzungspunkt.

Beide Betrachtungen, die punktuelle und die hier kurz skizzierte der synthetischen Geometrie, sind zwei gleich mögliche, wenn auch polar entgegen gesetzte, von welchen nur die erstere allgemein populär geworden ist. Auch im Gebiete der Kristallphysik wird bis heute ausschließlich der punktuelle Aspekt angewandt, wenngleich der dazu polare der synthetischen Geometrie zu einem wirklichkeitsgemäßeren Erfassen der Kristallstrukturen geeignet wäre. Den letzten Weg haben bisher nur wenige Mathematiker gewählt, vor allem *George Adams, Ernst August Karl Stockmeyer.*

Einiges Grundsätzliche dieser neuen Betrachtungsart, welche zum Verständnis der Kristallisations-Phänomene führt und von dort zu einem Verständnis des Antimon, sei hier – so weit als nötig – skizziert:

Von zwei Punkten aus seien je zwei beliebig gewählte Linien (Strahlen) gezeichnet. Diese schließen ein Viereck ein (Abb. 24). Sogleich lassen sich weitere Linien ziehen: die Diagonalen des Vierecks und die Verbindungslinie der beiden Ausgangspunkte (Abb. 25). Die Diagonalen des Vierecks schneiden diese Verbindungslinie, sodass zwei weitere Punkte entstehen. Beide Punktepaare, das ursprüngliche und das neue, stehen in einem gesetzmäßigen Zusammenhang, was sofort evident wird, wenn wir die Konstruktion in der folgenden Weise durchführen (Abb. 25):

Ein Punktepaar PP' werde durch eine Linie verbunden und auf dieser an beliebiger Stelle ein weiterer Punkt *B'* gewählt. Von *B'* aus wird unter beliebigem Winkel eine weitere Linie gezogen und auf ihr zwei Punkte *XY* angenommen, welche mit *P* und *P'* verbunden werden. Die Linien *PX*, *PY* und *P'X*, *P'Y* bilden wieder das schon bekannte Viereck. In diesem werde die noch fehlende Diagonale gezogen, welche *PP'* in *B* schneidet. Das Auffallende ist dabei: wie immer die Linie von *B'* aus gewählt wird und wie immer auf ihr die Punkte *XY* angenommen werden, stets führt die Konstruktion auf denselben vierten Punkt *B* (Abb. 26). Mit der Wahl der drei Punkte *PP'B'* ist der vierte (*B*) eindeutig bestimmt und jenen eindeutig zugeordnet.

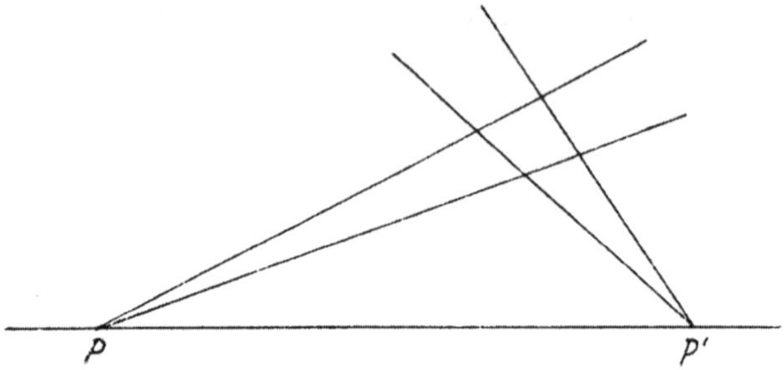

Abb. 24

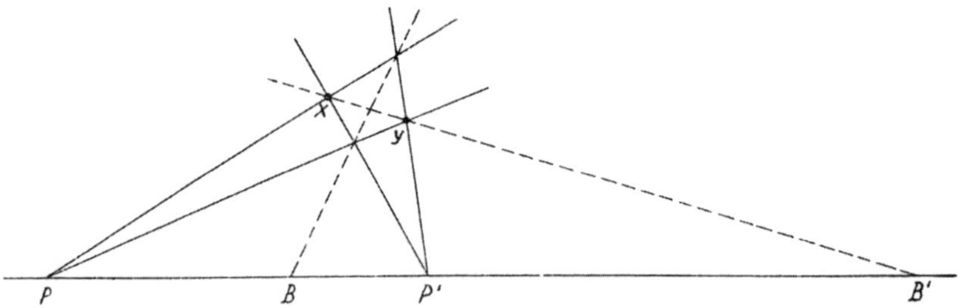

Abb. 25

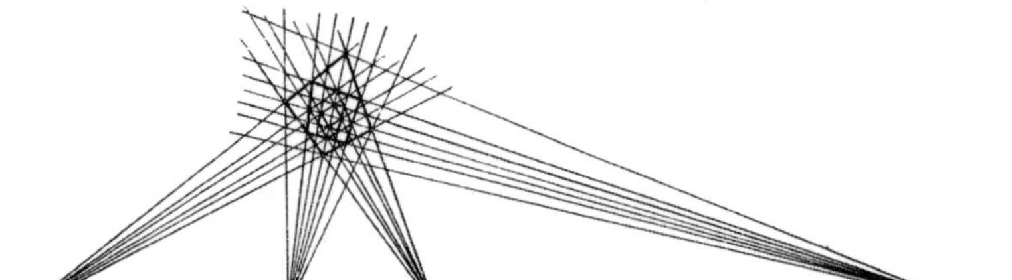

Abb. 26

Vergegenwärtigt man sich, dass viele Linien von *B'* aus gezogen und auf diesen viele Punkte *XY* gewählt werden können, welche doch alle auf denselben vierten Punkt *B* führen, so ahnt man sogleich, dass es ein gesetzmäßiges Gewebe sein muss, welches die ganze Ebene überzieht und das nur von der Wahl der Ausgangspunkte *P*, *P'*, *B'* abhängt. Ist diese Wahl getroffen, so ist die «Struktur» des sich daraus ergebenden Liniengewebes bestimmt.

Nach dem selben Prinzip weiter zeichnend, indem alle möglichen Verbindungslinien gezogen werden, tritt das «Gefüge» mehr und mehr in die sichtbare Anschauung. Jeder Punkt erscheint als Resultat sich begegnender Strahlen, und das Gewebe lässt sich ins Kleinste und Größte beliebig verdichten (Abb. 26) bzw. ausdehnen (Abb. 27). Die «Keimzelle» des Ur-Vierecks wirkt wie eine Art Kristallisations-Zentrum, um das sich rhythmisch weitere «Schichten» lagern.

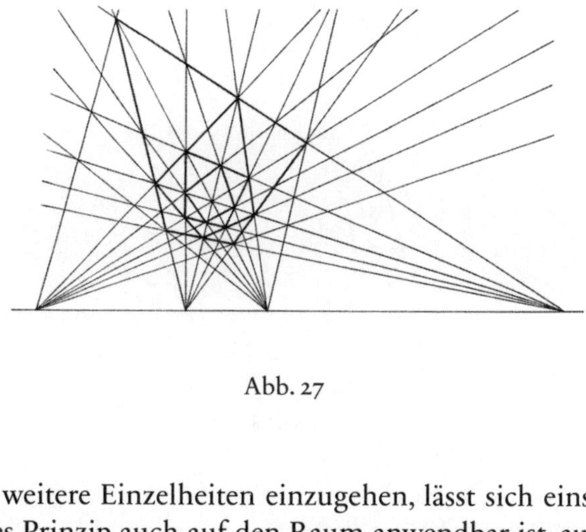

Abb. 27

Ohne auf weitere Einzelheiten einzugehen, lässt sich einsehen, dass eben dieses Prinzip auch auf den Raum anwendbar ist, auf das Dreidimensionale:

Lässt man z.B. von der selben Linie aus *zwei* Vierecke entstehen (wie beschrieben), jedoch so, dass sie in verschiedenen Ebenen liegen, so entsteht eine räumliche Zelle (Abb. 28), welche sich ebenfalls ins Große und Kleine vervielfältigen lässt. Dergestalt erscheint der Raum in einem gitterartigen Gefüge. Rücken auch noch die Ausstrahlungslinien in unendliche Ferne, so werden die Strahlen parallel und das Gitter rechtwinklig: *eine gegenüber der nur punktuellen Betrachtungsweise neue Denkmöglichkeit für das Entstehen von Kristallstrukturen,* welche die unendlich ausgebreitete Weltperipherie mathematisch einbezieht. Von dorther kommend, begegnet sich im Irdischen das Strahlenweben und bildet das bis ins Kleinste verfolgbare Maschengefüge der Kristalle.

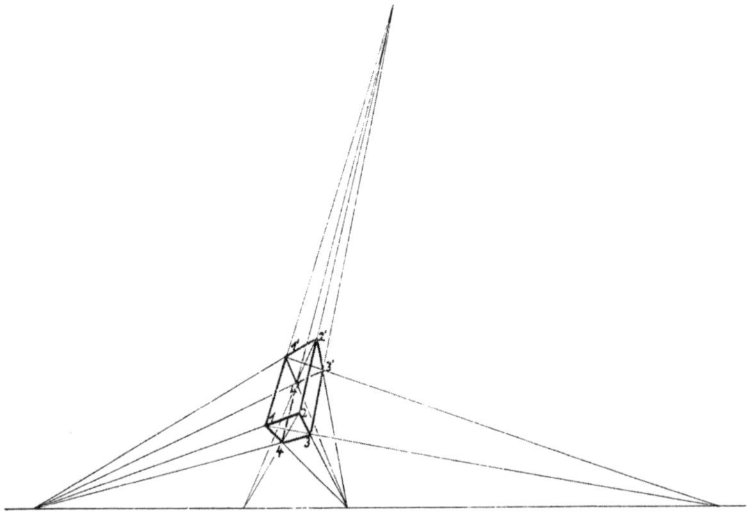

Abb. 28

Rudolf Steiner nennt die aus dem Umkreis einstrahlenden Universalkräfte «saugende»[90]. Dies wird aus einer mündlich überlieferten Angabe sogleich verständlicher: Man denke sich die Erde mit einem Mittelpunkt, dann mit zwei Mittelpunkten, danach mit drei Mittelpunkten (Abb. 29):

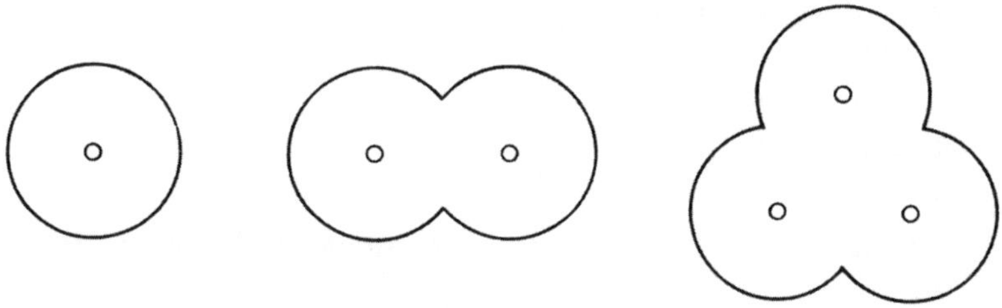

Abb. 29

Man verlege dann in Gedanken solche Mittelpunkte, z.B. vier, nach außen, und lasse diese schließlich in die unendliche Ferne rücken (Abb. 30); so kann man sich das Entstehen von regelmäßigen Körpern mit ihren Flächen leicht vorstellen. Es ist, wie wenn entlang der Strahlen saugende, ziehende Kräfte wirken würden, sodass der Kristall wie von der Peripherie her und dabei rhythmisch entsteht:

> «Jeder Kristall wird von seinem Stern rhythmisch aus der Erde herausgesogen».[105]

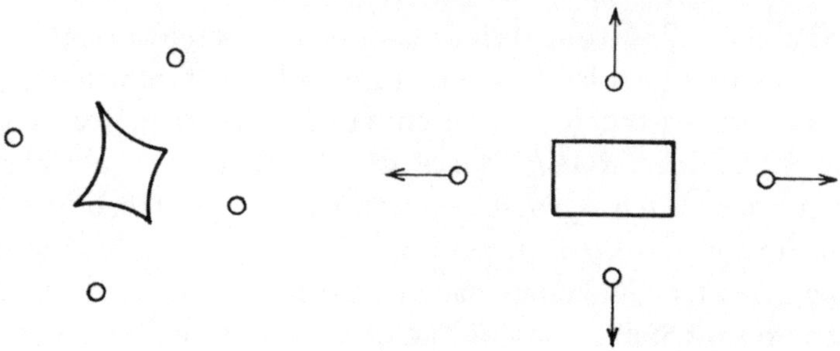

Abb. 30

Man hat es mit zweierlei zu tun:

- mit dem in bestimmten Richtungen wirkenden, wie saugenden Strahlen-Weben;
- mit den dabei in Erscheinung tretenden konkreten Kristallformen.

Das selbst unsichtbar Bleibende, wesenhaft Wirkende des Strahlen-Webens führt zur sichtbaren Erscheinung. Wesen und Erscheinung werden sich dabei im allgemeinen nicht decken!

Es gibt jedoch Ausnahmen, mit denen die Natur ihr Geheimnis offen ausspricht, in denen sie das Wesen selbst zur Anschaubarkeit bringt. Eine solche Ausnahme führt sie uns gerade im Antimon (Grauspießglanz) vor. Das Wesen selbst wird Erscheinung:

> «Da wo das Antimon ... sich anhäuft in Linienbildung, da sieht man äußerlich mit Augen die Kristallisationskräfte, die vom Außerirdischen auf das Irdische hereinkommen. Denn die Kräfte, die sonst in einer größeren Regelmäßigkeit auftreten und die kristallbildend sind, die wirken in diesen spießigen und büschelförmigen Bildungen des Antimons».[97]

Die Strahlen selbst, vom Weltall kommend, zwischen sich die Kristalle aussparend, werden hier für Augen sichtbar, für Hände greifbar.

Menschen vergangener Kulturen haben um solche Realitäten gewusst. So schildert *Rudolf Steiner*, wie der Raum von unsichtbaren Kraftströmen durchzogen sei, welche sich in gesetzmäßiger Weise durchdringen und kreuzen, und wie der griechische Baumeister in solchen Gesetzmäßigkeiten bauen konnte. Er füllte das Strahlen-Weben nur mit Steinen aus, um sichtbar werden zu lassen, was ohnehin in der Landschaft webte: der Tempel, der zu ihr gehört. Die Tempelmaße sind aber Maße des Menschen und der ganzen Erde. Das Maß der Erde und das des Menschen sind dem griechischen Tempel eingeschrieben.[24]

Hiermit wird aber das Wesen des Antimon berührt! Es macht das Strahlen-Weben des Kosmos sichtbar und birgt das Geheimnis des Menschenmaßes. Wo das Menschen-Ich in seinem Leibestempel nicht mehr in der ihm gemäßen Weise wohnen kann, wird das Antimon helfen können, das Maß der Form wieder herzustellen.

Das griechische Geistesleben ist von solchen Tatsachen durchdrungen, wenn die Welt aus dem Zusammenklang der Weltenschrift der Kategorien entstanden erlebt wird. In verwandelter zeitgemäßer Form erscheint jenes Geistesleben in der Anthroposophie wieder, in welcher der Mensch und die um ihn ausgebreitete Natur als der «Zusammenklang des schaffenden, bildenden und gestaltenden Weltenwortes»[102] erlebt werden kann. Hier webt das Geheimnis des Menschen und das des Antimon, wo alles wechselseitig sich beleuchtet und trägt wie in einem sinnvoll zusammen klingenden Strahlen-Weben.

In: Heilmittel für typische Krankheiten, 3. Folge. Dornach 1961

Vom Wesen des Wassers

Über Flüssigkeitsbewegungen

Es möge an einige Beobachtungen erinnert werden, welche an bewegten Flüssigkeiten gemacht werden können und welche im Hinblick auf den menschlichen Blutkreislauf Beachtung verdienen. Dass beim Strömen des Blutes innerhalb des menschlichen Organismus wesentlich Anderes noch hinzu kommt, wird in der folgenden Betrachtung selbstverständlich vorausgesetzt.

Wie sich das Fließende mit dem festen Element auseinander setzt, welchem es als Untergrund begegnet, kann ein Blick auf das Flusssystem einer Landkarte zeigen (Abb. 31). Bereits in diesen großräumigen Verhältnissen wird etwas offenbar von seinen Bildetendenzen, die dann wiederum innerhalb der Organismen zur Geltung kommen. Ein Netzwerk durchzieht die Erdoberfläche, welches sich bis in feinste Bodenkapillaren verfolgen lässt, denen gleichsam als Antwort das Wurzelwerk der Pflanzenwelt entgegen kommt. Durch ein entsprechendes Verzweigungsnetz wird der Saftstrom in den Luftkreis entlassen. Dabei erfüllt das Wasser eine vielfältige Aufgabe: In seinen Eigenschaften des fortwährenden Bereitseins zu Gestaltungen, als Transportmittel für gelöste Stoffe usw. kommt es den Ansprüchen der Organismen entgegen.

Innerhalb des Flussnetzes verläuft die Wasserbewegung rhythmisch und sie prägt den zeitlichen Rhythmus auch im Raume ab: Der Flussmäander zeigt als Form gewordenes Resultat, was der Flüssigkeitsbewegung so eigen ist. Der Mäander stellt jedoch nur eine besonders sinnenfällige Art von rhythmischer Flüssigkeitsbewegung dar (Abb. 32).

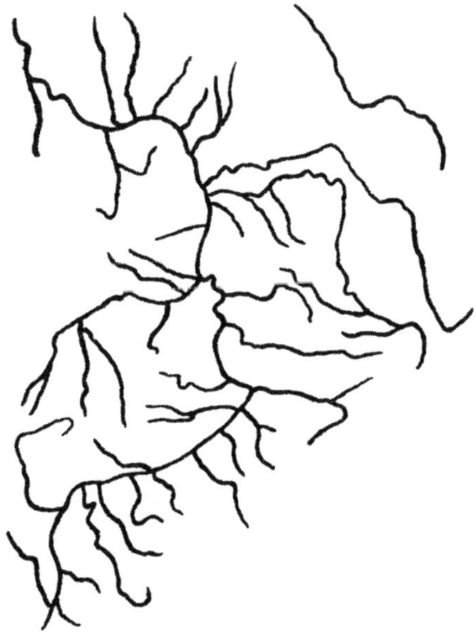

Abb. 31: Fluss-System des Neckar

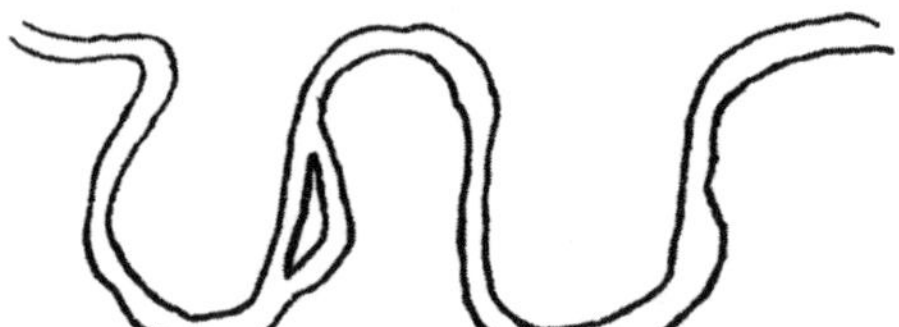

Abb. 32: Flussmäander

Im Grunde trifft man die Neigung zum Rhythmischen bei den Flüssigkeiten immer wieder unter den verschiedensten äußeren Bedingungen an, wenn sie nur von einem Gegensätzlichen irgendwelcher Art ergriffen werden. Das Wellenspiel auf einer Wasserfläche, über welche der Wind streicht, die Wellenstraßen hinter Steinen im Bachlauf oder hinter Brückenpfeilern, die Wellenkreise auf einer Wasserfläche, in welche ein Stein geworfen wurde, sind allbekannte Beispiele hierfür.

Die Eigenschaft der inneren Beweglichkeit nach den verschiedensten Richtungen hin ermöglicht die Bildung von kreisrunden, drehenden Wirbelformen, die wie Einschlüsse innerhalb des einheitlich Dahinfließenden erscheinen. Zu ihrem Zustandekommen bedarf es aber, wie bei der Welle, eines (nunmehr gesteigerten) Gegensatzes im Fließenden. Dies möge ein Beispiel verdeutlichen:

An den Rändern eines Wasserlaufes wird die vorbeiströmende Flüssigkeit gebremst und bekommt dadurch eine Verzögerung gegenüber den in der Mitte strömenden Wassermassen. Von den Rändern nach der Mitte hin findet also ein Geschwindigkeits-Anstieg statt, welcher in der Nähe der Ufer seinen größten Wert hat. Dort schieben also langsamere und schnellere Massen aneinander vorbei, es berühren sich Geschwindigkeits-Unterschiede, also Bewegungs-Gegensätze. Es kommt zur Ausbildung von Gleitschichten, die bei genügend großen Geschwindigkeiten Anlass zu einer Form-Verwandlungsreihe geben: Die Trennschichten wellen sich, bilden Mäanderformen, und diese rollen sich zu Wirbeln ein (Abb. 33).

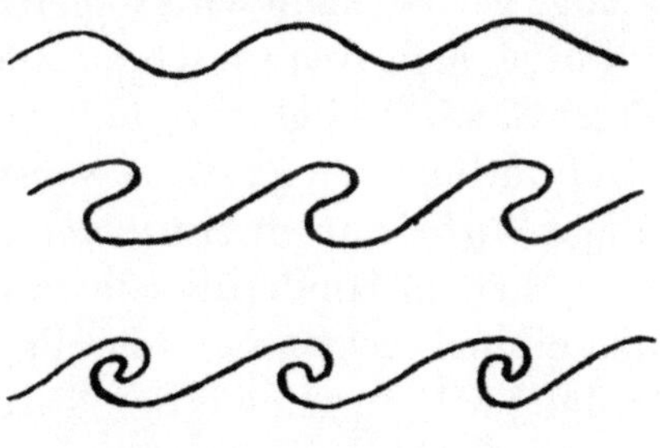

Abb. 33: Grenze zwischen verschieden schnell strömenden Wassermassen bei geringen bis großen Geschwindigkeits-Unterschieden

Solche Wirbelbewegungen kommen im Allgemeinen in den Gefäßen der Organismen nicht zustande, sodass ein äußerst langsames Strömen in der Nähe der Gefäßwandungen auf jeden Fall erhalten bleibt. Diese Tatsache bedeutet unter anderem, dass sich dort die Auf- und Abbauvorgänge der Gefäßwandungen selbst ungestört vollziehen können.

Das Auftreten von Wirbelbewegungen ist also stets an das Vorhandensein von Polaritäten bei gewissen Geschwindigkeiten geknüpft. In dem angeführten Beispiel war es die Polarität flüssig–fest, die ihrerseits Anlass zu ausgeprägten Geschwindigkeitsdifferenzen gab. Es können auch warme und kalte, dichtere und dünnere Flüssigkeiten nebeneinander strömen: Als Ergebnis von deren Auseinandersetzung tritt die Wirbelform in die Erscheinung.

Als Urphänomen zeigt das Wasser in der Stoffeswelt, was andererseits in der Bildung des Herzwirbels als Stau der Polaritäten von unterer und oberer Organisation anschaubar wird. Zeitlich betrachtet: In beiden Fällen tritt ein Rhythmus auf und zwar an der Begegnungsstelle der Polaritäten. Für die Wirbel im Wasser möge dies noch etwas deutlicher geschildert werden.

Man bildet sich im Allgemeinen die Vorstellung, dass strudelndes Wasser einem chaotischen Zustande gleichkommt. Das kann aber auch anders sein! Wird nämlich das Hervorgehen von Wirbeln aus der Welle ins Auge gefasst, dann wird sogleich anschaulich, warum die Wirbelbildung auch rhythmisch vonstatten gehen kann. Nur bei übermäßiger Geschwindigkeit zerfällt das fließende Wasser in den ungeordneten turbulenten Zustand. Sonst können außerordentlich regelmäßige Wirbelstraßen entstehen, etwa im Nachlauf von Hindernissen, wobei am Hindernis selbst in strengem Rhythmus – einmal links, einmal rechts usw. – jeweils ein Wirbel entlassen wird (Abb. 34, Tafel XII). Fassen wir den Wirbel als ein saugendes Zentrum auf, so wechseln längs einer Wirbelstraße Unterdruck und Überdruck rhythmisch ab. Eine Art von Puls wird in den Flüssigkeitsstrom entsandt.

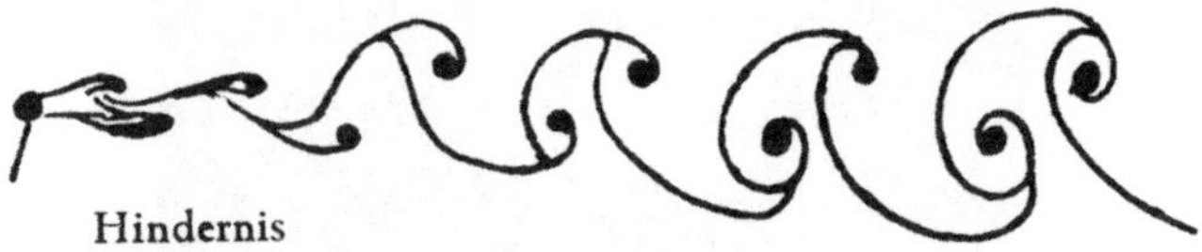

Abb. 34: Wirbelstraße hinter einem von links angeströmten Hindernis

Indes das Wasser dem Tale zufließt, finden noch andere rhythmische Bewegungen statt, welche zumeist dem Auge entzogen sind: Jeder Bach hat, entsprechend seinem *ihm* eigenen Querschnitt, auch seine ihm eigenen Bewegungen, seinen *ihm* eigenen Rhythmus! Es finden innerhalb der Wassermassen Drehbewegungen statt, welche den ganzen Bach-Querschnitt ausfüllen können. So geht etwa am Grund des Baches eine Strömungsrichtung nach innen, zum Krümmungs-Mittelpunkt des Mäanders hin, an der Oberfläche jedoch zentrifugal nach außen (Abb. 35). Diese zusätzliche «Walze» verursacht zusammen mit dem Lauf talwärts eine Schraubenströmung, welche ihren Drehsinn im Rhythmus des Mäanders wechselt. Es ist leicht vorzustellen, dass der Krümmungs-Mittelpunkt des Mäanders einmal links, dann wieder rechts des Flusslaufes liegt, wodurch sich die genannte «Sekundärströmung» im selben Wechsel neu orientiert. Schraubenströmung rechts herum – Stillstand der Drehbewegung – Schraubenströmung links herum – Stillstand der Drehbewegung usf. usf. Das gehört zum Lebensrhythmus eines Baches. Man nimmt dem Bach seinen Lebenspuls (und damit *alles*), wenn man ihn «korrigiert».

Solche schraubenförmige Bewegung ist den Flüssigkeiten überhaupt eigen. Wollte man eine strömungsgerechte Form, etwa eine Wand, in solch einen durchflossenen Querschnitt legen, so müsste dieselbe eine verwundene Fläche darstellen, die sich ohne Störung für das Wasser hineinschrauben könnte. Solche Flächen kommen nun innerhalb der Gefäße mancher Organismen vor, etwa im Conus arteriosus bei den Lungenfischen (Dipneumones), wo sie geradezu den Namen «Spiralfalte» bekommen haben.

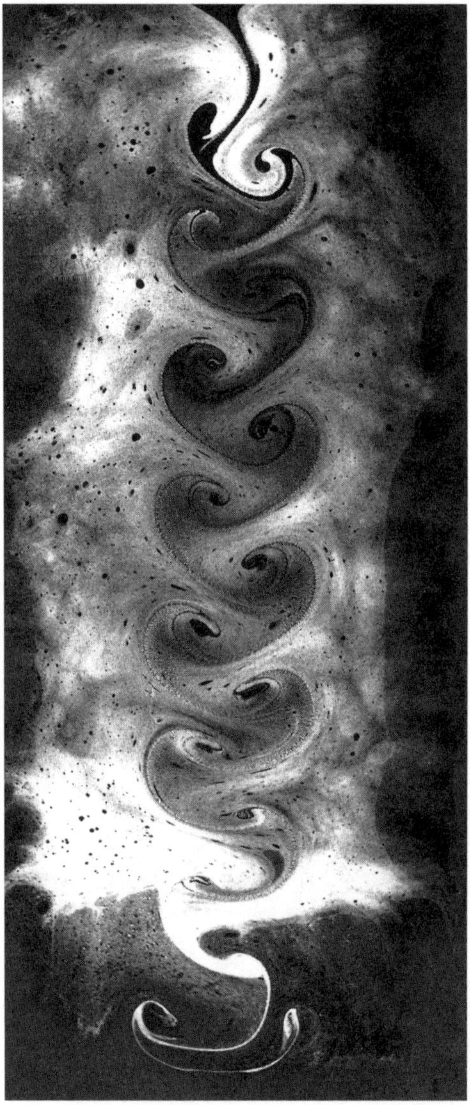

Tafel XII: Folge von Wirbeln (Wirbelstraße) im Nachlauf eines zylindrischen Stabes, der geradlinig und gleichmäßig durch eine Wasser-Glycerinmischung bewegt wurde. Die Flüssigkeitsoberfläche war zuvor bepudert worden; aus [78]

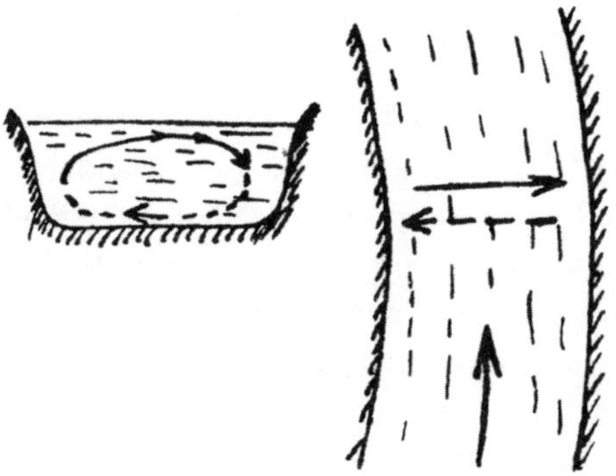

Abb. 35: Querströmungen in einem Bach (Querschnitt und Draufsicht)

Eine beachtenswerte Sensibilität tritt in bewegten Flüssigkeiten auf. Unter geeigneten Bedingungen kann der Rhythmus der Wirbelablösungen durch einen Rhythmus von außen gesteuert werden. In solchen Augenblicken benimmt sich die strömende Flüssigkeit wie eine Art Sinnesorgan, welches durch Gestaltbildung antwortet. Einige der menschlichen Sinnesorgane haben die Wirbelform sogar mehr oder weniger deutlich verwirklicht. Der Wirbel in bewegter Flüssigkeit ist gewissermaßen die als Form herausfallende anschaubare Sensibilität einer Grenzfläche (siehe oben), welche sich zur Bildung eines Innenraumes zusammenrollt.

Wenn nun zwei Ströme verschiedener Herkunft und Geschwindigkeit (also Polaritäten) innerhalb eines Organismus aufeinander stoßen, so muss neben einer Vergrößerung des Gefäßquerschnittes von dieser Stelle ab eine rhythmisch sich wiederholende Wirbelablösung stattfinden. Die ganze Organgestaltung würde sich aber auf die Tatsache einer solchen rhythmischen Wirbelbildung einstellen (falls sie nicht von vornherein darauf hingewirkt hätte!), d.h. es würde auf die saugenden Impulse eines solchen Wirbels mit Organbildung geantwortet.

An diesem Punkt der Betrachtung muss besonders hervorgehoben werden, dass in der strömenden Flüssigkeit nur ein Abdruckmedium vorliegt, welches geeignet ist, die Bilde-Impulse der ätherischen Bildekräfte aufzunehmen, welches im Bereich der Sinneswelt gewissermaßen nur anschaulich macht, was funktionell unsichtbar schon vorgebildet ist. Aus dem Gesagten mag sowohl die Lage als auch das Vorhandensein des Sinusknotens überhaupt verständlich werden, wie er aus seinem ganzen Darinnenstehen in dem fließenden Blute etwas wie ein Sinnesorgan geworden ist. In ihm wird von Seiten der Physiologen das Steuerungszentrum (zusammen mit dem sogenannten Reizleiter-System) für den Herzrhythmus gesehen. Von dieser Seite her – als *einer* möglichen – mögen die Hinweise *Rudolf Steiners* verstanden werden, wonach das menschliche Herz als ein Sinnesorgan aufzufassen ist – welches dann seinerseits den Herzrhythmus steuert. In ähnlicher Weise mögen die Bildungen des Reizleiter-Systems angeschaut werden und die Vorgänge an den Aortenklappen, worauf an anderer Stelle eingegangen werden mag.

Zusammenfassung: Im Flüssigen haben wir ein Element, das sich bereit hält, in jedem Augenblick Formimpulse aufzunehmen, welche sogleich wieder für den Zustand neuer Bereitschaft «aufgelöst» werden. Wasser reagiert auf Strömungen von außen rhythmisch und ist dadurch geeignet, auch rhythmische Impulse von außen aufzunehmen. Dergestalt wird es zu einem im Funktionellen bleibenden Sinnesorgan. – Insofern ist das flüssige Element durch seine Stofflichkeit, Rhythmus-Geneigtheit und in seiner Sensibilität ein geeignetes Abdruckmedium für die höheren Wesensglieder des dreigliedrigen menschlichen Organismus und für alle organischen Bildungen, Bildungen, welche als Einseitigkeiten desselben in der Natur auftreten.

Ärzte-Rundbrief/Beiträge zu einer Erweiterung der Heilkunst, 1948

Für das Wasser suchen wir vergebens nach einem Erdenort, an welchem es zu Hause ist. Was von den festen mineralischen Körpern gilt, dass sie an bestimmten Punkten des Planeten ihre Heimat haben, wo sie gefunden werden können und mit der sie auch verbunden bleiben, es trifft für das Wasser nicht zu. Stets zeigt es sich als Element der Bewegung, nie rastet es. Wenn überhaupt von einer Heimat zu sprechen ist, so wäre sie für das Wasser der ganze Planet. Ihn hüllt das Wasser ein durch die Schicht der Ozeane, durch das Pflanzenkleid der Erde, in welchem es den stofflichen Hauptanteil ausmacht. Dem Leben des Planeten gibt es sich aber auch ganz hin, verbindet sich mit der Lufthülle innig, doch nicht dauernd und legt gemeinsam mit ihr einen sanft wehenden Mantel über die Erde. Hat es in der Höhe sich mit den Elementen von Licht und Luft eine Zeit lang durchdrungen, so löst es sich aus der Atmosphäre wieder heraus und kehrt zur festen Erde zurück. Es pocht im Niederfall an die fest gewordene, auf der Erde ruhende mineralische Form, löst sie auf, durchwirkt sie mit dem in der Höhe Aufgenommenen und bringt sie in Fluss, um sie dem bewegten Leben des Planeten geneigt zu machen. Wo Leben entstehen soll, ist es anwesend und es überzieht die Kontinente mit einem Netz Leben spendender Wasseradern.

Das zu Tal fließende Wasser schwingt sich in rhythmisch geformten Mäandern durch die Landschaft, und eine feinere Beobachtung zeigt, dass es dabei im Flussbett dreht (Abb. 36). Auf Schraubenbahnen geht es seinen Weg dem Meere zu, und es vermittelt die Schraubenlinie vielen Bildungen in der organischen Welt. Es weist darin nach den Planeten, deren Wirken im spiraligen Ansatz der von Wasser durchzogenen Pflanzenblätter zur vollen Anschauung kommt.[68]

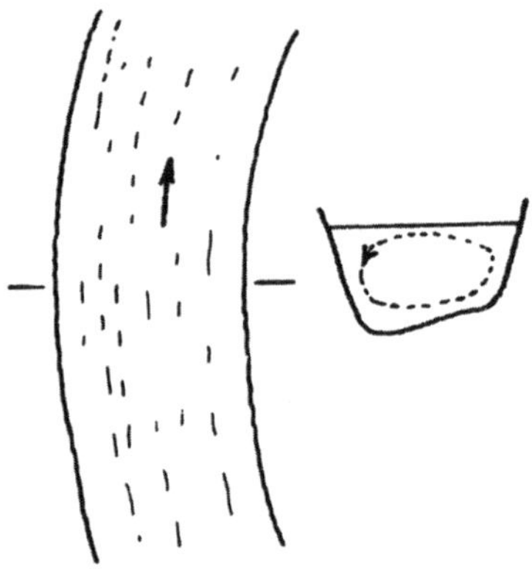

Abb. 36

Indem das Wasser im Dahinströmen die festen Körper zermahlt und löst, bringt es auch sie wieder in Verbindung mit dem Himmelsgeschehen des planetarischen Umkreises (Versuche von *Lili Kolisko*[35]), und wenn sich ein Körper nicht lösen lässt, so nimmt ihm das Wasser wenigstens einen Teil seiner Schwere durch Auftrieb. Weil es seine *eigenen* Schwerekräfte im Bilde der aus dem Sternenumkreis hereinkommenden «Universalkräfte»[90, 107, 118] anordnet (Abb. 37), ist es in der Lage, den festen Körpern von ihrer Schwere zu nehmen und sie dadurch teilweise dem Irdischen zu entreißen: an jeder Stelle eines unter Wasser getauchten Körpers wirkt der Druck der darüber lagernden Wasserhöhe senkrecht zur Körperoberfläche, also auch auf die Unterseite. Es resultiert eine Überkraft von unten nach oben: der Archimedische Auftrieb.

So sucht das Wasser alles Feste dem allzu Irdischen zu entfernen und dem Kosmos zurück zu gewinnen, in den inneren Qualitäten der Körper durch Lösen, in den äußeren Qualitäten durch Anti-Schwerewirken. Es stellt sich auch hier zwischen Himmel und Erde, vermittelt zwischen beiden, indem es das Irdische hebt, gleichsam saugende Kräfte den nach unten drückenden entgegenstellt. – Die kapillaren Saugwirkungen offenbaren dieses Anti-Schwerewirken von einer

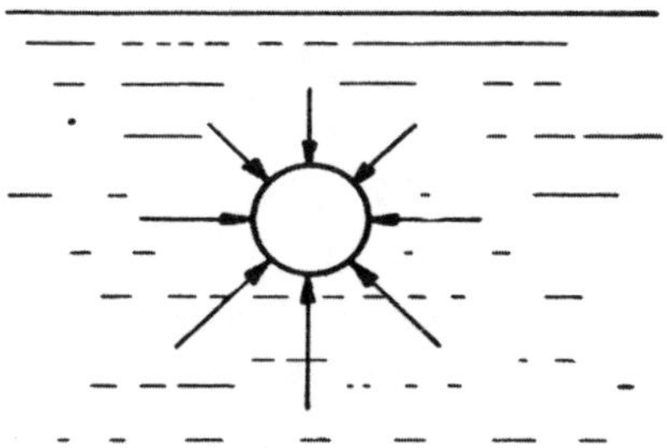

Abb. 37

anderen Seite, und in den kapillaren Grundwasserströmen des Erdreichs öffnet das Wasser wiederum ein Tor nach dem Kosmos: Bei zunehmendem Mond sollen Brunnen gegraben werden, weil dann der Grundwasserspiegel höher liege, so lauten alte Regeln[Anm. M]. Eine verborgene Flut und Ebbe, von Mondenkräften veranlasst, wirkt in den Kapillarsystemen des Bodens und der Pflanzen: Bäume sind bei abnehmendem Mond im Winter zu schlagen, bei Saftebbe im Holz[Anm. N]. Dann wird das Holz alt und hart.

Saugende Kräfte, negative Drücke werden anschaubar im fließend bewegten Wasser, welches Wirbel bildet. Ein Wirbel enthält eine saugende Mitte. Er stellt eigentlich ein kleines Planetensystem dar, insofern seine Drehgeschwindigkeiten über dem Radius nach dem zweiten Kepler'schen Gesetz der Planetenbewegungen angeordnet sind. Die Umfangsgeschwindigkeit nimmt nach innen zu, umgekehrt mit dem Radius. Im Zentrum des Wirbels müsste sie den Wert unendlich erreichen. Der räumliche Zusammenhalt zerreißt, weil unendliche Geschwindigkeiten im Endlichen nicht möglich sind. Damit gehen Druckkräfte über in negative Druckkräfte, in Sog. – Ein kleines Partikel, mit einem Pfeil als Zeiger versehen und im Wirbel schwimmend, würde trotz der kreisenden Bewegung sich so halten, dass der Pfeil stets nach derselben Stelle im Weltall zeigt (Abb. 38).

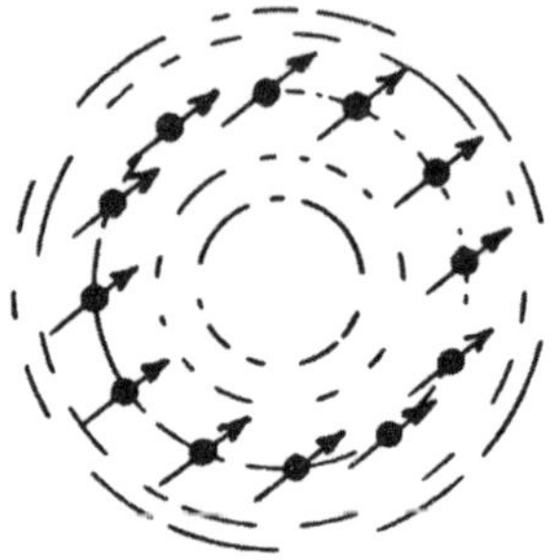

Abb. 38

Der Wasserwirbel ist also in dreifacher Hinsicht Sternen-orientiert (von Zähigkeitseinflüssen sei abgesehen[Anm. C]):

1. Anordnung der Umfangsgeschwindigkeit nach den Planetenbewegungen

2. Sogkräfte beherrschen seine Mitte

3. Orientierung nach dem ganzen Sternenraum

Schon im glatt (laminar) dahinströmenden Wasser beginnen sich Sogkräfte anzukündigen und der drehende Wirbel tritt nur in einem fortgeschrittenen Stadium solchen Strömens in Erscheinung. Der Druck auf die Wand eines von Wasser durchflossenen Rohres zieht sich mit steigender Durchflussgeschwindigkeit zurück. Die Sogkräfte konzentrieren sich schließlich im Wirbel, und in diesem fällt gleichsam als anschaubares Gebilde heraus, was bis dahin unsichtbar gewirkt hat: das Planetensystem als Wirbel mit einem nach unendlicher Dynamik strebenden Zentrum, und diese Mitte schraubt sich im Wasser als saugender Hohltrichter in die Tiefe. Die Schraubenform kommt wieder zum Vorschein, und sie gehört zum offenbaren Geheimnis des Wassers.

Im Wirbel saugt das Wasser das Luftförmige herein bis zum festen Grund; das Feste selbst aber löst es auf und öffnet es dem Wirken von Licht und Luft. – In den Lösungen gelten bereits die Gesetzmäßigkeiten der Gase[Anm. 1]. – Es stellt sich vermittelnd zwischen Luft und Erdfeste, führt beide zusammen, ohne sich selbst endgültig mit ihnen zu verbinden. Es bleibt allen Elementen zugleich treu und doch nur Einem: der ganzen Erde; es webt zwischen ihr und dem Himmel hin und her.

Das Wasser ruht nicht, bis es das erstarrte Feste dem fließenden Mittelzustand des Lebens, in dem die Planeten wirken, zurückgewonnen hat. Wird es aber, wie im Hochgebirge, selber in die Verbannung des festen Eises geschickt, so verrichtet es trotzdem seine Tätigkeit, indem es sich ein bestimmtes Verhalten reserviert: entgegen den andern Körpern dehnt es sich im Festwerden aus und sprengt dabei die erstarrte Form, in welche es durch feine Spalten gedrungen ist. – Das Wasser macht die Körper allem Flüssigen wesensverwandt, damit sie gleich ihm den Anschluss an den Kosmos wiedergewinnen. Doch verlangt es niemals etwas für sich selbst, es verzichtet auf Eigenform und wird dadurch fähig, vermittelndes Wesen zwischen Himmel und Erde zu sein, die Formimpulse des Kosmos aufzunehmen in allem lebendigen Formenschaffen. Im Durchfallen des Raumes zwischen oben und unten erzählt es von seiner eigenen Allverwandtschaft: Im runden Tropfen beim Fallen der Schwere enthoben, bildet es sich zu einem kleinen Kosmos, der den großen Kosmos spiegelt. Das entspricht aber dem Wesen des Wassers: Es rundet die Formen auf der festen Erdoberfläche, nimmt sie ganz in sich auf, wälzt das Gestein in den Flüssen zu Tal und nimmt ihm das Kantige, den rundlich organischen Bildungen annähernd.

Es hüllt aber nicht nur die Formen ein, sondern füllt auch gerne jede Form aus. So sind ihm die Lebewesen zugleich Hüllen, welche es durchdringt, und im Ausfüllen der Hohlformen der Erde selber verwirklicht es deren planetarische Kugelgestalt, in den Ozeanen zugleich das Himmelsgewölbe spiegelnd. Die Rhythmen von Ebbe und Flut sprechen von seinem Eingegliedertsein in das Planetarische.

Die Schiffe alter Völker, welche dem Weltall-offenen wogenden Meer anvertraut wurden und welche durch ihre dem Wasser gemäße Form noch heute die Bewunderung jedes Schiffbauers erregen, wurden einst zuerst am Himmel wahrgenommen als die Boote, in welchen die «Planetengötter» über das Himmelsgewässer fuhren. Von dort her muss ihre Form verstanden werden, welche sich wesensgemäß dem Wasser einschmiegt und ihm eine schraubenähnlich verwundene Form einprägt: Die kielnächste Planke etwa, sie beginnt hochkant steil aufgerichtet am Bug des Schiffskörpers, verwindet sich nach der Mitte desselben bis zur Horizontal-Lage und wendet nach dem Heck in die Hochkant-Lage zurück. Sie beschreibt so eine steil verwundene Schraubenfläche und lässt das Schiff mit geringem Widerstand durch das Wasser gleiten. Gleichsam vom Himmelsozean heruntergeholte, aus einem Weltall-verbundenen Bewusstsein heraus geschaffene Formen, liegen heute diese Schiffe vor uns (z. B. die Wikingerboote von Danzig-Ohra und Gokstad). Ursprünglich Kultgegenstand, wurden sie erst später Gebrauchsgut. So auch der zum Rad gewordene und die heutige Technik beherrschende alte Sonnenwirbel.

Im Wasser tritt uns ein umfassendes planetarisches Wesen entgegen, welches der ganzen Erde angehört, mit jeder seiner Taten und Leiden aber auch nach dem Kosmos weist. Es löst die fest gewordene, in Erstarrung verzauberte Form, erlöst sie und gibt sie ihren Werdeprozessen und Bildekräften zurück, verjüngt, wo immer es auftritt. Es überwindet das nach unten ziehende Schwere und formt sich, im Falle der eigenen Schwere enthoben, zum Bild der ganzen Erde und des Alls.

Sternkalender 1951/1952, Dornach

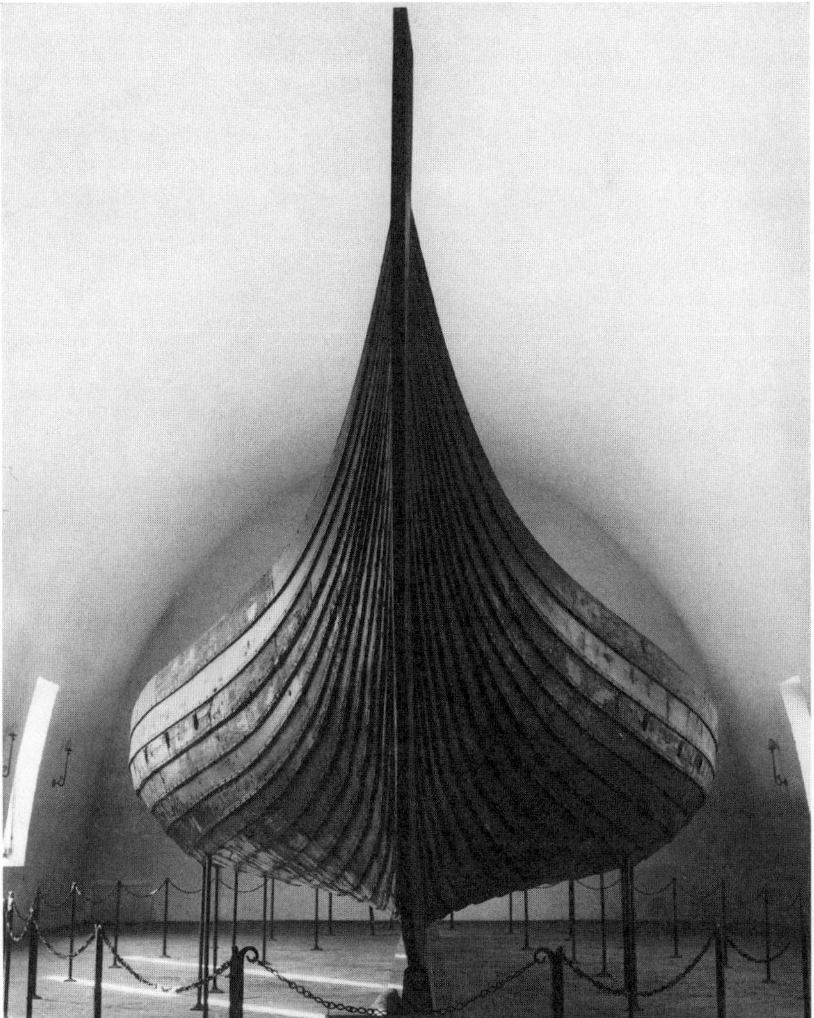

Abb. 39: Gokstadschiff in Oslo

Das Wasser

Ein Beitrag zur Begründung eines neuen Verhältnisses von Mensch und Substanzwelt

Über das Wasser zu sprechen, muss von vornherein als ein gewagtes Unterfangen angesehen werden. Es tritt als ein Element auf, welches in unserer Umgebung überall gegenwärtig und daher schon allbekannt ist. Es füllt sogar unsere eigene Leiblichkeit in einem Maße aus, dass wir gleichsam als eine Flüssigkeitssäule mit ihm uns hierhin und dorthin bewegen. Es begleitet uns durch das ganze Leben, dient dem Neugeborenen als erste Nahrung – sofern das Wasser als Repräsentant alles Flüssigen für diese ganze Betrachtung stehen möge – es erfrischt als letzte Nahrung den sterbenden Greis.

Wie kann ein solches Element in Begriffe gebracht werden, welches einerseits so allgegenwärtig nah, zum andern so weltweit umfassend west, dass es sogar das Leben unseres Planeten-Organismus ermöglicht? Wie ist es möglich, solch konkrete Nähe und zugleich solche Universalität im Gleichgewicht zu vereinen? Ist dieses nicht geradezu die Frage, welche dem auf der Erde lebenden Menschen überhaupt als Lebensfrage gestellt ist? Machen wir uns als Menschen diesem Element Wasser verwandt, so wird aus *seinen* Taten und Leiden die Antwort auf diese Lebensfrage – aus ihm selbst gesprochen – erwartet werden können. Dies mag unsere Bemühung rechtfertigen; die Begegnung mit dem Wesen Wasser zu suchen.

In uralten Zeiten galt diesem Element kultische Verehrung. Seine physische Erscheinung wurde nur als Ausdruck eines erhabenen und umfassenden Wesens genommen. Heute gilt uns nur noch diese physisch-stoffliche Seite, welche in der vielfältigsten Art den technischen Zwecken dienstbar gemacht wird. Das Wesen des Wassers hat sich für das Erkenntnisleben zurückgezogen, indes sein Leib zumeist ehrfurchtslos «beherrscht» wird.

Diese weltgeschichtlich zu verfolgende Entfremdung zwischen Mensch und Wasser hat ihre Entsprechung in jedem einzelnen menschlichen Lebenslauf:

Von einer Wasserhülle umgeben, schwimmt noch der Menschenkeim in den Hüllen des mütterlichen Organismus und wiederholt dabei als Abbild einen vergangenen Zustand der Erde, welche auch heute noch von einer mehr oder weniger dünnen Wasserhaut eingehüllt wird. Diese legt sich zwischen Erdfeste und Himmelsraum und umgibt selbst jeden festen Körper, von dem sie sich nur durch lang anhaltendes Glühen ganz entfernen lässt. Das Vorhandensein einer solchen Wasserhülle hat aber eine besondere Bedeutung. Sie gibt den «fruchtbaren Boden» ab, in den sich die Universalkräfte aus dem Himmelsumkreis gestaltbildend herein senken können;[90, 107, 118–120] es bedarf dieses vermittelnden Elements Wasser, welches gleichsam die Tore öffnet, durch welche die Himmelskräfte ins Irdische wirksam eintreten können. Wo es sich findet, bricht aus ihm das Leben auf: Aus der von Wasser umgebenen Erde sprießen die Pflanzen, erheben sich die Wälder, erblühen die Wiesen, und die Gewässer selbst erfüllen sich mit Leben. Es müssen Kräfte sein, welche entgegen der Erdenschwere wirken, welche Rudolf Steiner als die «Universalkräfte» charakterisiert hat,[90, 107] denen das Wasser durch sein Antischwere-Wirken im Auftrieb entgegenkommt. Als irdisches Element zeigt es hierin bereits Verwandtschaft mit jenen außerirdischen Kräften, welche in ihm eine Art «Resonanzboden» für ihr Bilden vorfinden. »Befruchtend gibt das Wasser Kraft aller Kreatur der Welt».[117]

So mag der werdende, im Fruchtwasser schwimmende Menschenkeim angeschaut werden, wie er durch die schützende Hülle des Wassers zugleich vermittelt bekommt die Kräfte des Kosmos, welche in ihm Fleisch zu werden sich anschicken. Man vergisst ein Wichtigstes, wenn man bei der Betrachtung der abschirmenden Wirkung des Wassers im Mutterleibe gegenüber irdischen Erschütterungen stehen bleibt; denn es vermittelt zugleich ein positiv wirkendes Weben und Leben aus dem Umkreis.

So mag es auch als Symptom genommen werden, wie es die eigenen Schwerekräfte im Bilde des Universalkräfte-Wirkens anordnet (siehe auch [74]): An einem festen Körper greift eine Kraft nur in einer Richtung, nämlich nach unten, dem Erdmittelpunkt zu, an (Abb. 40). An einem untergetauchten Körper hingegen streben die eigenen Schwerekräfte des Wassers stets senkrecht auf die Körperoberfläche zu (hydrostatischer Druck), und zwar von allen Seiten, sogar senkrecht von unten nach oben wirkend, woraus der bekannte Archimedische Auftrieb entsteht. Das Wasser formt durch sein Kräftewirken ein Abbild der aus der Himmelssphäre herein strömenden Universalkräfte (Abb. 41).

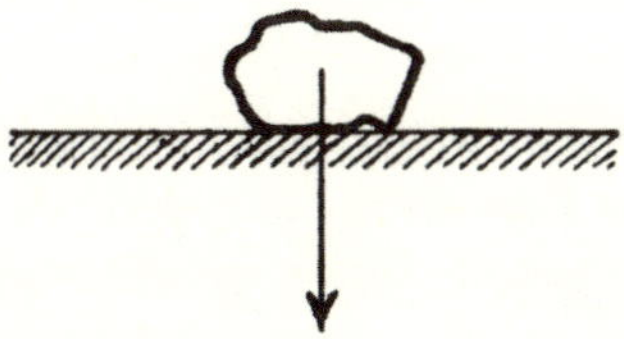

Abb. 40

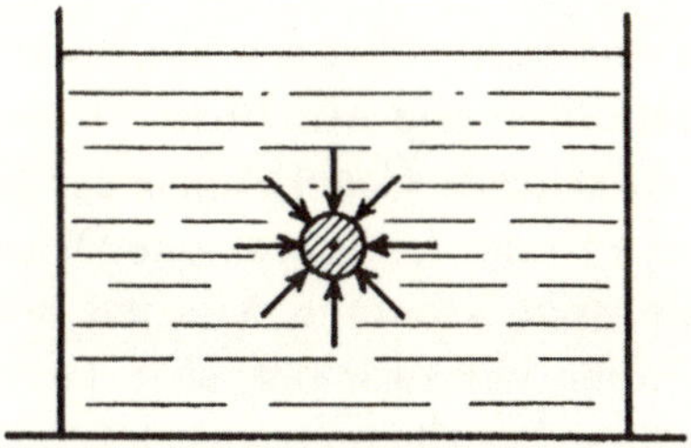

Abb. 41

So wie das Wasser nun räumlich die Schwelle darstellt zwischen draußen und drinnen, so steht es auch an der Schwelle zur Inkarnation im Zeitlichen, indem es den Menschen hereinführt und ihm als Pate die Geschenke der Sternenumgebung herüber reicht. Vom Inneren des heranwachsenden Organismus vermittelt es andererseits im Blut die Geschenke der Erde.

Diesem Zustand also, in dem der Mensch im Wasser schwimmt, er in ihm, es in ihm, diesem Zustand entfremdet er sich von der Geburt ab mehr und mehr. Er tut es, um nicht in einem Unbestimmten zu verschwimmen, sondern sich selbst zu finden. Die Fähigkeit des Wassers, alle Formen sich einbilden zu lassen, wird bis zur Geburt voll und ganz benützt und bejaht, wird dann aber zurückgestellt. In der

Folge entwickelt der Mensch an der festen Erde die Statik des Sich-Aufrichtens, die Dynamik des bewegten Gleichgewichts im Gehen, das Worte-Formen. Schließlich «taucht» aus den nun fertig werdenden Organen aus seinem Innern die Fähigkeit des Denkens auf. Die Knochen haben sich eingelagert und die Beziehungen zum Festen werden nun auch im Denken aufgenommen, welches die Begriffe an dieser konturierten Welt handhaben lernt. Mit ihm wirkt der Mensch zurück in die Welt und gestaltet die technischen Schöpfungen. Hand in Hand damit verliert er aber die Möglichkeit, das flüssige Element zu verstehen, und es steht ihm fremd gegenüber, so nahe es ihm in physischer Beziehung auch sein mag. – Der Prozess der Entfremdung vom Flüssigen, Mütterlichen, welcher sich im Gesamt-Menschheitsbewusstsein vollzogen hat, findet im einzelnen Menschenleben Wiederholung und Abschluss.

Von dieser Gegebenheit des Bewusstseins haben wir auszugehen, um von der *Erscheinung* des Wassers zur Begegnung mit dem *Wesen* Wasser zu kommen. Mit den Begriffen, die am Festen gebildet sind, können wir zwar der Welt des Festen gegenüber treten. Wir haben ja diese Begriffe gebildet durch unseren «Standpunkt», durch unsere «Anhaltspunkte» am Festen. Aber so wie uns die Anhaltspunkte, der Standpunkt verloren gehen, wenn wir uns in das Element des Wassers begeben, so lassen uns auch die Begriffe aus der Welt des Festen im Stich, wenn wir uns mit ihnen in das Wesen «Wasser» begeben wollen. Da hilft nur noch, von der Statik zur Dynamik der Schwimmbewegungen überzugehen, die Begriffe so lebendig und flüssig zu machen, wie es dem Wasser gemäß ist.

Das Wasser weicht allem Festen aus, auch im Bereich des Begrifflichen! Es ist wichtig, diesen Tatbestand ins Auge zu fassen, weil ohne solches Durchschauen wesensfalsche Vorstellungen vom Wasser, eine wesensunrichtige Technik des Wassers und damit auch ungesunde soziale Verhältnisse auf diesem Gebiet die Folge sind. Eine Definition des Flüssigen, wie sie etwa in einem der angesehensten Lehrbücher der Gegenwart gegeben wird, lautet: «Die Flüssigkeiten unterscheiden sich von den festen Körpern durch die leichte Verschieblichkeit ihrer Teilchen». Solange man in solcher Art von Teilchen spricht, die analog den festen Teilchen vorgestellt werden, geht man noch am Sandufer auf und ab und hat auch den begrifflichen Sprung ins Wasser noch nicht vollzogen. Das kostet am Anfang bekanntlich innerliche Überwindungen. – Also: Verflüssigung der Begriffe! Das Wasser lehrt sie uns.

Der Kürze halber geben wir eine tabellarische Gegenüberstellung von Eigenschaften des Festen und des Wassers, woraus bereits zu ersehen ist, wie das Wasser auf die Eigenschaften des Festen verzichtet, aber gerade dafür eigene «Aktiva» frei bekommt:

Eigenschaften fester Körper	*Eigenschaften des Wassers*
Treten isoliert auf	Ist allgegenwärtig
Haben konturierte Formen	Hat die Fähigkeit, alle Formen anzunehmen
Sind undurchdringlich	Nimmt alles in sich auf, ohne Unterschied
Sind in sich unbeweglich	Hat die Fähigkeit zu allen inneren Bewegungen
Zeigen Widerstand gegen Form-Änderung	Zeigt Beeindruckbarkeit, Empfänglichkeit, Zugänglichkeit, Aufgeschlossenheit
Haben Gewicht	Hat Auftrieb
Sind meist undurchsichtig	Ist durchsichtig, klar, hat Reinigungskraft (Auge)
Zeigen bestimmte Farben	Hat Fähigkeit zu allen Farben (Regenbogen)

Eigenschaften fester Körper	*Eigenschaften des Wassers*
Sind erstarrt	Ist verwandlungsfähig, besitzt Lösekraft
Zeigen erloschenes Leben	Offenbaren sich in der Zeit
Sind chemisch festgelegt	Ist chemisch neutral
Sind Ausdruck der Zentralkräfte	Ist Ausdruck der Universalkräfte
Im Erkenntnisleben: Fähigkeit des Verstandes, das Gewordene konkret vorzustellen	Im Erkenntnisleben: Fähigkeit des erkrafteten Denkens, welches das Werdende erfasst (Vorstufe der Imagination)

Das Wasser hält sich von den Eigenschaften des Festen zurück; es behält sich dafür Fähigkeiten und Möglichkeiten vor (siehe Schema). Genauer: Es kann sich entscheiden für die Welt der Fest-Legungen oder für die Welt des Ideellen. Bei genauer Betrachtung seiner Eigenschaften wird man gewahr, dass dieselben vielfach nach den Begriffen der moralischen Weltordnung hinüber schimmern. So stellt es sich auch hier in die Mitte zwischen Erde und Himmel. Die Begriffe, welche es beschreiben, stellen sich also dar als fluktuierend, fließend, und damit ist der Hinweis auf die menschliche Denkorganisation vorbereitet. Es lassen sich nämlich die Eigenschaften des Festen in Parallele stellen zu den konkreten menschlichen Vorstellungsinhalten, und es lassen sich die geschilderten Fähigkeiten des Wassers in Parallele stellen zu dem menschlichen Denkvermögen als solchem. Das Denken als solches verhält sich neutral, bestimmbar, es kann sich noch entscheiden, mit welchen geformten Inhalten es sich erfüllen will: den Inhalten der sinnlich wahrnehmbaren Welt der materiellen Körper oder mit der Welt des Ideellen. Man spricht geradezu von einem flüssigen, durchsichtigen, beweglichen, wandlungsfähigen, ja von einem lebendigen Denken und weist damit hin auf seine Wesensverwandtschaft mit dem Wasser. Dann braucht es nicht mehr Wunder zu nehmen, dass das Wasser auch als physiologische Grundlage für das Denken dient. Wie im heranwachsenden Embryo stellt es sich wiederum in die Mitte zwischen Physis und Umkreis; denn es umgibt das Denkorgan des Gehirns auch hier nicht nur als schützende Hülle gegenüber Erschütterungen, sondern als Schwere-verminderndes Wesen gegenüber dem Gehirn und schließlich auch als Wesen, welches die Ideenordnung der Welt vermittelt. Diese leuchtet nunmehr im Denken auf, so wie sie im Menschenkeim weisheitsvoll wirkend die menschliche Form aus den Ordnungen des Kosmos gestaltet hat.

Eine grandiose Metamorphose der Kräfte vollzieht sich, bei welcher das Wasser selbstlos mitwirkt: Die Kräfte, mit denen der Mensch seine Leibesform ausgestaltet, mit denen er sich aufrichtet und aus denen er die Sprache gebiert, es sind dieselben, mit denen er denkt; so lehrt es die Geisteswissenschaft *Rudolf Steiners* (z.B.[87, 98]). So wie im Bereich des Denkens bedarf es auch im Atem-Pulsschlag und im Stoffwechsel-Gliedmaßensystem jenes vermittelnden Wesens, welches ihnen das Tor zur Physis öffnet; auch hier steht das Wasser an der Schwelle. Es möge die entsprechende «Eignung» des Wassers für diese Bereiche der menschlichen Organisation einer Betrachtung an anderer Stelle vorbehalten bleiben.

Das Wasser führt also Himmelskräfte ins Irdische im Menschenkeim, der in einer Wasserhülle schwimmt, es steht für den hereinkommenden Menschen an der Schwelle zur Physis und führt ihn zur Geburt.

Das Wasser vermittelt den Bezug des menschlichen Denkens zu den Ideen der Welt, indem es das Gehirnorgan umgibt, welches in ihm schwimmt, wie ein Embryo, noch weich und unentschieden, und in den Fließfiguren des Gehirns wird dessen Wasserverwandtschaft anschaubar: abgelähmtes Leben, aber dafür Fähigkeit des Denkens.

Wie das Wasser den Menschen zur physischen Geburt führt, so steht es im Denkorgan an der Schwelle nach außen, zur Geistgeburt.

Hier gewinnen wir den Zugang zum geistigen Wesen des Wassers.

Das Wasser hat nichts aufzuweisen von den Eigenschaften, welche für das Feste charakteristisch sind. Es verzichtet auf Festlegungen. Dafür, dass dieser Verzicht geleistet wird, bekommt es aber die Fülle der Möglichkeiten, den Anschluss an die Welt der schaffenden Ideen. Um von den Eigenschaften der festen Körper zu den lebendigen Möglichkeiten des Wassers zu kommen, muss die Schwelle des Verzichts auf konturierte Eigengestalt überschritten werden (siehe oben angeführtes Schema).

Das heißt für das menschliche Wesen: Verzicht auf fest gefügte Urteile, Vor-Urteile. Es öffnen sich Tore zum Nebenmenschen und zur Umwelt. Verzicht auf absondernde, in die Verhärtung führende Eigenbereiche löst Hingabekräfte los für das Leben der Mitwelt. Verzicht auf einseitige Festlegungen aller Art bedeutet Wandlungskraft, aus welcher Heilkraft für alle Gebiete des Lebens aufersteht. Reinigungskraft der Seele, Aufnahmebereitschaft für die Wesensäußerungen der Mitwelt, Gleichgewichtswirken: Es sind die Eigenschaften, welche zu üben sind, wenn die Begegnung mit dem Wesen Wasser zustande kommen soll. Denn das Wasser offenbart sein Wesen nur einem solchen Forschen, das die seelischen Organe für es geöffnet und entwickelt hat. Es zeigt aber den Weg. Er führt zu einer Neugeburt des Menschen aus den geistigen Kräften des Wassers. Diese Neugeburt, sie kommt zustande durch die Bemühungen, welche wir aufwenden in den Übungen, welche *Rudolf Steiner* in seinem Buch: «Wie erlangt man Erkenntnisse der höheren Welten?»[86] gegeben hat. Diese Übungen stellen auch einen Organismus zur Erfassung des Wesens des Wassers dar, in welchem sich die angeführten Erkenntnisbemühungen in aller Konkretheit vorfinden. In ihnen wird der Anschluss an die geistigen Welten möglich; die Schwelle kann mit ihrer Hilfe überschritten werden. Sie führen nach der natürlich-physischen zu einer Art zweiter Geburt, welche aber beruht auf den Geistes-Bemühungen des Ich innerhalb der Kräfte der Denkorganisation, der Kräfte des Fühlens und des Wollens.

Auf diesem Hintergrund mag hier das Gespräch des Jesus Christus mit Nikodemus angeführt werden:[10]

Jesus: «Wahrlich, ich sage Dir: es sei denn, dass jemand von neuem geboren werde, so kann er das Reich Gottes nicht sehen.»

Nikodemus: «Wie kann ein Mensch geboren werden, wenn er alt ist? Kann er auch wiederum in seiner Mutter Leib gehen und geboren werden?»

Jesus: «Wahrlich, ich sage Dir: es sei denn, dass jemand geboren werde aus Wasser und Geist, so kann er nicht in das Reich Gottes kommen. Was vom Fleisch geboren wird, das ist Fleisch und was vom Geist geboren wird, das ist Geist.»

Es will uns scheinen, dass dieses Nikodemus-Gespräch für uns neu belebt werden kann durch eine geistgemäße Betrachtung des Wassers.

Ein Leben, welches die Übungen in dem genannten Buche *Rudolf Steiners* ernst nimmt, führt zu einer Gesundung des Zusammenlebens und der sozialen Verhältnisse überhaupt. Es führt zu einem geöffneten Verhältnis zur Natur, ihren Lebewesen und Substanzen. Ausdrücke, die heute mit Selbstverständlichkeit von Seiten der Technik gebraucht werden: «Die Natur beherrschen, der Natur Geheimnisse entreißen» werden wesenlos, wenn in der betrachteten Richtung gegangen wird; denn die Natur offenbart ihre Geheimnisse dem Menschen, wenn er in selbstloser Weise die Organe für ihre Sprache entwickelt. Hand in Hand damit wird eine neue Technik möglich, welche in ihren konkreten Ausgestaltungen vom Wesen der verwendeten Naturprodukte spricht, in welcher Wissenschaft, Kunst und auch Religion wieder vereinigt sind: Ein Ziel, aber zugleich auch ein Weg, welcher stündlich beschritten werden kann.

Nach einer weltgeschichtlich zu verfolgenden Entfremdung vom Wesen des Wassers kann heute die Geist-Begegnung mit diesem Mutter-Element wieder gefunden werden. Aber es muss der «Sprung ins Wasser» gewagt werden – und das geht nur mit inneren Überwindungen – durch eine Neugeburt, wofür dem Menschen das Wasser selbst den Weg weisen kann. Wie es ihm die physische Geburt vermittelt, so die Neugeburt auf höherer Stufe.

Viele Hymnen wurden dem Wasser gewidmet. Wolfram von Eschenbach besingt es, an sein inneres Geheimnis rührend, in seinem Parzival:[117]

Vom Wasser kommt der Bäume Saft,
Befruchtend gibt das Wasser Kraft
Aller Kreatur der Welt.
Vom Wasser sich das Aug' erhellt.
Wasser gibt mancher Seele Schein,
Dass kein Engel lichter möchte sein.

Mitteilungen aus der anthroposophischen Arbeit in Deutschland, 1951 (nach einem Vortrag in Heidenheim/Brenz im Januar 1951)

Über die Vorgänge der Wärmeübertragung und ihre Rolle am Organismus der Erde

Die bekannten drei Arten der Wärmeübertragung: Wärmestrahlung, Wärmeleitung und Konvektion zeigen sich bereits auf dreifache Weise mit der Welt des Raumes, der Stoffe und Aggregatzustände verbunden. Geht der Vorgang der Wärmestrahlung noch kein Abhängigkeitsverhältnis mit den Stoffen ein, so lehnt sich der Vorgang der *Wärmeleitung* schon leicht an die Stoffeswelt an, jedoch so, dass die Wärme innerhalb dieser Stoffeswelt sich verhältnismäßig frei bewegt. Sie nimmt ihren Weg gerne entlang der Körperwelt und bewegt sich dabei – z.B. längs eines Metallstabes – vom höheren Wärmeniveau zum tieferen. Dabei verhalten sich die einzelnen Körper in verschiedener Weise und setzen dem Wärmedurchgang mehr oder weniger Widerstand entgegen. Die Metalle z.B. werden zu jenen Körpern gezählt, welche die Wärme in besonders hohem Maße leiten. Andere Körper, etwa die Bekleidungsstoffe, lassen die Wärme nur wenig durchtreten, sie schirmen den menschlichen Körper gegen zu starke Wärmeleitung in die Umgebung ab. Je nach der Schnelligkeit, mit welcher ein festgesetztes Wärmequantum (Kalorie) bei festgesetztem Wärmegefälle durch gleich gestaltete Körper dringt, teilt man diese ein in gute und schlechte Wärmeleiter.

Zwischen Wärmeleitung und innerer Struktur der wärmeleitenden Körper bestehen Beziehungen. Diskontinuitäten, etwa Lufteinschlüsse in porösen Stoffen, setzen das Wärmeleitvermögen herab. Die Beziehung zur inneren Struktur – insbesondere innerhalb der anorganischen Welt – tritt deutlich in Erscheinung, sobald die Wärmezufuhr zu einem Körper gesteigert wird. Der Körper dehnt sich aus, das Gefüge lockert sich und fällt schließlich in sich zusammen, schmilzt ein. Man muss sich mit dieser Lockerung ein spezifisches Leichterwerden der Stoffe verbunden denken. Sobald jener Zeitpunkt im Erwärmungsvorgang erreicht ist (z.B. bei einem Stück

Kupfer), bei welchem das innere Kristallgefüge endgültig zusammenfällt – der sogenannte Schmelzpunkt – wird jede weitere Wärmezufuhr zunächst dazu gebraucht, den ganzen Körper in den flüssigen Zustand zu führen. Der flüssige Zustand kann geradezu als das qualitative Wärme-Äquivalent des festen Zustandes angesehen werden. Ein flüssiger Körper ist sozusagen beladen mit Wärme, die natürlich aus der Verborgenheit wieder hervortritt, sobald der flüssige Körper in den festen Zustand zurück strebt. Der feste Zustand ist ihr wesensfremder, sie trennt sich ab, und ihr Äquivalent, eine feste innere «Architektur» baut sich im Stoffe auf. Das Gehen des Einen bedingt das Kommen des Andern und umgekehrt. Das liegt im Wesen des Schmelzvorgangs (auch im Wesen des Verdampfens), in gewissem Sinne aber auch im Wesen jedes Überganges innerhalb von Entwicklungs-Geschehnissen.

Der Vorgang der *Konvektion* macht sich von dem Augenblick an geltend, bei welchem dem flüssig gewordenen Körper weitere Wärme zugeführt wird. Wärmezufuhr in die Flüssigkeit «lockert» nun weiter auf, warme Flüssigkeit ist stets (von Anomalien abgesehen) spezifisch leichter als kalte Flüssigkeit. Infolgedessen steigen warme Flüssigkeitsmassen auf, kalte sinken in einer Ausgleichsbewegung dafür herab. Flüssigkeiten geben im allgemeinen (Ausnahme z.B. Quecksilber) nur schwer ihre Wärme durch Leitung weiter. Dadurch bleibt ihr Wärmeinhalt mit ihnen verbunden. Die so gebundene Wärme macht die Bewegungen mit, die nun als Strömungen verschieden warmer Flüssigkeitsanteile in der geschilderten Weise in Gang kommen. Transport von Wärme, welche an flüssige oder gasförmige Körper gebunden, mit diesen dahin und dorthin strömt, nennt man Wärmeübertragung durch Konvektion. Die Wärme ist dabei in Bezug auf ihren stofflichen Träger mit diesem fest verbunden, sie veranlasst ihn, sich mit ihr zu bewegen und zwar wieder nach dem kälteren Ort. Das Flüssige, insbesondere das Wasser hat also Vermittlerrolle und es spielt diese Rolle gern, es öffnet sich der Wärme gegenüber und ist imstande, viel von ihr aufzunehmen, ohne sich damit zu «belasten», anders gesagt: es erhöht seine Temperatur bei viel Wärmezufuhr nur wenig.

Die drei Arten der Wärmeübertragung treten in der Natur gleichzeitig nebeneinander auf und lösen sich an den Diskontinuitäts-Schwellen der Zustandsänderungen ab. (An der Verdampfungs-Schwelle beginnt sich die strahlende Wärme geltend zu machen, wie an der Schmelz-Schwelle die Konvektionsvorgänge.) Ein Bild ihres Zusammenwirkens tritt einem bei Betrachtung des Wärmeorganismus des Erdplaneten entgegen, wobei sich weitgehende Übereinstimmungen zeigen mit jenen von *G. Hildebrandt* zuerst gefundenen Vorgängen im menschlichen Wärmeorganismus.[27]

Die Rolle der Wärmeübertragung am Organismus der Erde

Vorwiegend in den tropischen Gebieten tritt die Wärme den Weg in die raumgebundene Stofflichkeit an. Sie strahlt ein und verbindet sich mit dem Festen der Kontinente, dem Flüssigen der Ozeane, dem Luft-Dampfförmigen der Atmosphäre. Damit ergreift sie die Stoffeswelt und entfaltet in ihr eine wohlabgestufte Dynamik. Sie lockert die Massen der tropischen Meere (wir betrachten die Verhältnisse im Atlantischen Ozean), welche, z.T. von Windsystemen getrieben, wie Öl auf kaltem Wasser über den mittelamerikanischen Golf nach nördlichen Breiten gelangen. Durch einen Konvektionsvorgang also wird die Wärme der Tropen nach Norden gebracht und durch einen Leitungs- und Strahlungsvorgang zwischen Wasser, Luft und Land z.T. dem europäischen Kontinent mitgeteilt. Wärmestrahlung, Konvektion, Leitung lösen einander ab. Durch einen groß angelegten Konvektionsvorgang werden die Küsten Europas von tropischer Wärme bespült. Dieser Vorgang hat aber sein Ziel erst im hohen Norden. Langsam geben jene Wassermassen des Golfstromes die in ihnen gespeicherte Wärme an die kalte Luft der nördlicheren Gebiete durch Leitung weiter und kühlen dabei mehr und mehr aus.

Schließlich erreicht jenes Wasser die Temperatur seiner größten Dichte bei 4 °C und damit ergreift eine Konvektionsbewegung größten Stiles die polaren Meeresbecken: kaltes Wasser sinkt ab, wärmeres steigt aus den Tiefen herauf. Eine weit- und tiefangelegte Durchmischung der polaren Wassermassen sorgt für eine bewundernswerte genaue *Gleichmäßigkeit* der Temperaturen und Salzgehalte bis auf den Grund jener Meeresgebiete am Kopfpol der Erde; und diese Durchmischung findet während des größten Teiles des Jahres statt, von Herbstbeginn bis Frühjahrsende. In der Zeit des Weihnachtsfestes und der heiligen Nächte sind die nördlichen Ozeane bis zum Grund in mächtiger Bewegung. Ströme von Nord nach Süd in der Tiefe, von Süd nach Nord an der Oberfläche, von oben nach unten und von unten nach oben weben und schlingen sich durcheinander.

Ein zweiter, nicht minder eindrucksvoller Konvektionsvorgang vollzieht sich gleichzeitig mit dem ersten – und z.T. in Wechselwirkung mit ihm – in der Atmosphäre. Die Warmluftmassen aus den Tropen nehmen beim Überstreichen der Meere unübersehbare Mengen Wasser auf und tragen sie mit sich nach Norden. Um Wasser in Dampf überzuleiten sind große Wärmemengen notwendig, und der Wasserdampfgehalt der Luft ist nichts anderes als auf solche Weise investierte Wärme.

In den mittleren geographischen Breiten und manchmal hinauf bis in die Polargebiete kann nun ein Schauspiel beobachtet werden, in dessen Verlauf die als Wasserdampf investierte Wärme innerhalb der Atmosphäre befreit wird: von Süden her wandern Wasserdampf-beladene, feucht-warme Luftmassen nach Norden. Von Norden kommen ihnen – wie durch unsichtbare Verständigung – kalte Luftmassen entgegen, bis in einem Begegnungsgebiet die Berührungsfläche «Front» sich bildet: Kalte Luft schiebt sich (relativ) unter feucht-warme, welche gehoben wird, abkühlt und ihren Wasserdampf zur Kondensation bringt: Eine groß angelegte, in einen Tiefdruckwirbel (Abb. 42) sich einrollende Durchmischung mit dramatischen Wolkenbildungen, die in bestimmten Einsätzen und Thema-Variationen auffahren, setzt ein. Die ausgeschiedenen Wasserdünste, deren letzte Heimat die Tropen waren, fallen als Regen aus. Die in ihnen verborgene Wärme wird befreit und ein zweiter Wärmestrom, diesmal innerhalb der Atmosphäre, ergießt sich über fernab von den Tropen liegende Länder.

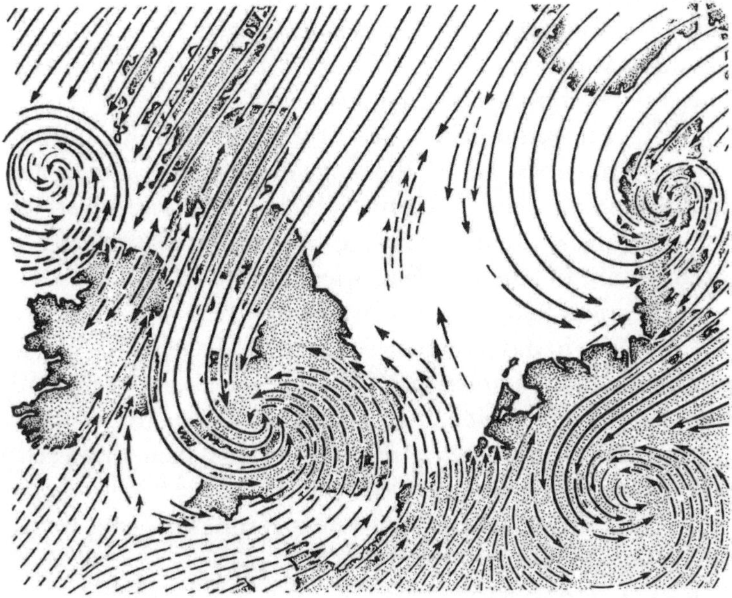

Tropikluft Polarluft

Abb. 42: Zyklonale Störungen zwischen Polar- und Tropikluft über der Nordsee (nach Fitzroy)

Durch verschiedenartige Wärmevorgänge, aber hauptsächlich Konvektions-Bewegungen, gelangt die Wärme der Stoffwechselgebiete des Erdorganismus in mittlere Breiten, durchdringt sich dort, sich weitgehend befreiend, mit dem Luftelement und erfährt schließlich, wie in einem Schlusssatz, der das «Thema» noch einmal aufklingen lässt, im hohen Norden eine weitere Befreiung in den Erstarrungs-Vorgängen der arktischen Meeresoberflächen: Kristallbildung macht Wärme frei. Dafür erhöht sich nunmehr das Wärmeleitvermögen auf den dreifachen Betrag gegenüber dem flüssigen Wasser, und in den Vordergrund treten innerhalb des Polareises die Vorgänge der

Wärmeleitung. Konvektion hat aufgehört. – So steht man vor dem Schauspiel einer doppelten Wärmebefreiung in jenen Polgebieten: Erstarrungswärme wird frei, und in der Wärme-Leitung löst sich die Wärme von der Substanz langsam los.

Innerhalb der Schneefelder der Arktis tritt nun aber die dritte Form der Wärmeübertragung, diejenige der *Strahlung*, heraus aus der Stoffgebundenheit. Schnee strahlt die Wärme der Tageseinstrahlung zurück und gibt während der Nacht Wärme durch Strahlung in die Atmosphäre ab. In solcher Weise wiederholt sich als Geste, jedoch mit umgekehrtem Richtungssinn, was in den Tropen als eingestrahlte Wärme den Weg in das Stoffgebiet nahm. Die Tropen, das Stoffwechselgebiet der Erde, nehmen begierig auf, was die Pole begierdelos dem Weltall zurückstrahlen. Man glaubt, vor einem großen und weit angelegten Läuterungsvorgang der Wärme zu stehen, in dessen Verlauf freilich nur ein quantitativ kleiner Teil auf die höchste Stufe des Ausstrahlens geführt wird, einem Potenzierungs-Vorgang vergleichbar im Gebiet der Wärme.[Anm. O]

Beiträge zu einer Erweiterung der Heilkunst, 1950

Vom Wesen des Wassers in der Natur

Das Wesen eines Gegenstandes ist uns nie unmittelbar gegeben. Wir müssen, wie es *Goethe* sagt, uns demjenigen gegenüberstellen, was durch den Gegenstand, das Wesen, in der Welt geschieht. Dann kann man diese Geschehnisse und Taten als Schrift benutzen, in der man «lesen» lernen und das Wesen erfassen kann. Um etwas vom Wesen des Wassers in der Natur zu erleben, wird es also notwendig sein, seine Taten als Schrift oder Sprache sich zu vergegenwärtigen, um darin zu lesen, so lange übend, bis die «Buchstaben» verschwinden und der Sinn, das Wesen des Wahrgenommenen auftaucht.

Wir sind uns im klaren, dass wir den Schritt in das Wasserelement noch nicht getan haben, wenn wir die einzelnen Begriffe der Wassersubstanz uns vergegenwärtigen; sie sind noch den Sandkörnern des Ufers, also dem festen Element vergleichbar:

Dichte, Inkompressibilität, Viskosität, Lösungsvermögen, Wärmekapazität, Leitfähigkeiten, Dichte-Anomalie, Schmelz- und Verdampfungswärme, Gefrierpunkt, Dielektrizitätskonstante etc.

Die Physik beschreibt jede dieser Eigenschaften im einzelnen, gibt Stoffkonstanten dafür an, und wo man Zusammenhänge braucht, gibt sie – anstelle des geistigen Bandes – die Formel. Dadurch gewinnen wir eine technische Beherrschung des Wassers, aber wir verlieren gleichzeitig unseren Zusammenhang mit dem Wesen des Wassers.

Demgegenüber müssten wir fragen: Was geschieht im Weltganzen dadurch, dass das Wasser zum Beispiel bestimmte Wärmeeigenschaften hat?

Schauen wir daraufhin drei wichtige Wärmeeigenschaften an: die spezifische Wärme, die Schmelzwärme und die Verdampfungswärme. Was geschieht also durch sie?

1. Die spezifische Wärme: Diese drückt aus, wie viel Wärme man zum Beispiel einem kg Wasser zuführen muss, um es um ein Grad C zu erwärmen. Sie beträgt eine Kilokalorie. Dieser Wert ist für Wasser gegenüber anderen Substanzen sehr hoch. Man muss also viel Wärme aufwenden, um es zu einer Temperatursteigerung zu bewegen. Eine solche «Trägheit» hilft natürlich mit, dass die Temperatur großer Wassermengen erst nach lang anhaltender intensiver Wärmezufuhr sich erhöht. Dadurch haben die Ozeane, Seen und Ströme die Eigenart, eine verhältnismäßig konstante Temperatur zu bewahren, diese gleichsam einzuhalten, ein zu regulieren. Eine gewisse Trägheit ist ja immer die Voraussetzung für eine bestimmte Konstanz, also für eine Regulation konstanter Verhältnisse. Dadurch nun, dass die großen Wassermassen einigermaßen konstante Temperatur bewahren, werden sowohl die Sommer als auch die Winter auf der Erde gemildert und natürlich um so mehr, je krasser die Temperatur-Unterschiede zwischen Wasser und Luft sind, weil dadurch intensive Bewegungen wie die Ozeanströmungen entstehen, die die Wärme dorthin fließen lassen, wo weniger warme Bereiche sind. Es ist einleuchtend, dass bei dem großen Wärme-Aufnahmevermögen des Wassers (hohe spezifische Wärme) auch ungeheure Wärmemengen transportiert werden, wenn eine Wassermasse etwa von den Äquatorialgegenden nach Norden fließt. Diese Wärmemenge wird durch die hohe spezifische Wärme bestimmt. Dass die Gegenden der höheren Breiten so viel Wärme erhalten und dass ihr kaltes Klima so gemildert wird, dass sie überhaupt erst bewohnbar werden, geschieht also durch die so einfach aussehende Konstante der spezifischen Wärme des Wassers.

Ferner werden Winde und Luftströmungen in Bewegung gesetzt, dadurch wieder der Wasserdampf auf die ganze Atmosphäre des Planeten verteilt. Wasserdampf ist aber *der* «Motor» für das meteorologische Geschehen und somit auch für die Verteilung des Wassers durch den Regen.

Die spezifische Wärme ist von der Temperatur abhängig, das heißt, Wasser nimmt nicht bei jeder Temperatur gleich viel Wärme auf, bis es sich um ein Grad erwärmt hat. Es gibt da ein Minimum, das bei etwa 37 °C liegt. Da braucht es am wenigsten Wärme, um die Temperatur um ein Grad steigen zu lassen. Bei dieser Temperatur von 37 °C lässt es sich also am leichtesten erwärmen. Ist es nicht ein Fingerzeig der Natur auf die Temperatur-Regulation des menschlichen Organismus?

2. *Die Schmelzwärme (80 Kalorien)*: Gegenüber anderen Substanzen stellt sie wieder einen Extremwert dar. Um ein kg Eis von 0 °C in Wasser von 0 °C zu verwandeln, müssen wir also 80 Kilokalorien zuführen. Umgekehrt gilt natürlich auch, dass beim Gefrieren von 1 kg Wasser von 0 °C zu 1 kg Eis von 0 °C dieselbe Wärmemenge frei wird.

Dadurch geschieht folgendes, was man sich ohne weiteres klar machen kann und was *Henderson* in seinem Buche über die Umwelt des Lebens [25] einmalig schön beschrieben hat:

Ein jäher Temperatursturz in Seen und Ozeanen wird durch die hohe Schmelzwärme vermindert. Am Gefrierpunkt muss dem Wasser erst sehr viel Wärme entzogen werden, bis es gefriert. Beim schließlichen Gefrieren wird aber sofort viel Wärme frei, welche dem Wasser und der umgebenden Luft zugute kommt, was den Gefrierprozess wesentlich verlangsamt. Dadurch wird noch einmal die Ozeantemperatur verhältnismäßig konstant gehalten, und es wird eine Art mittlerer Wärmezone geschaffen, die sehr beständig ist.

Beim Gefrieren wird außer dem schon Genannten eine Haut aus Eis geschaffen, welche vor weiterer Abkühlung – etwa in den nördlichen Gegenden – abschirmt. Auch in der hohen Schmelzwärme liegt ein hervorragendes Mittel, um eine gewisse Konstanz ein zu regulieren, eine Konstanz, die schon an einen lebendigen Organismus herankommt.

3. *Die Verdampfungswärme*: Auch diese drückt sich in einer sehr hoch liegenden Konstanten aus: 536 Kilokalorien sind nötig, um 1 kg Wasser von 100 °C in 1 kg Dampf von 100 °C zu verwandeln. Dadurch geschieht es, dass verhindert wird, dass die Luft zu heiß wird, weil das Wasser die Fähigkeit hat, der Luft riesige Mengen von Wärme abzunehmen, ehe es selbst verdampft. Wird demgegenüber die Luft zu kalt, so gibt das Wasser Wärme an die Luft ab. Dadurch entsteht am Erdplaneten eine unvorstellbar ausgedehnte Regulation der Lufttemperaturen und eine Milderung der Klimagegensätze. Je wärmer nun die Luft wird, desto mehr Wasserdampf kann sie fassen, womit sie aber ihre Temperatur lange erhalten kann. – Auch hier stehen wir vor einer Regulationsfähigkeit der Natur, welcher die Verdampfungs-

wärme zugrunde liegt. Die regulativen Eigenschaften wirken bei der Verdampfungswärme noch einmal in derselben Richtung wie die vorher betrachteten Eigenschaften, und hier besonders an der Grenze von Wasser und Luft.

Die drei Wärmeeigenschaften stellen sich damit als die Initiatoren für die Aufrechterhaltung des Gleichgewichts in den drei Erdzonen dar:

a) Durch die hohe Schmelzwärme des Wassers, das heißt dadurch, dass es sehr viel Wärme abgibt, bis es schließlich gefriert, schiebt es die Polarzone weit nach Norden, viel weiter als es mit einer geringeren Schmelzwärme der Fall wäre.

b) Entsprechend wird durch die hohe Verdampfungswärme – weil das verdampfende Wasser ungeheure Mengen Wärme aus der Luft aufnehmen kann – die heiße Zone gemildert, das heißt nach Süden geschoben.

c) Die spezifische Wärme stellt sich so recht als der Regulator für die Temperaturen der gemäßigten Breiten dar, da sie hauptsächlich dem flüssigen Zustand als solchem zwischen Gefrieren und Verdampfen eigen ist.

Was geschieht nun durch diese drei Eigenschaften des Wassers *zusammen*?

Es wird ein freier Raum geschaffen: die gemäßigte Zone wird vergrößert, nach Norden und Süden ausgeweitet. Dadurch kann sich das Leben der Organismen, der Erde, der Ozeane und der Atmosphäre optimal entfalten, und damit entsteht auch erst die Grundlage für die kulturelle Betätigung des Menschen.

Durch die Wärmeregulation stellt sich uns das Wasser bereits als *das* klassische Element für Regulationen von Gleichgewichts-Zuständen dar. Auch alle anderen Eigenschaften des Wassers könnten unter dem Aspekt einer – geradezu weisheitsvollen – Regulationsfähigkeit dargestellt werden.

Durch solche Eigenschaften des Wassers wird die ganze Welt der lebenden Organismen überhaupt erst ermöglicht. Wenn man bedenkt, dass es diese Eigenschaften sind, welche für alle Lebewesen – im Körperinneren, in deren Umgebung und für die ganze Erde selbst – die Grundlagen der Lebensvorgänge ausmachen, so drängt sich die Frage auf: Verlangen solche Tatsachen nicht geradezu, vom Leben her betrachtet zu werden, anstatt wie bisher das Leben von den physikalisch-chemischen Tatsachen aus? (siehe auch [34])

Blicken wir jetzt kurz auf einige weitere Kennzeichen des Lebens. In allem Lebendigen finden wir: Wachstum, Fortpflanzung, Regeneration, Stoff- und Formverwandlungen, Ernährung und Ausscheidung, zielgerichtete Vorgänge, Eigenrhythmen, Werden und Vergehen, Tropismen, Sinnesfähigkeiten usw. Keiner dieser Faktoren funktioniert ohne das Wasser, und jede diesbezügliche Eignung des Wassers stellt ein Optimum für das Leben dar.

Schauen wir nun auch diese Eignungen des Wassers für das Leben unter dem Aspekt der drei Glieder Stoffwechsel, Sinnesorgane, rhythmische Tätigkeiten an, so zeigt sich, dass diese drei Glieder im Wasser vorgebildet sind, jedoch als Prozesse. Man kann geradezu sagen, die Idee des menschlichen Organismus finde sich in prozessualem Zustande im Wasser.

Wo das Wasser auftritt, sind auch die Anlagen für Organismen vorhanden: Wasser ist gleichsam *der* prozessuale Organismus der Natur. Als noch auf der Stufe des reinen, nicht abgegrenzten, auf der Stufe des fließenden Prozesses befindlichen Organismus können wir die Gewässer der Erde betrachten: den Bach, den See, den Ozean und selbst die Vorgänge in der Atmosphäre. Sie alle können unter dem Aspekt von Stoffwechsel-, rhythmischer und Sinnes-Funktion angeschaut werden und bilden zusammen wieder eine höhere Einheit: die Grundlage für den Lebensleib der Erde. Die Erde ist aber durch ihren «Flüssigkeitsleib» – wie der Mensch – an den Kosmos angeschlossen.

Haben wir auf das Wasser als Milieu für das Leben hingeblickt, auf das Wasser innerhalb der Organismen selbst und auf das Wasser als prozessualen Organismus, wie er uns im Bach, See, Meer usw.

entgegen tritt, so sei nun das Wasser als solches noch einmal angeschaut. Da keine Eigenschaft des Lebendigen ohne dieses Element realisierbar ist, so heißt dies doch: Im Wasser treffen alle Eigenschaften des Lebendigen zusammen, es befindet sich im Schnittpunkt aller, in einer Art von Balancepunkt. – Einige Beispiele mögen dies erläutern:

1. In der Chemie liegt das Wasser genau zwischen basisch und sauer;

2. in Bezug auf das Licht zwischen dunkel und hell, und im Zusammenspiel beider resultiert das Urphänomen der Farbe im Regenbogen.

3. In der Mechanik nimmt es die Stelle zwischen Schwere und «Leichte» ein; es setzt der Schwere den Auftrieb entgegen.

4. In der Wärmelehre steht es mit seiner Fähigkeit der Konvektion (strömende Wärme) in der Mitte zwischen Wärmeleitung, die besonders den festen Körpern eignet, und der Wärmestrahlung, die ihrem Wesen nach dem Lichtartigen zugehört.

5. Mit Bezug auf die Form nimmt es die Mittelstellung zwischen den linearen Zentralkräften und den peripherisch kreisenden Universalkräften ein, deren Resultierende die Spirale ist, wie sie zum Beispiel in jedem Wasserwirbel zum Ausdruck kommt.

Als Mittleres *zwischen* den Bereichen des Naturdaseins ist das Wasser aber die Grenzfläche selbst innerhalb der Natur, das Hypomochlion, von wo aus es als regulierendes Element wie kaum ein anderes tätig sein kann.

Man kann diese Tatsachen von den verschiedensten Seiten betrachten und man könnte auch sagen: Alle Eigenschaften des Lebens treffen sich im Wasser, sie treffen sich als Optima oder Maxima, und alle zusammen ergeben eine Komposition: eben das Wasser.

Kein anderes Element nimmt eine solche Mittelstellung ein, und in dieser Beziehung stellt es ein funktionelles Herzorgan innerhalb der Natur dar. Wie das Herz die Tätigkeiten zwischen unterer und oberer Organisation im Menschen vermittelt, so vermittelt es auch die Tätigkeiten zwischen Kosmos und Erdenwelt. Wie das Herz fasst es diese Tätigkeiten zu einem Ganzen zusammen. So stellt sich das Wasser auch als der Ur-Organismus dar, als ein Abbild des fließenden Lebens selbst, als das «Blut der Natur».

Als solches individualisiert es sich aber auch in den mannigfaltigsten Geschöpfen der Natur. Jedes dieser Geschöpfe kann als eine einseitige Ausgestaltung der Möglichkeiten des Wassers angeschaut werden: der Vogel, die Maus, das Feldblümchen, der Baum. Das Wasser übergreift sie alle, es ist das allen Gemeinsame, und alle enthalten das Wasser. Das Wasser aber enthält alle Lebewesen als Prozess, es ist wie das Ur-Lebewesen, der Lebensprozess als solcher im Abbild seines Wirkens.

Welche Weisheit steckt schon im kleinsten Organismus, in einem einzigen Organ, und welche Weisheit liegt der Umgebung des Lebens zugrunde. Das Wasser liegt beiden zugrunde und offenbart sich so als der Träger dieser Weisheit, als ihr Brennpunkt, in dem sie gesammelt ist und aus dem sie in allem Lebendigen wirkt. Es erscheint in der Natur geradezu als die fließende Weisheit. Wollte man die Idee des Wassers zu umschreiben versuchen, so könnte man sie so charakterisieren: Die Weisheit hat sich so weit herab begeben, dass sie stofflich fassbar wird, sich aber nicht «festlegt», dass sie zwischen Geist und materieller Festlegung bleibt, als Lebensprozess selbst.

Wir erkannten das Wasser wie eine Grenzfläche der Natur *zwischen* den Extremen, als einen Zwischenraum, in dem das Leben möglich wird, als eine Mitte, die nicht statisch, sondern tätig und nach beiden Seiten ausschwingend sich manifestiert. Dadurch bildet es die notwendige Exzentrizität in der Natur, welche die Bewegung erhält und das Leben nicht erstarren lässt. Dadurch ist es aber auch immer rhythmisch.

So kann man die Idee des Wassers noch weiter fassen: Es west nicht nur als Mitte zwischen Geist und materieller Festlegung, sondern zwischen beiden in *rhythmischer* Bewegung vermittelnd. Es stellt die kleine Exzentrizität der Natur dar, bewirkt aber dadurch ihr Leben. So ist es zwar an einem kleinen Punkt zu fassen, der sich aber doch ins Riesenhafte auswirkt, ein Riese und ein Kind ... Ein Riese – als Weisheit in der Natur ausgegossen, ein Kind – als Mensch zusammengezogen.

Daher kann das Wasser Inkarnations-Medium sein. So steigt der Mensch, von der kosmisch ausgebreiteten Weisheit kommend, über den Weltenäther durch das Wasser ans Land. Wenn ihn das Wasser auch sein ganzes weiteres Leben stets begleitet und ihm Lebensgrundlage auf seinem irdischen Wege ist, so entfällt das Wesen dieses Elementes doch seinem irdischen Bewusstsein in dem Maße, als er heranwächst. Er entwickelt Gehen, die Sprache und das Denken, das aber – an den Leib gebunden – mehr und mehr dem Leben entfällt und – etwa in vielen Gebieten der Technik – sogar gegen das Leben sich richtet. So entfällt ihm auch das *Wesen* des Wassers und er benutzt es gegen das Leben.

An diesem Punkte der Menschheitsentwicklung sind wir heute angelangt, und wir können unsere eigene Lebensgrundlage nur retten durch eine Wesenserkenntnis des Lebens und des Wassers. Diese Wesenserkenntnis stellt aber eine freiwillige Tat dar, eine Neugeburt aus dem Geiste des Wassers – auf dem Wege von der Statik des Denkens ins Universelle, von den festen Vorstellungen in die Imagination zum Flüssigmachen der Bewusstseinskräfte, wo hinein die Weltgedanken wieder einströmen können. So wird das Wasser selbst zum Element einer zweiten Geburt, aber nunmehr das *Wesen* des Wassers, das es neu zu finden und im praktischen Leben weisheitsvoll wie das Leben selbst einzusetzen gilt.

Mitteilungen der Weleda AG Arlesheim und Schwäbisch Gmünd, 1970

Anhang

Anmerkungen des Herausgebers

Anm. A: Zu einer umfassenden Veröffentlichung ist es nicht mehr gekommen.

Anm. B: *Friedrich Christoph Oetinger* (1702–1782): «Leiblichkeit ist das Ende der Werke Gottes» in: Biblisches und emblematisches Wörterbuch (1776), Berlin/New York 1999, oft zitiert als «... das Ende der Wege Gottes»

Anm. C: Für zirkulierende reibungsfreie Flüssigkeiten gilt der Idealfall des sogenannten Potenzialwirbels $r \times c$ = konst., mit r = Radius, c = Umfangsgeschwindigkeit über dem Radius. Im Planetensystem gilt $r^{1/2} \times c$ = konst.
In realen zirkulierenden Flüssigkeiten gibt es vielerlei Abstufungen und Übergänge der Beziehung zwischen Umfangsgeschwindigkeit und Radius, je nach Zähigkeit und Ort des Antriebs, von der Planetensystem-artigen differenzierten Zirkulation bis zur Rad-artigen starren Rotation. Näheres bei *Sonder*[85].

Anm. D: Die von Theodor Schwenk angesprochenen Schichtungen, Schichtdicken und «inneren Oberflächen» können in *inhomogenen*, unvollständig gemischten strömenden Flüssigkeiten als Folge von Scherströmungen mittels Anfärbung gut beobachtet werden und sind charakteristisch für diese. Die Maßangaben sind nur als Beispiele für diesen Bereich zu verstehen.
Im Kontinuum des Idealfalls vollständig homogener Flüssigkeiten werden die Abstände zwischen Orten verschiedener Geschwindigkeit unendlich klein. Dort gibt es keine physisch bestehenden Lamellen, die Flüssigkeit ist nur noch von ins Unendliche gehenden Flächen-Bilde-*Prozessen* durchzogen. Indem Theodor Schwenk von gegen unendlich gehenden feinsten Geschwindigkeits-Differenzierungen im strömenden Wasser spricht, ist auch sein Hervorheben des Bildens und der Sensibilität innerer Oberflächen in diesem Sinne zu verstehen.

Anm. E: Die Aufsätze «Zusammenklang von Sternenlauf und Erdgeschehen» und «Sternenwirken in Erdenstoffen» hier im Buch berichten gleichzeitig (1950) an verschiedenen Stellen über Untersuchungen mit der Steigbildmethode von Ende November 1949, ersterer für ein

allgemeines anthroposophisches Publikum, letzterer für anthroposophische Ärzte. Es werden hier im Buch beide Aufsätze wiedergegeben, weil «Sternenwirken in Erdenstoffen» noch mehr Angaben zu den Versuchsbedingungen im Labor enthält.
Die Abbildung mit den sechs Steigbildern (Tafel XI) gehört zu beiden Aufsätzen.
Eine interessante Ergänzung für beide Aufsätze gibt der hier ebenfalls abgedruckte Bericht «Zur Steigbildmethode».

Anm. F: Besonderheiten bei pulverförmigen Verreibungen beschreibt *W. Engel*[13].

Anm. G: Theodor Schwenk hat die in seinen Experimenten gewonnene Zuordnung der Tagesstunden zu den Tierkreis-Bildern nur in persönlichen Mitteilungen detailliert herausgegeben. Als Beispiel wird hier der Auszug aus einem Brief von 1981 an eine Ärztin abgedruckt.

Anm. H: Siehe auch die Buchbesprechung «Sternenwirken in Erdenstoffen – Saturn und Blei» hier im Buch.

Anm. I: Die Beziehung des konzentrationsabhängigen Partialdrucks einer gelösten Substanz zu Volumen und Temperatur der ganzen Lösung folgt den allgemeinen Gasgesetzen nach *Boyle-Mariotte*, *Gay-Lussac* und *Dalton*.

Anm. K: In einer Serie gleichartiger physikalischer Messungen streuen die Messwerte gemäß einer Gauß'schen Normalverteilung. Die klassische Physik wertet den Messwert im Maximum der Normalverteilung als absolut gültigen Repräsentanten des physikalischen Sachverhalts und betrachtet nur annähernd zutreffende Messwerte als zufällige Messfehler. Hierzu äußert sich der Nobelpreisträger für Physik *Max Born* (1882–1970) anlässlich einer bestimmten Fragestellung folgendermaßen: «Das brachte mich darauf, die klassische Mechanik so umzuformulieren, dass sie nur mit unscharf bestimmten Zuständen zu tun hat. Diese Darstellung scheint mir der üblichen deterministischen überlegen, weil die Idee, dass es absolut scharfe Zustände, d.h. absolut genaue Messungen gibt, absurd ist. Ich meine, die klassische Mechanik in statistischem Gewand ist vernünftiger als die übliche pseudo-deterministische Darstellung.» (*Max Born*: Physik im Wandel meiner Zeit. Braunschweig 1966; zitiert bei Hedwig Born und Max Born: Der Luxus des Gewissens, S. 135. München 1969)
Der von Theodor Schwenk angesprochene Gedanke einer temporä-

ren Änderung von Naturkonstanten im Zusammenhang mit kosmischen Rhythmen führt, in diesem Lichte betrachtet, zu neuen Ufern.

Anm. L: Allerdings wurden nur wenige Beispiele von Konstellations-bezogenen Untersuchungen veröffentlicht [60, 79, 80, 115]. Weitere Nachweise bei [80].

Anm. M: Nach anderen alten Regeln – und neueren Beobachtungen von *M. Thun*[109–112] – gilt diese Regel insbesondere bei «aufsteigendem Mond», das ist, wenn der Mond bei seinem vierwöchigen Umlauf durch den Tierkreis-Himmel in den Tierkreis-Bildern Schütze bis Stier immer höher steigt.

Anm. N: ... das heißt, wenn der Mond abnehmend durch die Tierkreisbilder Zwillinge bis Skorpion absteigt.

Anm. O: Der folgende Aufsatz «Vom Wesen des Wassers in der Natur» knüpft an diese Ausführungen an.

Anm. P: Der Aufsatz «Vom Einströmen kosmischer Kräfte in irdische Substanzprozesse» ist eine 1961 überarbeitete Fassung des Aufsatzes «Irdische und kosmische Ätherrhythmen und ihre substanzielle Fixierung» von 1956. Dieser Aufsatz von 1956 enthält einige später nicht wiederholte Gedanken und Angaben zu den Versuchen und Auswertungen, während der Anfang und Schluss in beiden Aufsätzen längere annähernd gleichlautende Passagen umfassen. Daher werden hier nun nur diejenigen Absätze des älteren Aufsatzes gedruckt, die die Vorgehensweise erläutern und in der jüngeren Bearbeitung fehlen.

Literatur

1. Adams-Kaufmann, G. (1934): Strahlende Weltgestaltung. Dornach

2. Adams, G. und O. Whicher (1952): The Plant Between Sun and Earth. Clent/England.
   Deutsche Ausgabe: Die Pflanze in Raum und Gegenraum. Stuttgart 1960

3. Basold, A. (1961): Heilmittelbereitung auf der Grundlage kosmisch-irdischer Rhythmen. In: Weisendes und Wesentliches zu den Heilmitteln der Weleda, 190–198. Arlesheim und Schwäbisch Gmünd

4. Bortels, H. (1951): Beziehungen zwischen Witterungsablauf, physikalisch-chemischen Reaktionen, biologischem Geschehen und Sonnenaktivität. Die Naturwissenschaften **38** Nr. 8/1951

5. Buchwald, E. und König, H. (1935/1936): Über Wasserglocken. Annalen der Physik, 5. Folge **23** (1935) Nr. 6, und **26** (1936) Nr. 7

6. Cloos, W. (1952): Die Erde, ein Lebewesen. Stuttgart

7. Cloos, W. (1956): Kleine Edelsteinkunde. Freiburg/Breisgau

8. Cloos, W. (1958): Lebensstufen der Erde. Freiburg/Breisgau

9. Cloos, W. (1966): Werdende Natur. Goetheanum-Bücher, Dornach

10. Das Neue Testament. Joh. 3, 5

11. Doehlemann, K. (1922/1924): Projektive Geometrie in synthetischer Behandlung. Berlin und Leipzig (Bd. 1: Sammlung Göschen Nr. 72 (1922). Bd. 2: Sammlung Göschen Nr. 876 (1924))

12. Eck, B. (1941): Technische Strömungslehre. Berlin

13. Engel, W. (2012): Zum Verständnis des Potenzierens aus anthroposophischer Sicht – unter besonderer Berücksichtigung der Triturationen. Der Merkurstab **65**, 196–211

14. Flemming, H. (1973): Rhythmische Prozesse verändern die Substanzwirkung. Elemente der Naturwissenschaft Nr. 19 (1973), 13–24

15. Fricke, R. (1943): Eigenschaften und Auswirkungen aktiver, fester Stoffe und Oberflächenchemie. Die Naturwissenschaften 31, Nr. 41/42, 1943

16. Fyfe, A. (1967): Die Signatur des Mondes im Pflanzenreich. Stuttgart

17. Fyfe, A. (1973): Die Signatur Merkurs im Pflanzenreich. Stuttgart

18. Goethe, J. W. von: Gedankenlyrik

19. Goethe, J. W. von: Gedichte. Gesang der Geister über den Wassern

20. Goethe, J. W. von: Italienische Reise, 1. Teil, 28. Januar 1787

21. Goethe, J. W. von: Faust. Der Tragödie 1. Teil, Studierzimmer

22. Haehl, E. (1943): Ein Arzt wird Rebell. S. Hahnemann begründet die Homöopathie. Berlin

23. Hahnemann, S. (1921): Organon der Heilkunst. Neuauflage Leipzig 1921

24. Hartmann, G. (1980): Das Maß der Erde. In: G. Hartmann: Bewusstseinswege. Dornach

25. Henderson, L. J. (1914): Die Umwelt des Lebens. Wiesbaden

26. Hilbert, D. und S. Cohn-Vossen (1932): Anschauliche Geometrie. Berlin

27. Hildebrandt, G. (1950): Wärmeabgabe und Wärmeorganismus. Beiträge zur Erweiterung der Heilkunst 3, 14–24

28. Husemann, F. (1951): Das Bild des Menschen als Grundlage der Heilkunst. Stuttgart

29. Husemann, F. (1997): Rhythmusphänomene beim Wirksamkeitsnachweis potenzierter Heilmittel – nachgewiesen von Lili Kolisko (1923) bis Thomas Carmine (1995). In: 36a

30. Itschner, V., Hrsg. (1971): Potenzierte Heilmittel. Stuttgart

31. Jebsen-Marwedel, H. (1932): Die Homogenisierung der Glasschmelze als Difformationsvorgang. Kolloid-Zeitschrift, Bd. LX, Nr. 1

– (1932): Ursprung und Verhalten von Blasen und Schlieren in ruhender und strömender Glasschmelze. Glastechnische Berichte 10, Nr. 5/1932

32. Keller, F.O. (1961): Kristallmorphologie und Umwelteinflüsse. Jahrbuch des Museums Hohenleuben-Reichenfels 10, 120–164 + Tafeln VII–XII. Hohenleuben

– (1964): Licht formt Kristalle. Jahrbuch des Museums Hohenleuben-Reichenfels 12/13, 144–171 + Tafeln XII–XXI. Hohenleuben

33. Kepler, J. (1619): Harmonices Mundi. Weltharmonik. Übersetzt und eingeleitet von Max Caspar. München 1939/1973

34. Kipp, F. (1951): Das Wasser als Zeuge für die Priorität des Lebendigen. Sternkalender 1952, 66–73. Dornach

35. Kolisko, L. (1926–1932): Sternenwirken in Erdenstoffen. Stuttgart – Den Haag – London 1926–1929. Dornach 1932

– (1953): Sternenwirken in Erdenstoffen – Saturn und Blei. Stuttgart

36. Kolisko, L. (1923): Physiologischer und physikalischer Nachweis der Wirksamkeit kleinster Entitäten. Stuttgart

36a. dto, Neuauflage 1997, mit Beiträgen von G. Husemann und F. Husemann[29] und einer Bibliographie der Schriften L. Koliskos. Dornach 1997

37. Kolisko, L. (1926): Physiologischer Nachweis der Wirksamkeit kleinster Entitäten bei sieben Metallen. Dornach/Schweiz

38. Kolisko, L. und E. Kolisko (1939): Agriculture of Tomorrow. Gloucester/England.
Deutsche Ausgabe: Die Landwirtschaft der Zukunft. Bern 1953

39. Krüger, H. (1952): Von Substanzbildung und Substanzprozessen. In: Beiträge zur Substanzforschung Bd. I. Dornach/Schweiz und Stuttgart

40. Krutzsch, C.H. (1936): Über ein instabiles Gebiet bei Wirbelringen. Zeitschrift für Angewandte Mathematik und Mechanik 16, Nr. 6

41. Lehrs, E. (1953): Mensch und Materie. Frankfurt/Main

42. Leroi, A. (1950): Rhythmische Prozesse. Stuttgart (Selbstverlag Anthroposophischer Ärzte)

43. Locher-Ernst, L. (1937): Urphänomene der Geometrie. Zürich

44. Locher-Ernst, L. (1940): Projektive Geometrie. Zürich

45. Maag, G. W. (1928): Planeteneinflüsse. Konstanz

46. Marti, E. (1974): Die vier Äther. Stuttgart

47. Mittasch, E. (1936): Über Katalyse und Katalysatoren in Chemie und Biologie. Berlin

48. Mittasch, A. (1947): Lebensproblem und Katalyse. Ulm/D

49. Observatoire Royal de Belgique, Uccle-Bruxelles, Hrsg. (1960): Symposium International sur les Relations Entre Phénomènes Solaires et Terrestres en Chimie-Physique et en Biologie. Uccle-Bruxelles 8.–10. Oct. 1958. Bruxelles 1960

50. Oetinger, F. C. (1776): Biblisches und emblematisches Wörterbuch. Heilbronn 1776/Berlin, New York 1999

51. Pelikan, W. (1948/1949): Potenzierte Heilmittel, Weleda-Korrespondenzblätter für Ärzte. Arlesheim und Schwäbisch Gmünd,
a) Nr. 1/1948/49; b) Nr. 2/1949, 10–13; c) Nr. 3/1949, 11–12

52. Pelikan, W. (1949): Weiteres zum Potenzproblem. Weleda-Korrespondenzblätter für Ärzte Nr. 4/1949, 13. Arlesheim und Schwäbisch Gmünd

53. Pelikan, W. (1949): Potenzierte Heilmittel, 4. Fortsetzung: Charakteristische Potenzkurven verschiedener Substanzen. Weleda-Korrespondenzblätter für Ärzte Nr. 5/1949, 12–17. Arlesheim und Schwäbisch Gmünd

54. Pelikan, W. (1950): Eine Bleipotenzkurve. Weleda-Korrespondenzblätter für Ärzte Nr. 2/1950, 47–48. Arlesheim und Schwäbisch Gmünd

55. Pelikan, W. (1952): Sieben Metalle. Dornach/Schweiz und Stuttgart

56. Pelikan, W. (1954): Der Mond wird bei der Wissenschaft allmählich hoffähig. Die Drei Nr. 4/1954, 223–224

57. Pelikan, W. (1958): Heilpflanzenkunde. Dornach

58. Pelikan, W. und G. Unger (1965): Die Wirkung potenzierter Substanzen. Pflanzenwachstums-Versuche mit statistischer Auswertung. Dornach

59. Pfeiffer, E. (1931): Studium von Formkräften an Kristallisationen. Dornach

60. Picariello, C. und W. Schwenk (2010): Konstellationsforschung im Spiegel des Wassers. Betrachtungen zu Mars. Elemente der Naturwissenschaft Nr. 93, 96–121. Dornach

61. Piccardi, G. (1955): Über einen Zusammenhang zwischen atmosphärischen und kosmischen Phänomenen und physikalischen Prozessen. Archiv für Meteorologie, Geophysik und Bioklimatologie, Ser. B 6, Nr. 4, 486–505

62. Poppelbaum, H. (1924): Der Bildekräfteleib der Lebewesen als Gegenstand wissenschaftlicher Erfahrung. Stuttgart

63. Poppelbaum, H. (1956): Mensch und Tier. Dornach

64. Prandtl, L. (1942): Führer durch die Strömungslehre. Braunschweig

65. Prigogine, I. (1947): Étude thermodynamique des phénomènes irréversibles. Paris und Liège

66. Schiller, P. E. (1938): Untersuchungen an der freien schallempfindlichen Flamme. Akustische Zeitschrift 3 Nr. 1/1938

67. Schubert, R. (1954): Von den Ordnungen und Rhythmen. Weleda-Nachrichten Nr. 34/1954, 1–7

68. Schultz, J. (1949): Die Blattstellungen im Pflanzenreich als Ausdruck kosmischer Gesetzmäßigkeiten. In: G. Wachsmuth (Hrsg.): Goethe in unserer Zeit. 95–126. Dornach und Basel

69. Schultz, J. (1951): Wirksamkeit der Tageszeiten in Wachstum und Substanzgeschehen. Dornach/Schweiz

70. Schüpbach, W. (1944): Pflanzengeometrie. Bern

71. Schwenk, T. (1949): Über einige feinere Vorgänge bei der Herstellung flüssig potenzierter Heilmittel. Weleda-Korrespondenzblätter für Ärzte Nr. 6/1949, 12–15. Arlesheim und Schwäbisch Gmünd

72. Schwenk, T. (1949): Über einstrahlende und ausstrahlende Kräfte, eine Betrachtung zur Frage der Potenzwirksamkeiten. Weleda-Korrespondenzblätter für Ärzte Nr. 7/1949, 12–18. Arlesheim und Schwäbisch Gmünd

73. Schwenk, T. (1950): Zusammenklang von Sternenlauf und Erdgeschehen. Mitteilungen aus der Anthroposophischen Arbeit in Deutschland Nr. 11, 41–42 + Bildbeilage

74. Schwenk, T. (1951): Irdische und kosmische Eigenschaften des Wassers. In: Sternkalender 1951, 65–69, Dornach

75. Schwenk, T. (1954): Grundlagen der Potenzforschung. Schwäbisch Gmünd und Arlesheim

76. Schwenk, T. (1954): Über rhythmische Vorgänge in der Natur. Weleda-Nachrichten 34/1954, 7–11

77a. Schwenk, T. (1956): Irdische und kosmische Ätherrhythmen und ihre substantielle Fixierung. Mitteilungen der Weleda AG für Ärzte Nr. 7, 4–8. Arlesheim und Schwäbisch Gmünd

77b. Schwenk, T. (1961): Vom Einströmen kosmischer Kräfte in irdische Substanzprozesse. Grundlagen der Herstellung der Weleda-Rh-Präparate. In: Weisendes und Wesentliches zu den Heilmitteln der Weleda. Weleda-Schriftenreihe Nr. 5, 183–189. Arlesheim und Schwäbisch Gmünd

78. Schwenk, T. (1962/2010): Das sensible Chaos. Strömendes Formenschaffen in Wasser und Luft. Stuttgart

79. Schwenk, T. (1967): Bewegungsformen des Wassers. Stuttgart

80. Schwenk, W., Hrsg. (2001): Schritte zur positiven Charakterisierung des Wassers als Lebensvermittler. Ausgewählte Texte aus 40 Jahren Wasserforschung mit der Tropfbildmethode. Bibliographie. Sensibles Wasser 6, 192 S., Herrischried

81. Seifert, A. (1943): Im Zeitalter des Lebendigen. Planegg

82. Selawry, A. (1966): Silber und Silber-Therapie. Ulm/D.

83. Selawry, A. (1968): Nachweis von Silber- und Bleipotenzwirkungen im Kristallisationstest. Zeitschrift für Klassische Homöopathie 12 (3/1968), 134–139

84. Sieweke, H. (1941): Kurzer Literaturbericht über die Nachweis- und Reaktionsmöglichkeit hochverdünnter Substanzen und Potenzen. Als Manuskript gedruckt. Marburg/Lahn

85. Sonder, G. (1991): Der Wirbelexponent als Parameter kosmischer und zentrischer Wirbelarten. Elemente der Naturwissenschaft Nr. 54 (H. 1/1991), 82–100 und Nr. 55 (H. 2/1991), 78

– (1992): Parameter kosmischer und zentrischer Wirbelarten. Elemente der Naturwissenschaft Nr. 57 (H. 2/1992), 61–78

86. Steiner, R. (1904/1905): Wie erlangt man Erkenntnisse der höheren Welten? Dornach 1955, GA 10

87. Steiner, R. (1910): Die Geheimwissenschaft im Umriss. Dornach 1989, GA 13

87 a. Steiner, R. (1914): Christus und die geistige Welt. Vortrag vom 2.1.1914. Dornach 1960, GA 149

88. Steiner, R. (1917): Von Seelenrätseln. Dornach 1960, GA 21

89. Steiner, R. (1917): Individuelle Geistwesen und einheitlicher Weltengrund. Vortrag vom 25.11.1917. Dornach 1946/Individuelle Geistwesen und ihr Wirken in der Seele des Menschen. Dornach 1966, GA 178

90. Steiner, R. (1919): Geisteswissenschaftliche Impulse zur Entwickelung der Physik. Erster Naturwissenschaftlicher Kurs. Vortrag vom 23.12.1919. Dornach 1964, GA 320

91. Steiner, R. (1920): Beantwortung von sechs Fragen über das Wesen einiger naturwissenschaftlicher Grundbegriffe. In: Geisteswissenschaftliche Impulse zur Entwickelung der Physik. Erster Naturwissenschaftlicher Kurs. Dornach 1964, GA 320

92. Steiner, R. (1920): Geisteswissenschaftliche Impulse zur Entwickelung der Physik. Zweiter Naturwissenschaftlicher Kurs. Vortrag vom 2.3.1920. Dornach 1925/1982, GA 321

93. Steiner, R. (1920): Fachwissenschaften und Anthroposophie. Vortrag vom 24.3.1920. Dornach 1950 (2005: GA 73a)

94. Steiner, R. (1920): Geisteswissenschaft und Medizin. Vortrag vom 25.3.1920. Dornach 1961, GA 312

95. Steiner, R. (1920): Geisteswissenschaft und Medizin. Vortrag vom 26.3.1920. Dornach 1961, GA 312

96. Steiner, R. (1920): Geisteswissenschaft und Medizin. Vortrag vom 31.3.1920. Dornach 1961, GA 312

97. Steiner, R. (1920): Geisteswissenschaft und Medizin. Vortrag vom 8.4.1920. Dornach 1961, GA 312

98. Steiner, R. (1920): Grenzen der Naturerkenntnis. Vortrag vom 29.9.1920. Dornach 1948, GA 322

99. Steiner, R. (1921): Das Verhältnis der verschiedenen naturwissenschaftlichen Gebiete zur Astronomie. Dritter naturwissenschaftlicher Kurs. Vorträge vom 2.1. und 10.1.1921. Dornach 1926/1983, GA 323

100. Steiner, R. (1921): Geisteswissenschaftliche Gesichtspunkte zur Therapie. Vortrag vom 16.4.1921. Dornach, GA 313

101. Steiner, R. (1923): Initiations-Erkenntnis. Vortrag vom 30.8.1923. Dornach 1927, GA 227

102. Steiner, R. (1923): Der Mensch als Zusammenklang des schaffenden, bildenden und gestaltenden Weltenwortes. Dornach 1970, GA 230

103. Steiner, R. (1924): Eurythmie als sichtbare Sprache. Vortrag vom 24.6.1924. Dornach 1955, GA 279

104. Steiner, R. (1924): Eurythmie als sichtbare Sprache. Vortrag vom 7.7.1924. Dornach 1955, GA 279

105. Steiner, R.: mündlich überliefert

106. Steiner, R. (1924/1925): Anthroposophische Leitsätze. 6. Leitsatz. Dornach 1972, GA 26

107. Steiner, R. und I. Wegman (1925): Grundlegendes zu einer Erweiterung der Heilkunst nach geisteswissenschaftlichen Erkenntnissen. Arlesheim 1953. Dornach 1991, GA 27

108. Stockmeyer, E. A. K. (1931): Ein Versuch über die Universalkräfte der Kristallgestaltung. Mathesis 1931, 241–260. Stuttgart – Den Haag – London

109. Thun, M. (1974): Kosmische Wirkungen in Boden und Pflanze im siderischen Mondrhythmus. Sternkalender 1974/75, 89–99, Dornach

110. Thun, M.: Verschiedene Aufsätze in Lebendige Erde. Darmstadt. Z.B.: Neunjährige Beobachtungen kosmischer Zusammenhänge bei Einjahrspflanzen. Lebendige Erde H.1/1963, 30–37

111. Thun, M. (1973): Hinweise aus der Konstellationsforschung. Marburg. Erweiterte Folge-Auflagen, z. B. 8. Auflage 1994, Biedenkopf/Lahn

112. Thun, M. und H. Heinze (1973): Anbauversuche über Zusammenhänge zwischen Mondstellungen im Tierkreis und Kulturpflanzen. Bd. I und II, Darmstadt

113. Tischner, R. (1939): Geschichte der Homöopathie. Leipzig

114. Tyndall, J. (1869): Der Schall. 5. und 6. Vorlesung. Braunschweig

115. Unger, G. (1970): Konstellationsforschung. Sternkalender 1970/1971, 83–87, Dornach

116. Vernadsky, W. J. (1930): Geochemie in ausgewählten Kapiteln. Leipzig

117. von Eschenbach, Wolfram: Parzival und Titurel. Rittergedichte, übersetzt von K. Simrock. Bd. 1: Parzival. Stuttgart 1861

118. Wachsmuth, G. (1926): Die ätherischen Bildekräfte in Kosmos, Erde und Mensch. Dornach

119. Wachsmuth, G. (1950): Die Entwicklung der Erde. Dornach/Schweiz

120. Wachsmuth, G. (1945): Erde und Mensch. Kreuzlingen und Zürich

121. Wilkens, A., M. Jacobi und W. Schwenk (2000): Die Versuchstechnik der Tropfbildmethode – Dokumentation und Anleitung. Sensibles Wasser 5, ca. 400 S.; Herrischried

Bibliographie der Veröffentlichungen von Theodor Schwenk

Die fett gedruckten Titel sind hier im Buch zusammengestellt

Fremdsprachige Arbeiten und Übersetzungen:

CS	Tschechisch	DA	Dänisch	EL	Griechisch
EN	Englisch	ES	Spanisch	FI	Finnisch
FR	Französisch	IT	Italienisch	JA	Japanisch
KO	Koreanisch	NL	Niederländisch	RU	Russisch
SV	Schwedisch	US	Englisch (USA)		

1. Arbeiten aus dem Forschungslaboratorium der WELEDA AG in Schwäbisch Gmünd

von 1949 bis 1961 und spätere Ergänzungen.

Buch:

Grundlagen der Potenzforschung. 84 S., 1. Auflage Schwäbisch Gmünd 1954, Weleda-Verlag
2. Auflage Stuttgart 1972, Verlag Freies Geistesleben (vergriffen)
US: The Basis of Potentization Research. Mercury Press, Spring Valley, N.Y. (USA), 1988.
IT: Concetti fondamentali della ricerca sulla dinamizzazione. Oriago di Mira (Ed. Arcobaleno) 1995

Artikel:

Über Flüssigkeitsbewegungen. Ärzte-Rundbrief – Beitr. Erw. Heilkunst (Stuttgart) **1** (1948), 45–48

Wachstum und Erziehung, eine hygienische Frage (Bericht über einen Aufsatz von Dr. G. Husemann), Weleda-Nachrichten, Schwäbisch Gmünd, Heft 21/1949, 16–19

Höherentwicklung und Menschwerdung, von Dr. Friedrich A. Kipp (Buchbesprechung). Weleda-Korrespondenzblätter für Ärzte Nr. 4, Mai 1949, 14–15. Arlesheim und Schwäbisch Gmünd

Über einige feinere Vorgänge bei der Herstellung flüssig potenzierter Heilmittel.
– Weleda-Korrespondenzblätter für Ärzte Nr. 6/1949, 12–15.
– Weisendes und Wesentliches zu den Heilmitteln der Weleda. Weleda-Schriftenreihe Nr. 5, 75–80, Arlesheim und Schwäbisch Gmünd 1961

Über einstrahlende und ausstrahlende Kräfte, eine Betrachtung zur Frage der Potenzwirksamkeiten.
– Weleda-Korrespondenzblätter für Ärzte Nr. 7/Nov. 1949, 12–18
– Weisendes und Wesentliches zu den Heilmitteln der Weleda. Weleda-Schriftenreihe Nr. 5, 81–90, Arlesheim und Schwäbisch Gmünd 1961.

Planetenkarte 1951. Jahreskarten der Planetenbahnen in geozentrischer Sicht 1951 bis 1963. Schwäbisch Gmünd 1950 bis 1962

Über die Vorgänge der Wärmeübertragung und ihre Rolle am Organismus der Erde.
Beiträge zur Erweiterung der Heilkunst **3**, Heft 1/2, Jan./Febr. 1950, 24–27, Stuttgart

Sternenwirken in Erdenstoffen. Weleda-Korrespondenzblätter für Ärzte Nr. 1, Febr. 1950, 17–18, mit Bildbeilage. Arlesheim und Schwäbisch Gmünd 1950 (Abbildungen auch in: Pelikan, W.: Sieben Metalle, S. 24, Dornach 1952)

Zusammenklang von Sternenlauf und Erdgeschehen. Mitteilungen aus der Anthroposophischen Arbeit in Deutschland **4** Nr. 11, 41–42, mit Bildbeilage. Stuttgart 1950

Sternenwirken in Erdenstoffen. Lebendige Erde Heft 9/10, Sept.–Okt. 1951, 226–228, Stuttgart 1951

Irdische und kosmische Eigenschaften des Wassers. Sternkalender **23**, 1951/1952, 65–69, Dornach 1950,
FR: Aspect terrestre et aspect cosmique de l'Eau. Triades **7** Heft 4, 1959/60, 52–55, Paris 1960
Nachdruck: Sensibles Wasser **6**, 155–157, Herrischried 2001

Das Wasser. Ein Beitrag zur Begründung eines neuen Verhältnisses von

Mensch und Substanzwelt. Mitteilungen aus der Anthroposophischen Arbeit in Deutschland **5** Nr. 17, 2–6, Stuttgart 1951. Druckfehlerberichtigung in Heft 18/1951

Aus einer Adventswerkstunde vor den Mitarbeitern der Weleda. Mitteilungen aus der Anthroposophischen Arbeit in Deutschland **5** Nr. 18, 5–7, Stuttgart 1951

Potenzierkalender. Mitt. Weleda AG Nr. 4, 1–2, Juli 1952, Arlesheim, Stuttgart und Schwäbisch Gmünd

Über potenzierte Substanzen. Weleda-Almanach **1**, 180–182, Arlesheim und Schwäbisch Gmünd 1952

Sternenlauf und Krankheitsgeschehen. Weleda-Almanach **1**, 184. Arlesheim und Schwäbisch Gmünd 1952

Über das Potenzieren. Beiträge zur Erweiterung der Heilkunst **6**, Heft 5/6, 98–104, Stuttgart 1953

L. Kolisko, Sternenwirken in Erdenstoffen – Saturn und Blei. (Buchbesprechung) Die Drei **23**, Heft 6/1953, 297–298

Irdische und kosmische Ätherrhythmen und ihre substantielle Fixierung. Mitteilungen der Weleda AG für Ärzte, Nr. 7, 4–8. Arlesheim und Schwäbisch Gmünd 1956

Von den Verantwortungen des Menschen gegenüber den Lebensäußerungen der Erde. Die Drei **24**, Heft 4/1954, 181–190

Das neue Forschungslaboratorium in Gmünd. Weleda-Nachrichten Nr. 35, 7–8, Schwäbisch Gmünd 1954

Von der Hygiene im Lebensgeschehen der Erde. Weleda-Nachrichten Nr. 42, 1–6, Schwäbisch Gmünd 1956

Über rhythmische Vorgänge in der Natur. Weleda-Nachrichten Nr. 34, 7–11, Schwäbisch Gmünd 1954;
Weleda Almanach **2**, 134–143, Schwäbisch Gmünd 1959
Auszug: Rhythmus. Zeitschrift für rhythmische Gymnastik und Erziehung **31**, Heft 4, 55–57, München 1958
NL: De rhythmische processen in de natuur. Weleda-Berichten (Den Haag) No. 28, Sept. 1958, 1–6

Neue Wege technischer Entwicklung? Zu dem Buche «Implosion statt Explosion» von Leopold Brandstätter. Die Kommenden, Nr. 22/1956 (25.11.1956), 10

Forschungsarbeit in der Weleda. Weleda-Werkstunden, 75–88. Weleda-Schriftenreihe Nr. 3, Arlesheim und Schwäbisch Gmünd 1957

Der Mensch und das Eisen – eine Michaeli-Betrachtung. Weleda-Werkstunden, 157–168, Weleda-Schriftenreihe Nr. 3, Arlesheim und Schwäbisch Gmünd 1957

Was man als Teilnehmer und Mitgestalter an den Werkstunden erlebt. Mitteilungen aus der Anthroposophischen Arbeit in Deutschland **13**, Nr. 45, 125–128, Stuttgart 1958

Die Erde im Weihnachtslicht. Weleda-Nachrichten Nr. 53, 1–3, Schwäbisch Gmünd 1958

Weleda-Kalender 1959. 1 Textblatt, 13 Abb. auf Tafeln. Schwäbisch Gmünd 1958

Vom Einströmen kosmischer Kräfte in irdische Substanzprozesse. Grundlagen der Herstellung der Weleda-Rh-Präparate.
– Heilmittelherstellung auf der Grundlage kosmisch-irdischer Rhythmen, 1–7. Arlesheim und Schwäbisch Gmünd 1961.
– Weisendes und Wesentliches zu den Heilmitteln der Weleda. Weleda-Schriftenreihe Nr. 5, 183–189. Arlesheim und Schwäbisch Gmünd 1961

Kristallbildung aus dem Umkreis. in: Heilmittel für typische Krankheiten, 3. Folge: Antimon. (Hrsg. Medizinische Sektion der Freien Hochschule für Geisteswissenschaft am Goetheanum), 73–83, Dornach 1961; 2. Auflage in Persephone-Schriftenreihe Bd. 7, Dornach 1995, 193–201

Das potenzierte Heilmittel. Weleda-Korrespondenzblätter für Ärzte Nr. 44, 9–16, Arlesheim und Schwäbisch Gmünd 1961

Bestätigt die Allopathie das Simile-Prinzip der Homöopathie? Beiträge zur Erweiterung der Heilkunst **24** (1971), Nr. 3, 95

Einige Ergänzungen zu der Arbeit von Horst Flemming. Elemente der Naturwissenschaft **21**, 41, Dornach 1974

Zur Steigbildmethode (Kapillardynamolyse). Im Gedenken an den 95. Geburtstag von Lili Kolisko am 31.8.1984. Mitteilungen aus der Anthroposophischen Arbeit in Deutschland **38**, Nr. 149 (Heft 3/1984), 199–200. Stuttgart 1984

2. Arbeiten aus dem Institut für Strömungswissenschaften Herrischried:

Bücher:

Das sensible Chaos. Strömendes Formenschaffen in Wasser und Luft. Stuttgart 1962, Verlag Freies Geistesleben. 144 S. Text, 88 Fototafeln. Sonderausgabe 1997; 11. Auflage 2010
EN: Sensitive Chaos. London 1965, 5. Auflage 1996 Rudolf Steiner Press
US: Sensitive Chaos. New York 1976, Schocken Books
FR: Le Chaos Sensible. Geleitwort von J. Cousteau. Paris 1963, Ed. Triades. 4. Auflage 2005
SV: Sensibelt Kaos. Järna 1983, Kosmos Förlag
JA: Sensitive Chaos. Tokyo ca. 1986. Kousakusha Workshop.
ES: El chaos sensible. Madrid 1988, Editorial Rudolf Steiner
IT: Il Caos sensibile. Oriago di Mira (Ve) 1992, Edizione Arcobaleno
EL: To Euaistheto Chaos. Athenai 2000, Ed. Fagotto
CS: Citlivý Chaos. Hranice (Fabula) 2012

Bewegungsformen des Wassers. Nachweis feiner Qualitätsunterschiede mit der Tropfenbildmethode. Stuttgart 1967, Verlag Freies Geistesleben. 56 S. Text, 74 Abb. auf Tafeln. Vergriffen.
Nachdruck von Auszügen in: W. Schwenk (Hrsg.): Schritte zur positiven Charakterisierung des Wassers als Lebensvermittler. Sensibles Wasser **6**, 51–58, 111–113, 153–154. Herrischried 2001
FR: Formes de l'Eau en Mouvement. Paris 1968. Ed. Triades. Vergriffen.

Das Wasser, Herausforderung an das moderne Bewußtsein. Sensibles Wasser 1, 1985, Herrischried, Institut für Strömungswissenschaften (Zusammenstellung von 8 Vorträgen und Bibliographie), 80 S.

US: Theodor Schwenk and Wolfram Schwenk: Water – The Element of Life. Hudson, N.Y. (USA), 1990.
Amerikanische Ausgabe der in Sensibles Wasser 1 publizierten Vorträge Theodor Schwenks von 1967–1979 sowie von 4 Aufsätzen Wolfram Schwenks von 1976–1982 zur Wasserforschung und zur Tropfbildmethode.

CS: Theodor Schwenk, Wolfram Schwenk und Michael Jacobi: Tri Uvahy o Podstate Vody. Fabula, CZ-Hranice na Morava, 2005, 70 S.
Übersetzung der Aufsätze T. S.: «Vom Wesen des Wassers in der Natur» (1970);

W. S.: «Das Wasser als lebenvermittelndes Element» (1998); M. J.: «Wasserströmungen und Lebenszusammenhänge» (2001).

Artikel und Vorträge:

Von der Rhythmik in den Gewässern und im Menschenohr. Die Drei **31**, H. 1/1961, 31–36

Die Pflanze im Raum und Gegenraum. Zu dem Werk von George Adams und Olive Whicher (Buchbesprechung). Die Drei **31**, Heft 2/1961, 135–136

Weleda-Kalender 1963. Schwäbisch Gmünd 1962, 2 Textblätter, Abbildungen auf 12 Tafeln

Die Heilung der krankgewordenen Natur beginnt bei der Wandlung des Menschen. Weleda-Nachrichten Nr. 70, 6–10. Schwäbisch Gmünd 1963
NL: De genezing van de «zieke» natuur begint bij de mens. Weleda-Berichten Nr. 58, 6–11. NL--Den Haag 1963

Über Form und Bewegung im Flüssigen. Die Drei **36**, Heft 6/1966, 384–389
Nachdruck: Sensibles Wasser **6**, 24–28. Herrischried 2001

Zum Begriff des lebendigen Wassers. Vortrag in Herrischried 1967. Privatdruck Institut für Strömungswissenschaften, Herrischried 1967, 12 S.; Sensibles Wasser **1**, 6–11, Herrischried 1985
ES: Que es Agua Viva? Institucion Waldorf, Boletin de Metodologia No. 31/1971, 1–10, Mexico 20 D.F., Mexico
IT: C'é acqua e acqua. Il concetto di acqua viva. Terra biodinamica, anno 8° numero 30, estate 1988, 13–18, Milano, Italia
Abdrucke: Mitt. Anthropos. Arbeit Deutschland **27**, Heft 2 (Nr. 104), 107–115, Stuttgart 1973; Rieche, H. und W. Schuchhardt (Hrsg.), Zivilisation der Zukunft, S. 132–143, Stuttgart 1981;
Die Jahreszeiten Heft 12, Sommer 1983, 10–17, Wien 1983
EN: What Is Living Water? The Golden Blade 1969, 84–94, London 1969
What is Living Water? in W. Schwenk (Ed.), The Hidden Qualities of Water. 13–24. Edinburgh 2007
US: What is «living water»? In: T. Schwenk & W. Schwenk, Water – The Element of Life, 1–13. Hudson, N.Y. (U.S.A.) 1990
CS: Co je «Ziva Voda»? Anthroposofické Rozhledy VIII C. 4, Prag 1997, 20–30

Werdende Natur. Zum neuen Buch von Walther Cloos. Die Drei **38**, Heft 1/1968, 53–56

Wassernot und Wasserrettung. Soziale Hygiene Merkblatt Nr. 17, S. 1–11, Bad Liebenzell 1969, Verein für ein erweitertes Heilwesen; 2. Auflage 1980. Neu bearbeitete und erweiterte Auflage 1982, 16 S.
Abdrucke:
Soziale Hygiene, S. 92–104, Stuttgart 1973 und 1978, Lebenshilfen 1, Natur, Ernährung, Gesundheit. Hrsg. Verein für ein erweitertes Heilwesen, Stgt. 1988, (Text von 1982, unautorisierter Nachdruck)
Die Kommenden **28**, Heft 2, 17–20, Freiburg/Breisgau 1974
Die Menschenschule **43**, Heft 12/1969, 347–359, Basel 1969
EN: The Water Problem And Its Remedy. Social Hygiene Series No. 17, 1–9. The Anthroposophical Activities Group, Sydney Australia 1975
FR: Sauvons Notre Eau Menacée! Hygiene Sociale, Ed. Devenir, Troyes (ohne Jahr), 25–36
DA: Nød og redning i vandsituationen. Social Hygiejne C 17, 1–15, København 1971
NL: Noodsituatie van het Water. Sociale Hygiene No. 15, 1–11. Nederlandse Vereinigung van Anthroposophische Artsen, Amsterdam 9 (ohne Jahr).
ES: La Escasez de Agua y son Preservacion. Institucion Waldorf, Boletin de Metodologia No. 31/1971, 11–26, Mexico 20 DF, Mexico
US: Water as the element of life. In: T. Schwenk & W. Schwenk, Water – The Element of Life, 159–176. Hudson, N.Y. (U.S.A.) 1990

Das Wasser, Element der Schwelle im modernen Bewußtsein. Vortrag in Herrischried 1969. Privatdruck Institut für Strömungswissenschaften, Herrischried 1972, 11 S.; Sensibles Wasser **1**, 11–15, Herrischried 1985
Auszug in: Mitteilungen aus der Anthroposophischen Arbeit in Deutschland **30**, Heft 3 (Nr. 117), 193–198, 1976
US: Water, Element of the Threshold in Modern Consciousness. J. Anthroposophy No. 18, 11–20, New York 1973
Water consciousness. In: T. Schwenk & W. Schwenk, Water – The Element of Life, 15–26. Hudson, N.Y. (U.S.A.) 1990

Neue Qualitätsprüfung von Trinkwasser. VDI-Nachrichten **23** Nr. 15, S. 12, Düsseldorf 1969, Verlag des Vereins Deutscher Ingenieure. 6 Abb., Sonderdruck 4 S.
Nachdruck: Sensibles Wasser **6**, 92–95. Herrischried 2001

Vom Wesen des Wassers in der Natur. Mitt. Weleda AG Arlesheim und Schwäbisch Gmünd, Nr. 11/1970, 6–12; WasserZeichen Nr. 3/1996, 4–9, Herrischried 1996
CS: O podstatě vody v přirodě. In: T. Schwenk, W. Schwenk & M. Jacobi: Tři Úvahy o podstatě vody. S. 11–23. CZ–Hranice na Morave 2005.

EN: The Nature of Water. in: W. Schwenk (Ed.), The Hidden Qualities of Water. 25–31. Edinburgh 2007
IT: Sull' essere dell' acqua nella natura. Antroposofia LXIV-N 4/2009, 19–27. Milano

Von der hohen Schule des Wassers. Vortrag in Herrischried 1971. Privatdruck Institut für Strömungswissenschaften, Herrischried 1972, 11 S.; Sensibles Wasser **1**, 15–19, Herrischried 1985
Auszug: Mitt. Anthropos. Arbeit Deutschland **29**, Heft 2 (Nr. 112), 117–123, 1975
US: The Spirit in Water and the Spirit in Man. J. Anthroposophy No 26, 19–29, 1977. In: T. Schwenk & W. Schwenk, Water – The Element of Life, 27–38. Hudson, N.Y. (U.S.A.), 1990
Auszug in: Kimberton Hills Agricultural Calender 1984, 18. Kimberton, PA 19442, U.S.A.

Rhythmus und Leben. Weleda Nachrichten Nr. 102 (Jubiläumsausgabe: Heilmittel aus neuer Erkenntnis), 54–56. Schwäbisch Gmünd 1971

Lebenselement Wasser. Weleda Nachrichten Nr. 104, 10–14, Schwäbisch Gmünd 1971

Vom Wärmeorganismus der Erde. Vortrag in Schwäbisch Gmünd 1974. Privatdruck Weleda AG Schwäbisch Gmünd 1974, 27 S.
Nachdruck Institut für Strömungswissenschaften, Herrischried o. J.; Sensibles Wasser **1**, 29–40, Herrischried 1985
US: The Warmth Organism of The Earth. J. Anthroposophy No. 23, 45–71, 1976; In: T. Schwenk & W. Schwenk, Water – The Element of Life, 65–96. Hudson, N.Y. (U.S.A.) 1990

Wasserforschung. in: T. Beltle, Die menschenwürdige Gesellschaft, S. 136–139, Frankfurt/Main 1974
Abdrucke:
Rieche, H. und Schuchhardt, W. (Hrsg.): Zivilisation der Zukunft, S. 143–145, Stuttgart 1981
Die Jahreszeiten H. 12, Sommer 1983, 17–19, Wien 1983

Hat die Erforschung der Konstellationswirkungen im Irdischen praktische Bedeutung? Sternkalender **48**, 1976/1977, 83–87, Dornach 1975

Das Wasser, Schicksal der Menschheit. Vortrag in Herrischried 1973. Privatdruck Institut für Strömungswissenschaften, Herrischried 1976, 19 S.; Sensibles Wasser **1**, 20–28, Herrischried 1985
US: Water, the Destiny of the Human Race. Journal for Anthroposophy No. 30, 26–46, 1979;

Water: destinity of the human race. In: T. Schwenk & W. Schwenk, Water – The Element of Life, 39–63. Hudson, N.Y. (U.S.A.) 1990

Wie kann die Erde Schauplatz des Lebens bleiben? Vortrag in Herrischried 1975. Privatdruck Institut für Strömungwissenschaften, Herrischried 1976, 27 S.; Sensibles Wasser **1**, 40–51, Herrischried 1985
US: Keeping the Earth the place of life. in: T. Schwenk & W. Schwenk, Water – The Element of Life, 97–120. Hudson, N.Y. (U.S.A.) 1990

Die neue Verbindung der Erde mit dem Kosmos durch den Menschen. Vortrag in Herrischried 1977. Privatdruck Institut für Strömungswissenschaften, Herrischried 1983, 16 S.
Sensibles Wasser **1**, 51–56, Herrischried 1985
US: The human role in the Earth's new connection with the cosmos. In: T. Schwenk & W. Schwenk, Water – The Element of Life, 121–134. Hudson, N.Y. (U.S.A.) 1990

Zwanzig Jahre Verein für Bewegungsforschung, seine Ziele und Wege. Vortrag in Herrischried 1979. Privatdruck Institut für Strömungswissenschaften, Herrischried 1981, 25 S.
Sensibles Wasser **1**, 57–66, Herrischried 1985
US: Motion research: its course and aims over twenty years. In: T. Schwenk & W. Schwenk, Water – The Element of Life, 135–158. Hudson, N.Y. (U.S.A.) 1990

Eindrücke von der Weltausstellung 1984 in New Orleans, Louisiana, U.S.A. Mitteilungen aus der Anthroposophischen Arbeit in Deutschland **39** Heft 1/1985, Nr. 151, 66–67

T. Schwenk und R. König: Planetenbahnen in geozentrischer Sicht. Jahreskarten von 1969–1976. Halbschematische Zeichnung der Planetenbahnen vor dem Hintergrund des Tierkreises; mit Erläuterungen-Beilage. Erscheint jährlich seit 1969 (Fortsetzungen der bis 1963 von der Weleda AG herausgegebenen «Sternkarten»). Herrischried 1968–1975 (Fortsetzungen ab 1976 durch andere Bearbeiter)